Pflegekompakt

Christiane von Reumont
Kälberweg 8, 58453 Witten
Tel. ~~02 302 / 69 08 74~~
Handy: ~~01 77 - 6 49 32 03~~

Der Autor:

Ulrich Kamphausen, Hohenstein, ist Krankenpfleger und Lehrer für Pflegeberufe.

Ulrich Kamphausen

Prophylaxen in der Pflege

Anregungen für kreatives Handeln

7., aktualisierte Auflage

Verlag W. Kohlhammer

Dieses Werk einschließlich aller seiner Teile ist urheberrechtlich geschützt. Jede Verwendung außerhalb der engen Grenzen des Urheberrechts ist ohne Zustimmung des Verlages unzulässig und strafbar. Das gilt insbesondere für Vervielfältigungen, Übersetzungen, Mikroverfilmungen und für die Einspeicherung und Verarbeitung in elektronischen Systemen.

Die Wiedergabe von Warenbezeichnungen, Handelsnamen oder sonstigen Kennzeichen in diesem Buch berechtigt nicht zu der Annahme, dass diese von jedermann frei benutzt werden dürfen. Vielmehr kann es sich auch dann um eingetragene Warenzeichen oder sonstige gesetzlich geschützte Kennzeichen handeln, wenn sie nicht eigens als solche gekennzeichnet sind.

Abdruck der Abbildungen mit freundlicher Genehmigung der Schweizerischen Arbeitsgruppe für Physiotherapie bei Cystischer Fibrose (www.cf-physio.ch) (Abb. 3.10), der CEGLA GmbH & Co KG (Abb. 3.11), der Salzmann AG (Abb. 4.2), der PAUL HARTMANN AG (Abb. 4.3), der Völker AG (Abb. 11.2) sowie der Bode Chemie GmbH & Co., Hamburg (Abb. 14.2).

7., aktualisierte Auflage 2011

Alle Rechte vorbehalten
© 2000/2011 W. Kohlhammer GmbH Stuttgart
Umschlag: Gestaltungskonzept Peter Horlacher
Gesamtherstellung:
W. Kohlhammer Druckerei GmbH + Co. Stuttgart
Printed in Germany

ISBN 978-3-17-021969-4

Inhaltsverzeichnis

1	**Einführung**	12
1.1	Grundlagen	12
1.2	Erweiterung der Fachkompetenz	17
2	**Dekubitusprophylaxe**	20
2.1	Entstehung von Dekubitalulzera	20
2.2	Erkennen gefährdeter Patienten	23
2.3	Maßnahmen zur Dekubitusprophylaxe	25
2.3.1	Kenntnisse aktualisieren	26
2.3.2	Patienten informieren und motivieren	26
2.3.3	Auf die Psyche einwirken	27
2.3.4	Mobilität erhalten und fördern	29
2.3.5	Geeignete Lagerungen anwenden	31
2.3.6	Hautpflege optimieren	38
2.3.7	Ernährung anpassen	39
2.3.8	Dekubitus-Beauftragten ernennen	40
3	**Pneumonieprophylaxe**	41
3.1	Entstehung von Pneumonien	41
3.2	Erkennen gefährdeter Patienten	44
3.3	Maßnahmen zur Pneumonieprophylaxe	44
3.3.1	Kenntnisse aktualisieren	45
3.3.2	Patienten informieren und motivieren	45
3.3.3	Auf die Psyche einwirken	45
3.3.4	Mundhygiene verbessern und Aspiration vermeiden	46
3.3.5	Mobilität erhalten und fördern	46
3.3.6	Belüftung der Lunge verbessern	47
3.3.6.1	Atemübungen, Atemgymnastik	47
3.3.6.2	Atemunterstützende Lagerungen	53

3.3.7	Sekretfluss verbessern	57
3.3.7.1	Inhalation	57
3.3.7.2	Anwendung ätherischer Öle	60
3.3.8	Sekret fördern	62

4 Thromboseprophylaxe — 71

4.1	Entstehung von Thrombosen	71
4.2	Erkennen gefährdeter Patienten	73
4.3	Maßnahmen zur Thromboseprophylaxe	74
4.3.1	Kenntnisse aktualisieren	76
4.3.2	Patienten informieren und motivieren	76
4.3.3	Mobilität und venösen Rückfluss erhalten und fördern	77
4.3.4	Unterstützende Lagerungen durchführen	78
4.3.5	Venen ausstreichen	79
4.3.6	Venen komprimieren	80
4.3.7	Verordnungen durchführen – Wirkungen prüfen	86
4.3.8	Gesundheitserziehung umsetzen	87

5 Kontrakturenprophylaxe — 89

5.1	Entstehung von Kontrakturen	89
5.2	Erkennen gefährdeter Patienten	90
5.3	Maßnahmen zur Kontrakturenprophylaxe	92
5.3.1	Kenntnisse aktualisieren	92
5.3.2	Patienten informieren und motivieren	93
5.3.3	Auf die Psyche einwirken	93
5.3.4	Mobilität erhalten und fördern	93
5.3.4.1	Aktivierendes Stationsmilieu schaffen	94
5.3.4.2	Bewegungsübungen	95
5.3.4.3	Isometrische Spannungsübungen	99

6 Soor- und Parotitisprophylaxe — 102

6.1	Entstehung von Soor und Parotitis	102
6.2	Erkennen gefährdeter Patienten	106
6.3	Maßnahmen zur Soor- und Parotitisprophylaxe	107

6.3.1	Kenntnisse aktualisieren	107
6.3.2	Patienten informieren und motivieren	108
6.3.3	Auf die Psyche einwirken	108
6.3.4	Gute Zahn- und Prothesenpflege sicherstellen	108
6.3.4.1	Zahnpflege	109
6.3.4.2	Prothesenpflege	110
6.3.5	Effektive Mundpflege durchführen	111
6.3.6	Speichelsekretion anregen	117

7 Obstipationsprophylaxe 120

7.1	Entstehung und gefährdete Patienten	120
7.2	Maßnahmen zur Obstipationsprophylaxe	122
7.2.1	Kenntnisse aktualisieren	123
7.2.2	Patienten informieren und motivieren	123
7.2.3	Mobilität erhalten und fördern	124
7.2.4	Darmmotorik und Verdauungsvorgänge unterstützen – Ernährung	124
7.2.5	Darmmotorik fördern – Massage	126
7.2.6	Defäkation mechanisch herbeiführen	127
7.2.7	Obstipationsfördernde Bedingungen beseitigen	127

8 Intertrigoprophylaxe 129

8.1	Entstehung und gefährdete Patienten	129
8.2	Maßnahmen zur Intertrigoprophylaxe	132
8.2.1	Kenntnisse aktualisieren	132
8.2.2	Patienten informieren und motivieren	132
8.2.3	Mobilität erhalten und fördern	133
8.2.4	Hautatmung ermöglichen	133
8.2.5	Hautpflege optimieren	134

9 Aspirationsprophylaxe 135

9.1	Entstehung und gefährdete Patienten	135
9.2	Maßnahmen zur Aspirationsprophylaxe	137
9.2.1	Kenntnisse aktualisieren	138

9.2.2	Patienten informieren und motivieren	138
9.2.3	Basal stimulierende Übungen und Schlucktraining durchführen	139
9.2.4	Aufmerksamkeit bei allen Pflegemaßnahmen	142

10 Zystitisprophylaxe ... 145

10.1	Entstehung einer Zystitis	145
10.2	Erkennen gefährdeter Patienten	148
10.3	Maßnahmen zur Zystitisprophylaxe	149
10.3.1	Kenntnisse aktualisieren	149
10.3.2	Patienten informieren und motivieren	150
10.3.3	Flüssigkeitszufuhr steigern, Urinausscheidung anregen und Harn ansäuern	150
10.3.4	Intimhygiene verbessern	152
10.3.5	Den Einsatz von urinableitenden Systemen infektionsarm gestalten	153
10.4	Kontinenztraining	154

11 Sturzprophylaxe ... 156

11.1	Sturzursachen und gefährdete Patienten	156
11.2	Erkennen gefährdeter Patienten	159
11.3	Maßnahmen zur Sturzprophylaxe	160
11.3.1	Kenntnisse aktualisieren	160
11.3.2	Sturzgefährdung in den Aufnahme- und Informationsprozess integrieren	161
11.3.3	Patienten informieren und motivieren	162
11.3.4	Mobilität erhalten	162
11.3.5	Mobilität wiederherstellen	164
11.3.6	Hilfsmittel einsetzen	164
11.3.7	Umgebungsbedingungen verbessern	168
11.3.8	Medikamentenauswahl und -dosierung planen	169
11.3.9	Bodenpflege als Sturzprävention	170
11.3.10	Passive Schutzmaßnahmen	171
11.3.11	Dokumentieren und Analysieren von Stürzen	172

12 Dehydratationsprophylaxe ... 173

12.1 Entstehung einer Dehydratation ... 173

12.2 Erkennen gefährdeter Patienten ... 176

12.3 Maßnahmen zur Dehydratationsprophylaxe ... 177
12.3.1 Kenntnisse aktualisieren ... 178
12.3.2 Patienten informieren und motivieren ... 178
12.3.3 Institutions- und krankheitsbedingte Dehydratation ausschließen bzw. vermindern ... 179
12.3.4 Flüssigkeitsangebot verbessern und den individuellen Bedürfnissen anpassen ... 181
12.3.5 Flüssigkeitsaufnahme optimieren ... 182
12.3.6 Infusionen ... 184

13 Desorientierungsprophylaxe ... 185

13.1 Entstehung von Desorientiertheit ... 185

13.2 Erkennen gefährdeter Patienten ... 188

13.3 Maßnahmen zur Desorientierungsprophylaxe ... 188
13.3.1 Kenntnisse aktualisieren ... 189
13.3.2 Patienten informieren und motivieren ... 189
13.3.3 Krisenmanagement ... 190
13.3.4 Krisenintervention ... 190
13.3.5 Krankheitsbedingte Risikofaktoren ausschließen bzw. vermindern ... 192
13.3.6 Orientierendes Verhalten umsetzen ... 193

14 Infektionsprophylaxe ... 196

14.1 Übersicht und Begriffsbestimmung ... 196

14.2 Infektionswege unterbrechen ... 197
14.2.1 Hygienisches Verhalten ... 198
14.2.2 Sauberkeit und Reinigung ... 200
14.2.3 Desinfektion ... 202
14.2.4 Sterilisation ... 211
14.2.5 Isolation ... 212

14.3	Die Abwehrkraft der Patienten stärken	215
14.3.1	Ernährung	215
14.3.2	Mobilisation	217
14.3.3	Psychische Unterstützung	217
14.4	Der Resistenzentwicklung von Krankheitserregern vorbeugen	217
14.4.1	Ursachen	217
14.4.2	Gegenmaßnahmen	218

15 Deprivationsprophylaxe ... 219

15.1	Entstehung einer Deprivation	219
15.2	Erkennen gefährdeter Patienten	224
15.3	Maßnahmen zur Deprivationsprophylaxe	225
15.3.1	Kenntnisse aktualisieren	226
15.3.2	Patienten informieren und motivieren	226
15.3.3	Seh- und Hörfähigkeit optimieren	227
15.3.4	Sinneswahrnehmungen trainieren	228
15.3.4.1	Optische und akustische Stimulation	229
15.3.4.2	Taktile Stimulation	231
15.3.4.3	Kinetische Stimulation	233
15.3.5	Kognitive Aktivitäten fördern	236
15.3.6	Soziale Kontakte fördern	237
15.3.7	Emotionalität zulassen und fördern	239
15.3.8	Umgebungs- und Milieugestaltung	242

16 Gewaltprophylaxe ... 244

16.1	Entstehung von Gewalt	244
16.2	Maßnahmen zur Gewaltprophylaxe	249
16.2.1	Kenntnisse erwerben oder aktualisieren	250
16.2.2	Das Stationsteam zur aktiven Mitarbeit motivieren	252
16.2.3	Aggression und Gewalt und deren Eskalation durch Professionalität vermeiden	253
16.2.4	Milieugestaltung	258
16.2.5	Selbstpflege – Psychohygiene	261

17 Malnutritionsprophylaxe ... 263

17.1 Entstehung von Unterernährung ... 263

17.2 Erkennen gefährdeter Patienten ... 264

17.3 Maßnahmen zur Prophylaxe der Unterernährung . 265
17.3.1 Kenntnisse aktualisieren ... 266
17.3.2 Patienten informieren und motivieren ... 266
17.3.3 Gefahr der Unterernährung frühzeitig erkennen . . 266
17.3.4 Pflegerische Interventionen ... 272
17.3.5 Den Patienten richtig ernähren ... 274

Anhang ... 276

Literaturverzeichnis ... 288

Stichwortverzeichnis ... 289

Anm.: Aus Gründen der Übersichtlichkeit bzw. der besseren Lesbarkeit wird fast ausschließlich von „Patienten" gesprochen. Klienten in der ambulanten Pflege sowie Bewohner von Altenhilfeeinrichtungen sind selbstverständlich stets mit angesprochen.

1 Einführung

1.1 Grundlagen

Terminologie und Definition
Prophylaxe (Vorbeugung, Verhütung): Das Wort besteht aus dem lateinischen Anteil „pro" mit der Bedeutung vor, bevor, und einem griechischen Anteil „phylattein" mit der Bedeutung behüten, beschützen. In der Pflege und Medizin wird der Begriff als Sammelbezeichnung für alle Maßnahmen verwendet, die geeignet sind, Krankheiten und Komplikationen vorzubeugen.

Prophylaxen zum Nutzen des Patienten anzuwenden ist eine große pflegerische Kunst. Es ist nicht ausreichend, vorbeugend wirksame Maßnahmen aufzulisten und unreflektiert am Patienten anzuwenden. Falsch verstandene Prophylaxen können überflüssig sein und dadurch Zeit und Arbeitskraft der Pflegepersonen verschwenden. Für den Patienten sind sie dann störend, oftmals belastend und unter Umständen auch schädlich. Häufig haben sie Alibifunktion: „Wir haben doch alles getan!"
Richtig angewendet müssen Prophylaxen auf die Bedürfnisse und die spezielle Situation des Patienten bezogen und mit den Maßnahmen der anderen Mitglieder des therapeutischen Teams *abgestimmt* sein.
Dies verlangt von der Pflegeperson die Fähigkeit, die spezielle Gefährdung des Patienten zu erkennen und ihr Ausmaß einschätzen zu können. Aus einem großen Fundus an möglichen prophylaktischen Maßnahmen muss die Pflegeperson die Maßnahmen auswählen, die einerseits für den Patienten geeignet sind, und andererseits mit dem therapeutischen Konzept von Arzt, Physiotherapeuten, Masseuren und Ergotherapeuten harmonieren. In Gesprächen mit den Mitgliedern des therapeutischen Teams muss die Pflegekraft ihr Prophylaxen-Konzept erläutern und begründen können. Sie muss dem Patienten die ausgewählten Pro-

phylaxen erklären, ihn zur Mitarbeit motivieren und befähigen. Ggf. müssen auch Angehörige einbezogen werden. Weiter ist es Aufgabe der Pflegeperson, alle Prophylaxen in den Pflegeplan zu integrieren, die beteiligten Pflegepersonen zu informieren und Pflegehilfskräfte und Schüler in die Durchführung der Prophylaxen einzuweisen. Zum Schluss ist es ihre Aufgabe, die Wirkung der Prophylaxen zu überprüfen und die Ergebnisse mit ihren ursprünglichen Zielvorstellungen zu vergleichen.

Aufgabenbereich der Pflegefachpersonen

- spezielle Gefährdungen des Patienten erkennen,
- das Ausmaß der Gefährdung einschätzen,
- geeignete prophylaktische Maßnahmen auswählen,
- mit den Mitgliedern des therapeutischen Teams die Prophylaxen absprechen,
- dem Patienten die Prophylaxen erklären und ihn zur Mitarbeit motivieren,
- für die ordnungsgemäße Durchführung der Prophylaxen sorgen,
- die Wirkung der Prophylaxen überprüfen.

Bekämpfung der Ursachen

Die einzelnen prophylaktischen Maßnahmen müssen so ausgewählt werden, dass sie die Grundursachen der Gefährdungen beseitigen. Es ist z. B. bei einer Dekubitusgefährdung sinnlos, die Hautdurchblutung anregen zu wollen, wenn der Auflagedruck nicht verringert wird. Ebenso zwecklos ist es, einen pneumoniegefährdeten Patienten inhalieren zu lassen, wenn nicht gleichzeitig die Lungenbelüftung verbessert wird.

Planung der Prophylaxen

So wie es generell sinnvoll ist, Pflegemaßnahmen zu planen, so ist es unumgänglich, die Gefährdungen des Patienten und die darauf basierenden Pflegeziele sowie die prophylaktischen Maßnahmen in die Pflegeplanung einzubeziehen. Besondere Aufmerksamkeit muss dabei auf die Problemformulierung gelegt werden, damit die

eigentliche Ursache der Gefährdung von vornherein ins Auge gefasst wird. Eine Formulierung wie „Der Patient ist pneumoniegefährdet", ist wenig hilfreich. Eine geeignetere, ursachenbezogene Formulierung ist: „Der Patient hat wegen postoperativer Schmerzen im Bereich der Bauchwunde Schonatmung."
Dort, wo es üblich ist, die Pflegeplanung nach LA, AEDL oder ATL zu ordnen, können auch die Prophylaxen auf diese Weise geordnet werden.

Förderung des Patienten durch Informations- und Motivationsgespräch

Es ist sinnvoll, die Zeit für ein Informations- und Motivationsgespräch fest in den Tagesablauf einzuplanen. Ein Gespräch zwischen Tür und Angel bleibt für alle Beteiligten unbefriedigend und uneffektiv. Um die Zeit ökonomisch zu nutzen, kann, wenn es der Allgemeinzustand der Patienten zulässt, eine Gesprächsrunde mit mehreren Patienten durchgeführt werden. Der Normalfall wird allerdings, besonders wenn intimere Details angesprochen werden müssen, das Einzelgespräch mit dem Patienten sein. Es kann notwendig sein, auch Angehörige mit einzubeziehen. Der Patient muss dazu seine Zustimmung geben.
Wichtig ist die patientengerechte Information. Fachausdrücke sollen vermieden werden. Hilfreich sind bebilderte Informationsschriften, die der Patient nach dem Informationsgespräch noch einmal in Ruhe studieren kann. Die Pflegeperson muss dann allerdings daran denken, dass sich noch Fragen ergeben können, die geklärt werden müssen. Eine Info-Broschüre darf nicht dazu benutzt werden, das Gespräch zu umgehen.
Die für den Patienten geplanten und im Gespräch vorgestellten prophylaktischen Maßnahmen können schon während des Gesprächs mit dem Patienten praktisch durchgeführt werden. So erhält er eine Vorstellung davon, was konkret von ihm erwartet wird, und die Pflegeperson erhält erste Hinweise, inwieweit der Patient in der Lage ist mitzumachen.
Auf operativen Abteilungen werden viele Prophylaxen erst postoperativ aktuell. Hier muss die Pflegeperson Weitsicht beweisen und die zu erwartenden Prophylaxen schon vor der Operation planen, also z. B. mit dem therapeutischen Team und dem Patien-

ten besprechen. Der Patient erhält bereits vor der Operation die Gelegenheit, die postoperativ erforderlichen prophylaktischen Maßnahmen auszuprobieren und zu üben.

Kontinuität der Prophylaxen

Ist ein Patient z. B. dekubitusgefährdet, dann ist er 24 Std. am Tag und sieben Tage die Woche gefährdet. Die Gefährdung lässt nicht nach, nur weil Sonntag ist. Das heißt, richtig verstandene und korrekt durchgeführte Prophylaxen müssen grundsätzlich kontinuierlich, rund um die Uhr, auch an Sonn- und Feiertagen, sichergestellt werden. Besondere Schwierigkeiten bereitet es, diese Prämisse einzuhalten, wenn andere Berufsgruppen des therapeutischen Teams in die Durchführung einbezogen sind, z. B. Krankengymnasten bei der Kontrakturenprophylaxe. Wochenend- und Nachtdienst müssen auch von den anderen therapeutischen Berufsgruppen gefordert werden. Die Notwendigkeit der Prophylaxen muss dem Arzt notfalls deutlich gemacht werden.

Das bedeutet aber nicht, dass nicht, insbesondere während der Nacht, ein anderes Pflegeintervall geplant werden könnte. Hier muss eine Abwägung der Vor- und Nachteile stattfinden. „Was ist für den Patienten in seiner momentanen Situation vorrangig, ein paar Stunden ungestörter Schlaf oder kontinuierliche Durchführung der Prophylaxen?"

Integration der Prophylaxen

Es ist ein Gebot der Ökonomie, nicht jede pflegerische Maßnahme gesondert durchzuführen. Effektiver, das heißt, zeitsparender und für den Patienten schonender ist es, mehrere Pflegemaßnahmen zu einer sinnvollen Pflegeverrichtung zu kombinieren. Dies gilt auch für die Prophylaxen. Wenn sie auch häufig in bestimmten Intervallen durchgeführt werden müssen, kann es einer geschickten Pflegekraft dennoch gelingen, prophylaktische Maßnahmen und andere pflegerische Tätigkeiten so zu bündeln und zu verteilen, dass ein sinnvolles Ganzes daraus wird. Ein Funktionspflegesystem erschwert ein solches Vorhaben allerdings ungemein.

Kritische Überprüfung

Einmal geplante prophylaktische Maßnahmen müssen kontinuierlich überprüft werden. Prüfkriterien sind:

- die Tolerierung durch den Patienten,
- die Effektivität: „Wird das geplante Ziel erreicht?",
- das Auftreten von Kontraindikationen,
- der Zustand und das Allgemeinbefinden des Patienten: „Verträgt der Patient die prophylaktischen Maßnahmen noch?"

Merke
Prophylaxen müssen:

- die Ursachen bekämpfen,
- geplant werden,
- den Patienten einbeziehen,
- kontinuierlich durchgeführt werden,
- in die übrigen Pflegemaßnahmen integriert werden,
- kritisch überprüft werden.

Spezielle Kenntnisse

Die Aneignung und Auffrischung von Kenntnissen ist eine Aufgabe, die die Pflegeperson nicht erst dann erledigen kann, wenn prophylaktische Maßnahmen akut geworden sind. Diese Aufgabe muss ein Teil der Fortbildung sein, die von der Pflegeperson gefordert werden muss: entweder im Eigenstudium, z. B. mit Hilfe von Fachzeitschriften und Büchern, oder durch den Besuch spezieller Fortbildungsseminare.

Die Pflegeperson sollte ein großes Spektrum an geeigneten prophylaktischen Maßnahmen beherrschen. Nur dann kann sie aus dem Vollen schöpfen und immer die für den Patienten beste Maßnahme auswählen.

Prophylaxen und kein Ende

So wichtig es ist, die Standardprophylaxen zu beherrschen, so notwendig ist es zu wissen, dass es darüber hinaus unendlich viele weitere Prophylaxen gibt. Jeglicher Bedrohung kann mit einer Gegenmaßnahme, einer Prophylaxe, begegnet werden, z. B.:

- Der Patient, der die Orientierung verliert, benötigt eine Prophylaxe gegen die Desorientiertheit.
- Der Patient, der vereinsamt, benötigt eine Prophylaxe gegen Vereinsamung.
- Der Patient, der Ängste entwickelt, benötigt eine Prophylaxe gegen Angst.
- Der Patient, der sich in Stress versetzt, benötigt eine Prophylaxe gegen Stress.
- Der Patient, der den Mut verliert, benötigt eine Prophylaxe gegen Mutlosigkeit.

1.2 Erweiterung der Fachkompetenz

Viele prophylaktische Maßnahmen beruhen auch heute noch auf unreflektiert übernommenem Wissen. Erfahrung ist wertvoll, aber unkritisch weitergegebene Erfahrungswerte können für den Patienten unnötige Leiden und für die Pflegepersonen Frustration bedeuten. So wurde z. B. lange Zeit die Dekubitusprophylaxe mit Eisen und Föhnen betrieben.

Nicht zu entschuldigen ist das Festhalten an alten Handlungsmustern, obwohl deren Unwirksamkeit oder sogar Gefährlichkeit nachgewiesen und veröffentlicht wurde. Für alle Pflegepersonen ist es deshalb unabdingbar, im Bereich der Pflegeentwicklung auf dem Laufenden zu bleiben.

Seit mehreren Jahren wird auch in Deutschland Pflegeforschung betrieben. Es haben sich bereits mehrere Pflegeforschungsinstitute etabliert, die sich mit der Qualität und Effektivität von Pflegemaßnahmen beschäftigten. Die Forschungsergebnisse werden regelmäßig veröffentlicht und können auch abonniert werden.

Fort- und Weiterbildungsinstitute haben reagiert und bieten Seminare an, die die neuen Erkenntnisse vermitteln. Die Pflegedienstleitungen bekommen verschiedene Pflegefachzeitschriften, meist im Abonnement. Um einen Umlauf der Zeitschriften über die Stationen zu organisieren, bedarf es oft nur einer Anregung. Das eigene Abonnement einer Fachzeitschrift sollte für eine Pflegeperson aber ebenso möglich sein (Auswahl an Fachzeitschriften s. u.).

Im Zeitalter des Computers kann auch das Internet als Informations- und Weiterbildungsquelle genutzt werden.

Empfehlungen

Pflegezeitschrift
W. Kohlhammer GmbH, 70549 Stuttgart
E-Mail: pflegezeitschrift@kohlhammer.de
www.pflegezeitschrift.de

Die Schwester/Der Pfleger
Pflege Ambulant
Kontinenz aktuell
Postfach 1150, 34201 Melsungen
E-Mail: info@bibliomed.de
www.bibliomed.de

Krankenpflege journal
Am Schwarzenberg 28, 97078 Würzburg
E-Mail: krankenpflege-journal@online.de
www.krankenpflege-journal.de

Altenpflege
Häusliche Pflege
Vinzentz Network GmbH & Co.KG
Verlagsbereich Altenhilfe
Plathnerstr. 4 c, 30175 Hannover
E-Mail: info@vincentz.net
www.vincentz.net

Heilberufe
Urban & Vogel GmbH
Redaktion Heilberufe
Ehrenbergstr. 11-14, 10245 Berlin
www.heilberufe-online.de
E-Mail: heilberufe@urban-vogel.de

Psych. Pflege Heute
Postfach 301120, 70451 Stuttgart
www.thieme.de/fz/psychpflege.html
E-Mail: kundenservice@thieme.de

MagSi® Magazin Stoma+Inkontinenz+Wunde
DVET Fachverband Stoma u. Inkontinenz e.V.
Postfach 1351, 59371 Selm
www.DVET.de
E-Mail: DVET@gmx.de

PrInter Net
Usterstr. 25, CH 8617 Mönchaltorf
www.printernet.info
E-Mail: service@printernet.info

Pflege
Länggass-Straße 76, 3000 Bern 9
www.verlag-hanshuber.com
E-Mail: zeitschriften@hanshuber.com

Pflegeplanung als Qualitätsprüfung

Mit einer guten Pflegeplanung können auch prophylaktische Maßnahmen auf ihre Wirksamkeit hin überprüft werden. Jedes Pflegeteam kann mit dem Mittel der Pflegeplanung selbst Pflegeforschung betreiben. Voraussetzung dafür ist eine konsequente und sachliche Evaluation der Pflegeergebnisse sowie die Dokumentation.
Die Planung und Evaluation der zu überprüfenden prophylaktischen Maßnahme muss gesondert dokumentiert werden, damit die Ergebnisse besser mit parallel laufenden Planungen verglichen werden können. Außerdem bleiben die Ergebnisse auf der Station erhalten, auch nachdem der Patient entlassen wurde.

2 Dekubitusprophylaxe

2.1 Entstehung von Dekubitalulzera

Terminologie und Definition
Dekubitus – Druckgeschwür: Der Begriff stammt aus dem Lateinischen: decumbere ≅ sich niederlegen. Es handelt sich um einen Gewebedefekt infolge länger anhaltender Druckeinwirkung mit unterschiedlicher Ausprägung, von der Ischämie bis zur Nekrose und zum offenen Geschwür.

Mehrere *Faktoren* spielen bei der Dekubitusentstehung eine Rolle:

1. Der Druck, der auf einen Haut-/Gewebebezirk einwirkt.
2. Die Zeitdauer, während der der Druck einwirkt.
3. Scher- und Reibekräfte, die auf die Haut einwirken.
4. Die Disposition, die durch das Vorhandensein von Risikofaktoren bestimmt wird.

Druck und Zeit

Nicht so sehr die Druckintensität ist für die Dekubitusentstehung ausschlaggebend, sondern die *Dauer* der Druckeinwirkung. Durch anhaltenden Auflagedruck werden die Gefäße des Kapillarsystems komprimiert. Der komprimierte Gewebebezirk wird von der arteriellen Versorgung abgeschnitten. Es entsteht eine *Ischämie*. Aber auch der venöse Schenkel des Kapillarsystems wird komprimiert. Dadurch kommt es zu einem venösen Abflussstau. Giftige Stoffwechselprodukte können nicht abtransportiert werden, dadurch entwickelt sich eine lokal begrenzte Gewebeazidose mit nachfolgender Ödembildung. Das Gewebe versumpft, Zellen sterben ab. Der Dekubitus entsteht also von unten her (Bottom-Up-Theorie). Erst danach werden nach außen, an der Haut, die ersten Zeichen eines Dekubitus sichtbar: Hautrötung und ödematös aufgetriebenes Gewebe.

Der Druckeinwirkung wird heute nicht mehr die gleiche Bedeutung bei der Entstehung eines Dekubitus beigemessen wie bisher, vielmehr wird in den Risikofaktoren, besonders, wenn sie sich addieren, die Hauptursache für die Dekubitusentstehung gesehen. Für den Dekubitus Grad II werden heute vorwiegend Reibungskräfte verantwortlich gemacht.

Risikofaktoren

Als Risikofaktoren kommen infrage:

- *vorgeschädigte Haut und vorgeschädigtes Gewebe*
  - durch Feuchtigkeit: Feuchte Haut weicht auf (mazeriert) und wird dadurch anfälliger für Infektionen.
  - durch Fieber: Es kommt zu Flüssigkeitsverlust. Dadurch ist die Thrombosegefahr im Kapillarsystem erhöht. Durch den erhöhten Stoffwechsel ist der Sauerstoffbedarf im Gewebe erhöht, eine Ischämie führt dann besonders schnell zu Schäden.
  - durch Inkontinenz: Die Haut wird durch Feuchtigkeit und zusätzlich durch den sauren pH-Wert des Urins und ggf. durch Bakterien belastet.
  - durch Adipositas: Adipöse Patienten schwitzen oft stark, die Haut ist feucht. Die Haut und das subkutane Gewebe sind schlecht durchblutet, bereits ein geringer Druck kann die Durchblutung vollends unterbinden. Das auf dem Gewebe lastende Gewicht ist groß.

- *verminderte Haut- und Gewebedurchblutung*
  - bei Anämie: Die Sauerstofftransportkapazität des Blutes ist vermindert, Haut und Gewebe sind ischämisch.
  - bei Herzinsuffizienz: Bei Linksherzinsuffizienz ist der arterielle Kapillardruck vermindert, bereits ein geringer Druck führt zur Ischämie. Bei Rechtsherzinsuffizienz ist der venöse Rückfluss vermindert, Ödeme sind die Folge.
  - bei Diabetes mellitus: Durch Angiopathien ist die Durchblutung von Haut und Gewebe stark vermindert. Auch ohne Druckeinwirkung können bereits Nekrosen entstehen.
  - bei arterieller Verschlusskrankheit: Durch Lumenverringerung aufgrund von Arteriosklerose ist die Durchblutung von Haut und Gewebe stark vermindert. Auch ohne Druckeinwirkung können bereits Nekrosen entstehen.

- *weitere Störungen*
  - reduzierter Allgemeinzustand: Kachexie, Exsikkose und besonders Mangelzustände, z. B. Eiweiß-, Zink- und Vitaminmangel, machen Haut und Gewebe anfällig für Dekubitalulzera und vermindern die Regenerationsfähigkeit.
  - Immobilität: Z. B. bei Bettlägerigkeit, Lähmungen oder therapeutischer Ruhigstellung ist es dem Patienten nicht möglich, den Auflagedruck durch Lagewechsel zu verringern.
  - Sensibilitätsstörungen: Z. B. bei Querschnittslähmungen, Hemiparesen, Neuropathien empfindet der Patient keinen Auflagedruck und nimmt deshalb keine entlastende Lageänderung vor.

Gefährdete Körperregionen

Generell sind alle Körperregionen gefährdet, mit denen der Körper in Rücken-, Seiten- und Bauchlage sowie im Sitzen aufliegt. Die Erfahrung zeigt, dass besonders dort, wo Gewebe zwischen der Auflage und oberflächlich verlaufenden knöchernen Strukturen komprimiert wird, sehr schnell ein Dekubitus entsteht.

Gradeinteilung

Ein Dekubitus wird je nach Ausprägung in vier Grade eingeteilt:

- *Dekubitus Grad I*
  An einer zuvor druckexponierten Hautregion zeigt sich eine umschriebene Hautrötung, die auch nach Druckentlastung nicht zurückgeht und mit dem „Fingertest" nicht wegdrückbar ist. In diesem Stadium wird die Gewebeschädigung erstmals nach außen an der Haut sichtbar. Die unter „Druck und Zeit" beschriebenen Mechanismen sind bereits abgelaufen.
- *Dekubitus Grad II*
  In diesem Stadium kommt es zum oberflächlichen Hautdefekt, z. B. Blasenbildung oder Hautabschürfung. Die Epidermis ist geschädigt, die Subkutis intakt.
- *Dekubitus Grad III*
  In diesem Stadium kommt es zu Schädigungen, auch Nekrosen aller Hautschichten und der Subkutis. Die Schädigung geht nicht über die Unterhautfaszie hinaus.

- *Dekubitus Grad IV*
  Tiefgreifender Haut- und Gewebedefekt auch mit Nekrosen. Muskeln, Knochen, Sehnen und Kapseln können betroffen sein.

Gemäß der gemeinsamen Klassifikation vom Nationalen Dekubitus Ausschuss der USA (NPAUP) und des Europäischen Dekubitus Ausschusses (EPUAP) von 2009.

Merke
Für die Prophylaxe ist der Dekubitus Grad I von großer Bedeutung, weist er doch auf die oben beschriebenen Veränderungen in der Tiefe des Gewebes hin. Sein Fernbleiben bescheinigt dem Pflegepersonal eine erfolgreiche Dekubitusprophylaxe. Sein Auftreten hingegen bedeutet höchste Alarmstufe! In diesem Fall ist die Prophylaxe unzureichend und muss sofort optimiert werden. Ein frühzeitig erkannter Dekubitus Grad I kann noch relativ schnell, allein durch prophylaktische Maßnahmen, therapiert werden.

2.2 Erkennen gefährdeter Patienten

Aus der Beschreibung des Dekubitus Grad I ist zu ersehen, dass die ersten Anzeichen des Dekubitus, nämlich die umschriebene Hautrötung, erst sichtbar werden, wenn tief im Gewebe bereits Störungen durch Ischämie und Azidose aufgetreten sind.
Das Bestreben des Pflegepersonals muss daher sein, bei Patienten mit Risikofaktoren so frühzeitig mit prophylaktischen Maßnahmen zu beginnen, dass eine Druckbelastung – und damit Ischämie und Azidose – verhindert wird. Erst nach dem Auftreten einer Hautrötung mit den prophylaktischen Maßnahmen zu beginnen wäre fahrlässig.
Erfahrenes Personal wird bei der Aufnahme eines dekubitusgefährdeten Patienten sogleich die Risikofaktoren erkennen und entsprechende Prophylaxen einleiten. Voraussetzung dafür ist, dass ein Erstgespräch oder die Pflegevisite unmittelbar nach der Aufnahme des Patienten stattfindet.

Skalen zur Einschätzung der Dekubitusgefährdung

Für die laufende, objektive Dokumentation hat sich die Einschätzung der Dekubitusgefährdung anhand von Skalen bewährt.
Zwei Skalen werden im deutschsprachigen Raum bevorzugt angewandt:
- *Norton-Skala*, modifiziert von C. Bienstein u. a. (☞ Anhang),
- *Braden-Skala* (☞ Anhang).

Obwohl keine der bekannten Skalen zur Einschätzung der Dekubitusgefahr ihren Zweck optimal erfüllt, wurde mit deren Einführung in den Pflegealltag das Bewusstsein für die Notwendigkeit der Dekubitusprophylaxe geschärft.
Im Expertenstandard des Deutschen Netzwerks für Qualitätsentwicklung in der Pflege (DNQP) wird die Benutzung der Braden-Skala empfohlen.

Anwendung der Dekubitus-Skalen

Allen Skalen liegt *das gleiche Anwendungsprinzip* zugrunde: Sie sind in mehrere Kategorien eingeteilt, in denen in abgestufter Form Risikopotenziale aufgelistet und mit Punkten versehen sind. Die Pflegeperson vergleicht die Informationen, die sie über den Patienten hat, mit den in der Skala aufgeführten Einstufungen. Die jeweils angegebenen Punktzahlen werden addiert. Die Summe der Punkte ergibt den Gefährdungsgrad (☞ Beispiel).
Wird die Einschätzung der Dekubitusgefährdung in regelmäßigen Abständen, (z. B. 1–2-mal pro Woche) wiederholt, kann anhand der Punkte leicht abgelesen werden, wie groß die aktuelle Dekubitusgefahr ist und in welche Richtung sich die Gefährdung entwickelt.
Wird die Einstufung von verschiedenen Pflegepersonen durchgeführt, können sich Unterschiede in der Einschätzung der Beurteilungskriterien ergeben. Das Ergebnis sind unterschiedliche Punktzahlen. Dieses Problem sollte aber nicht überbewertet werden. In der Praxis hat sich gezeigt, dass die Abweichungen meist nicht erheblich sind.
Werden in einem Pflegeteam die Skalen anfänglich gemeinsam ausgefüllt, kommt es sehr bald zu einer Angleichung der Bewertungen. In der Bezugs- oder Bereichspflege tritt dieses Problem gar nicht erst auf, da die Anwendung der Skala immer von der gleichen Person durchgeführt werden kann.

Erleichternd und zeiteinsparend kann sich die Benutzung von EDV-gestützten Dokumentations- und Erfassungssystemen auswirken. Die Benutzung solcher Systeme wird vom DNQP empfohlen.

Beispiel

Sie betreuen eine 70-jährige Patientin. Sie hat einen Diabetes mellitus mit fortgeschrittenen Mikroangiopathien und glaubt nicht mehr an eine Genesung. Meistens ist sie depressiv gestimmt, steht nicht aus dem Bett auf, bewegt sich kaum und brütet teilnahmslos vor sich hin. Sie hat eine gepflegte Haut, ist nicht inkontinent, und ihr körperlicher Zustand ist gut.

Nach der Norton-Skala (☞ Anhang) ergibt sich folgende Punkteverteilung:

Bereitschaft zur Kooperation und Motivation	1	Körperlicher Zustand	4
		Geistiger Zustand	3
Alter	1	Aktivität	1
Hautzustand	4	Beweglichkeit	2
Zusatzerkrankung	3	Inkontinenz	4
		Gesamtpunktzahl	*23*

Die Norton-Skala signalisiert in diesem Fall also eine Dekubitusgefährdung und veranlasst Sie, mit prophylaktischen Maßnahmen zu beginnen.

2.3 Maßnahmen zur Dekubitusprophylaxe

Zielsetzungen

- Die Dekubitusgefahr wird frühzeitig erkannt.
- Der Patient ist über die Entstehungsmechanismen eines Dekubitus informiert.
- Der Patient ist motiviert, im Rahmen seiner Fähigkeiten aktiv an der Vermeidung eines Dekubitus mitzuarbeiten.
- Dekubitusgefährdete Körperregionen sind frei von andauernden Druckbelastungen.
- Risikofaktoren sind ausgeschaltet oder minimiert.

Aus dieser Zielsetzung ergibt sich für das Pflegepersonal ein Maßnahmenkatalog (☞ Kap. 2.3.1–2.3.7).

2.3.1 Kenntnisse aktualisieren

Je nach Allgemeinzustand des Patienten und Ausprägung der Risikofaktoren müssen Maßnahmen zu einzelnen oder zu allen Punkten des Maßnahmenkatalogs durchgeführt werden. Auswahl und Durchführung all dieser Maßnahmen liegen in der Verantwortung des Pflegepersonals.

Für das Pflegepersonal ist es also unabdingbar, seine Kenntnisse laufend zu aktualisieren. Einerseits wird der Markt der Pflegehilfsmittel von Tag zu Tag unüberschaubarer, und nicht alles, was propagiert wird, ist auch sinnvoll und gut. Andererseits werden durch die Pflegeforschung viele lieb gewonnene Pflegemaßnahmen in Frage gestellt und neue Ansätze entwickelt. Um seiner Aufgabe gerecht zu werden, muss das Pflegepersonal diese Entwicklungen kritisch verfolgen und motiviert bleiben, überzeugende Neuerungen in das Repertoire der Dekubitusprophylaxen aufzunehmen und Überholtes über Bord zu werfen.

Das Deutsche Netzwerk für Qualitätsentwicklung in der Pflege (DNQP) hat einen Standard für die stationäre und ambulante Pflege erstellt (Expertenstandard Dekubitusprophylaxe in der Pflege: Entwicklung – Konsentierung – Implementierung, hrsg. vom DNQP, 2002). Dieser Expertenstandard ist inzwischen als allgemeine Richtlinie anerkannt und dient als Grundlage zur Erstellung von Gutachten für Gerichtsverhandlungen, bei der Überprüfung von Pflegeeinrichtungen durch die Heimaufsicht und dem Medizinischen Dienst der Krankenkassen.

Informationen über das DNQP und die Expertenstandards finden Sie im Internet unter: www.dnqp.de

2.3.2 Patienten informieren und motivieren

Gesprächsinhalte
- Was ist ein Dekubitus?
- Wodurch entsteht ein Dekubitus?

- Welches Verhalten fördert die Entstehung eines Dekubitus?
- Welche Maßnahmen können die Entstehung eines Dekubitus verhindern?
- Welche Maßnahmen sind für diesen speziellen Patienten sinnvoll?
- Welche Maßnahmen kann der Patient selbstständig durchführen?
- Was ist eine Dekubitus-Skala, wie kann der Patient die Ermittlung der Dekubitusgefährdung unterstützen?

2.3.3 Auf die Psyche einwirken

Es gilt heute als erwiesen, dass auch die psychische Verfassung eines Menschen bei der Dekubitusentstehung eine Rolle spielt.
Pflegende in der Ambulanten Pflege machen häufig die Beobachtung, dass Patienten, die für lange Zeit bettlägerig und damit geradezu prädisponiert sind, einen Dekubitus zu entwickeln, eine absolut intakte Haut aufweisen, solange sie sich in ihrer gewohnten Umgebung geborgen und von der Familie umsorgt fühlen. Müssen diese Patienten aber ins Krankenhaus oder in ein Heim eingewiesen werden, entwickeln sie dort oft sehr schnell einen Dekubitus.
Häufig wird diesen Einrichtungen deshalb mangelnde Pflege nachgesagt, obwohl die Patienten dort gewiss nach Lagerungsplan gelagert und auf Spezialmatratzen gebettet werden.
Der Grund für die Dekubitusentstehung ist hier offensichtlich der Bezugsverlust und die Angst machende, fremde Umgebung. Diese psychischen Belastungen können sich auch in Symptomen wie Verwirrtheit, Depression und Regression äußern, was wiederum der Entstehung des Dekubitus Vorschub leistet.

Empfehlungen
- *Patientenzugewandte Pflegesysteme verwirklichen, z. B.*
  - Bezugspflege: Jede Pflegeperson einer Station ist primär für die Pflege und Betreuung bestimmter, ihr zugeteilter Patienten zuständig.
  - Zimmerpflege: Jede Pflegeperson einer Station ist primär für die Pflege und Betreuung der Patienten in einem oder mehreren ihr zugeteilten Zimmern zuständig.

- Bereichs- oder Gruppenpflege: Ähnlich der Zimmerpflege. Die Station wird in mehrere Bereiche aufgeteilt, die dann jeweils von einem kleinen Pflegeteam betreut werden.
- Primary Nursing: Ähnlich der Bezugspflege. Eine Pflegeperson ist als Primary Nurse verantwortlich für die Pflege und Betreuung mehrerer, ihr zugeteilter Patienten. Gleichzeitig versorgt sie als Assistent Nurse die Patienten einer zweiten Primary Nurse in deren Abwesenheit. Diese wiederum versorgt als Assistent Nurse die Patienten der 1. Primary Nurse in deren Abwesenheit.

- *Angehörige in die Betreuung einbeziehen*
  - Besuchszeit nicht reglementieren
  - Bezugspersonen (z. B. Ehepartner, Kinder) zu regelmäßigen und längeren Besuchen motivieren
  - den Angehörigen kleine Aufgaben nahebringen: z. B. aus einer Zeitung/einem Buch vorlesen, bei der Nahrungsaufnahme unterstützen, Hautpflege durchführen, die Mobilisation unterstützen, mit dem Rollstuhl ausfahren.

- *Patienten in seiner Situation annehmen*
  - dem Patienten Gesprächsbereitschaft signalisieren, keine Gespräche aufzwingen
  - dem Patienten Gelegenheiten zum Gespräch bieten, abgesprochene Termine einhalten
  - den Patienten in seiner momentanen Stimmung und Haltung akzeptieren.
  Falsch sind Motivationsversuche durch Schwarzmalerei, Appelle an das Verantwortungsgefühl des Patienten und moralische Vorhaltungen oder Vorwürfe.

- *Für positive Lebenserfahrungen sorgen*
  - die Umgebung des Patienten freundlich gestalten, z. B. Zimmer in Südlage, Fensterplatz, Blumenschmuck, Bilder nach dem Geschmack des Patienten
  - Bemühungen des Patienten anerkennen
  - positives Körpergefühl vermitteln, z. B. durch Massagen, kinästhetische Streichungen, Gymnastik, Atemübungen, basale Stimulation, Wickel und Auflagen, Aromatherapie usw.
  - nichtdepressives Verhalten loben, depressives Verhalten ignorieren.

2.3.4 Mobilität erhalten und fördern

Der Sinn der Mobilisation zur Dekubitusprophylaxe ist, den Auflagedruck nicht über einen kritischen Zeitraum auf eine dekubitusgefährdete Körperpartie einwirken zu lassen. Was ein kritischer Zeitraum ist, muss individuell für den Patienten bestimmt werden. Risikofaktoren verringern den Zeitraum, Restmobilität verlängert ihn. Das heute noch häufig praktizierte zweistündige Umlagern kann zu häufig oder auch zu selten sein.

Merke
Patienten, die nicht oder nicht ausreichend mobil sind, müssen durch das Pflegepersonal druckentlastend gelagert werden (☞ Kap. 2.3.5).

Patienten mit einer Restbeweglichkeit müssen im Sinne der Selbstpflege lernen, durch gezielte Umlagerung eine Druckentlastung herbeizuführen.

- *Verlagern des Körpergewichtes von einer Körperseite auf die andere*
  - mithilfe des Patientenaufrichters:
    Der Patient hebt Gesäß und Oberkörper leicht an und verlagert sein Gewicht z. B. auf die rechte Körperseite. Dies geht am besten, wenn das Kopfteil flachgestellt ist und der Patient die Bewegung mit angewinkelten Knien und aufgestellten Füßen unterstützt. Wenn der Patient anschließend die angewinkelten Beine nach rechts legt und gleichzeitig den linken Arm über den Oberkörper nach rechts legt und auch den Kopf in diese Richtung dreht, wird der entlastende Effekt auf der linken Körperhälfte noch größer.

Achtung
Nicht anwenden bei Patienten mit Apoplex oder Spastiken.

  - durch Ziehen am Bettgitter:
    Der Patient fasst z. B. mit der linken Hand das rechte Bettgitter und zieht sein Körpergewicht auf seine rechte Körperhälfte. Dies geht am besten, wenn das Kopfteil flachgestellt ist und der Patient seine angewinkelten Knie nach rechts legt.

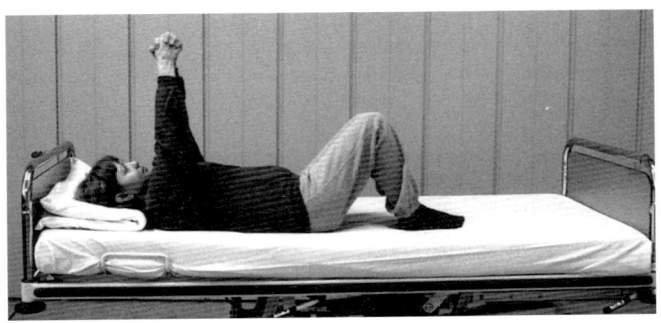

Abb. 2.1: Drehen durch Verlagerung des Körperschwerpunktes

⚡ Achtung
Nicht anwenden bei Patienten mit Apoplex oder Spastiken.

- durch Verlagerung des Körperschwerpunktes (☞ *Abb. 2.1*): Der Patient streckt in Rückenlage seine Arme hoch, faltet die Hände, winkelt die Beine an und stellt die Füße auf. Dann wendet er den Kopf z. B. nach rechts und führt gleichzeitig die gestreckten Arme und die Knie mit leichtem Schwung nach rechts. Dies geht am besten, wenn das Kopfteil flach gestellt ist.

- *Entlastung der Fersen*
  - durch Beugen der Knie und aufstellen der Füße auf die Fußsohle,
  - durch Innen- bzw. Außenrotation der Füße/Beine,
  - durch Seitenlage,
  - durch Aufstellen des Knieknicks am Bett.

Merke
Um die Eigenbeweglichkeit des Patienten zu erhalten, dürfen Lagerungshilfsmittel nur sparsam eingesetzt werden.
Jede Weichlagerung erschwert die Beweglichkeit des Patienten.
Jede allgemeine Aktivierung des Patienten ist gleichzeitig auch Unterstützung der Dekubitusprophylaxe. Deshalb sollte die Pfle-

geperson z. B. bei der Waschung, bei der Lagerung, bei Bewegungsübungen usw. jede Möglichkeit zur aktivierenden Pflege nutzen.

2.3.5 Geeignete Lagerungen anwenden

Weichlagerung

Ziel der Weichlagerung ist es, die Auflagefläche für den Körper zu vergrößern und dadurch den Auflagedruck auf die gefährdeten Hautbezirke zu verringern.

Der Körper sinkt in die weiche Unterlage ein, dadurch erhält er eine größere Auflagefläche. Körperregionen, die bei einer härteren Unterlage keinen Kontakt mit der Unterlage hätten, übernehmen jetzt auch einen Teil des Auflagedrucks, die gefährdeten Regionen werden entlastet.

Geeignete Materialien für eine Druckentlastung < 30 mmHg/cm^2 sind

- Antidekubitus-Luft-/Wechseldruckmatratzen
- Wassermatratzen
- Gelauflagen.

Geeignet für eine Druckentlastung < 21 mmHg/cm^2 sind

- spezielle superweiche Schaumstoffmatratzen
- Low-Flow-Matratzen
- Air-Fluidised Betten, z. B. von Clinitron®.

Der arterielle Blutdruck im Kapillarsystem beträgt ca. 30 mmHg und könnte theoretisch mit Hilfe von Antidekubitusmatratzen unterboten werden. Der venöse Kapillardruck jedoch beträgt nur 10–12 mmHg. Der Auflagedruck müsste also unter 10 mmHg/cm^2 gesenkt werden. Aber selbst ein Auflagedruck von weniger als 10 mmHg ist nicht ausreichend, denn der Auflagedruck zwischen Patient und Matratze gemessen, steigt innerhalb des Gewebes in Richtung Knochen stetig an, und zwar um den Faktor 3–5. Der Auflagedruck dürfte also maximal 2 mmHg/cm^2 betragen. Dies wird aber durch keine Antidekubitusauflage erreicht.

Merke
Fersen sind durch ihre Prominenz besonders bei älteren Menschen dekubitusgefährdet, da sich das die Ferse überziehende Gewebepolster ab dem Erwachsenenalter stetig zurückbildet. In Rückenlage wird das Gewicht des Beines zu einem großen Teil auf die Ferse übertragen. Antidekubitusmatratzen können keine ausreichende Druckentlastung der Ferse gewährleisten. Auch wassergefüllte Handschuhe, Watteverbände, Fersenschoner aus Fell oder Fellschuhe entlasten die Fersen nicht genügend (Schröder 2002). Alleine eine Freilagerung kann einen Fersendekubitus vermeiden.

Merke
Antidekubitusmatratzen können ihre Wirkung nur dann entfalten, wenn zwischen Patient und Matratze maximal ein dünnes Bettlaken liegt. Dieses muss dabei locker auf der Matratze liegen und darf nicht eingesteckt werden. Zusätzliche Stecklaken, Inkontinenzunterlagen oder Inkontinenzhosen heben die Wirkung einer Antidekubitusunterlage vollkommen auf.

Empfehlungen
Bevor Sie sich zum Kauf einer Antidekubitusmatratze entscheiden, informieren Sie sich gut, ob die Matratze das leisten kann, was Sie mit ihrem Einsatz bezwecken wollen. Fordern Sie Testergebnisse von unabhängigen Institutionen an. Häufig sind die Versprechungen der Hersteller nicht objektiv belegbar.

Achtung
Jede Weichlagerung hemmt die Spontanbewegung und macht immobil. Bei Patienten, deren Restmobilität genutzt werden soll, ist eine Weichlagerung kontraindiziert.

Durch die Anschaffung einer Antidekubitusmatratze kann keine Arbeitszeit oder gar Personal eingespart werden. Die pflegerischen Maßnahmen zur Dekubitusprophylaxe sind mit oder ohne Antidekubitusmatratze die gleichen.

Freilagerung

Die Freilagerung ist einerseits sehr pflegeaufwändig, erzielt aber andererseits die größte Druckentlastung. Durch Freilagerung der gefährdeten Körperregionen kann der Auflagedruck auf „0" reduziert werden. Sowohl der arterielle als auch der venöse Blutfluss wird aufrecht erhalten. Man unterscheidet folgende Lagerungsarten:

- *5-Kissen-Lagerung*
  Der Patient wird auf 5 Lagerungskissen so gelagert, dass die nicht gefährdeten Regionen großflächig unterlagert sind, die besonders gefährdeten Regionen Fersen, Steißbein und Kreuzbein hingegen frei schweben (☞ *Abb. 2.2*).
- *3-Kissen-Lagerung*
  Der Patient liegt auf zwei schmalen Lagerungskissen, die parallel in Längsrichtung unter Schultern, Thorax und Gesäß liegen. Die gesamte Wirbelsäule einschließlich Kreuz- und Steißbein liegen dadurch frei (☞ *Abb. 2.3*).
- *Lagerung auf dem Packbett*
  Der Patient wird auf superweichen Schaumstoffquadern so gelagert, dass die nicht gefährdeten Regionen großflächig unterlagert sind, die besonders gefährdeten Regionen Fersen, Steißbein und Kreuzbein hingegen frei schweben.
- *Wechselkissenlagerung*
  Ein kleines rundes Lagerungskissen wird abwechselnd, in Intervallen von ca. 20 Minuten, an unterschiedlichen Stellen un-

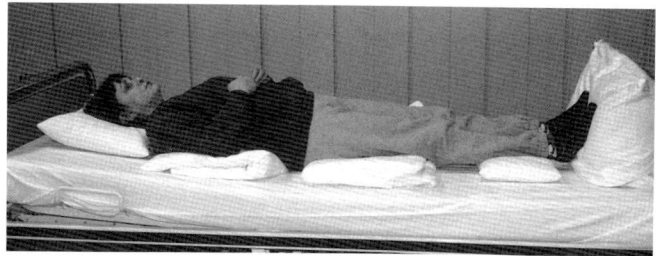

Abb. 2.2: 5-Kissen-Lagerung

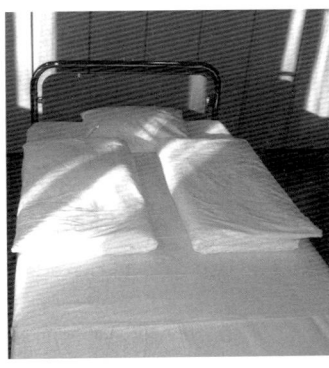

Abb. 2.3: 3-Kissen-Lagerung

ter Rücken und Gesäß platziert. Dadurch werden abwechselnd verschiedene Körperregionen frei gelagert. Wenn immer die gleiche Reihenfolge eingehalten wird, wird keine Rücken/Gesäßpartie länger als eine Stunde belastet.
- *30°-Seitenlage rechts oder links*
Zur 30°-Seitenlage rechts wird der Patient zuerst näher an die linke Bettkante gerückt, dann auf die rechte Körperseite gedreht (90°-Lage). Rücken und Gesäß werden durch ein Lagerungskissen unterstützt, das von der Schulter bis zum Sitzbein reicht. Jetzt wird der Patient aus der 90°-Lage zurück auf das Kissen gedreht. Wenn zwischen Gesäß des Patienten und Unterlage eine Hand ungehindert geschoben werden kann, ist die 30°-Seitenlage erreicht. Zur Lageverbesserung und Komplikationsvermeidung wird die rechte Schulter mobilisiert, indem das rechte Schulterblatt mit der flachen Hand unterfasst und leicht nach vorn gezogen wird. Der Kopf wird auf einem Kissen mit Blick nach rechts gelagert. Zwischen Oberschenkel, Knie, Unterschenkel und Füße wird ein dünnes Kissen als Polster geschoben, damit nicht Haut auf Haut liegt. Zur Spitzfußprophylaxe können die Füße gegen Kissen oder besser kleine Sandsäcke abgestützt werden (☞ *Abb. 2.4*).
Zur Seitenlage links wird entsprechend verfahren.
Die 30°-Seitenlage wird regelmäßig gewechselt. Der Gefährdungsgrad bestimmt das Wechselintervall.

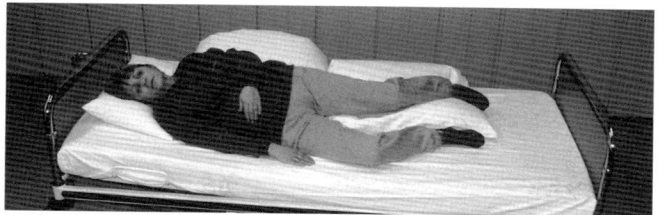

Abb. 2.4: 30°-Seitenlage

⚡ Achtung
Bei Patienten mit Schlaganfall oder spastischen Zuständen ist die Spitzfußprophylaxe durch einen Widerstand kontraindiziert.

- *135°-Bauchlage*
  Zur 135°-Bauchlage rechts wird der Patient zuerst in Rücklage näher an die linke Bettkante gerückt, dann wird dem Patienten ein Lagerungskissen in den linken Arm gelegt, das von der Schulter bis zur Leiste reicht. Dabei ist auf ausreichenden Abstand zwischen Körper und rechtem Arm zu achten, um eine Verdrehung zu vermeiden. Der Patient wird über die 90°-Seitenlage hinweg nach rechts gedreht, bis er in Bauchlage mit der linken Körperhälfte auf dem Lagerungskissen aufliegt. Die Arme werden bequem gelagert. Zwischen Oberschenkel, Knie, Unterschenkel und Füße wird ein dünnes Kissen als Polster geschoben, damit nicht Haut auf Haut liegt. Für den Kopf genügt ein kleines Kissen.
  Für die 135°-Bauchlage links wird entsprechend verfahren. Die 135°-Bauchlage (☞ *Abb. 2.5*) wird regelmäßig gewechselt. Der Gefährdungsgrad bestimmt das Wechselintervall.
- *Bauchlage*
  Zur Bauchlage wird der Patient zuerst näher an eine Bettkante gerückt und dann über die 90°-Seitenlage hinweg gedreht, bis er auf dem Bauch liegt.
  Für den Kopf erhält der Patient ein kleines Kissen. Jeweils ein flaches Kissen wird unter den Bauch und unter die Unterschenkel geschoben, damit der Patient bequem liegt (☞ *Abb. 2.6*).

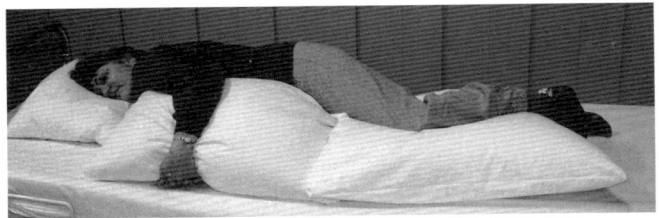

Abb. 2.5: 135°-Bauchlage

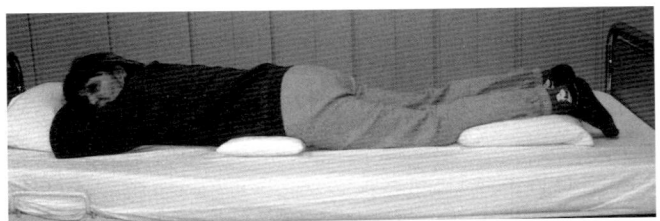

Abb. 2.6: Bauchlage

- *A-Lagerung*
  Zum Teil können auch Lagerungen aus der Pneumonieprophylaxe zur Dekubitusprophylaxe eingesetzt werden. So ist die A-Lagerung auch speziell zur Prophylaxe eines Sakral-Dekubitus geeignet (☞ *Abb. 3.4 auf Seite 54*).

⚡ Achtung

Die anderen Lagerungen zur Pneumonieprophylaxe (V-T-I) werden manchmal auch zur Dekubitusprophylaxe empfohlen. Sie entlasten zwar jeweils bestimmte Regionen im Rückenbereich, üben aber gleichzeitig erhöhten Druck auf andere Bezirke aus. Dort ist dann die Dekubitusgefahr groß.

💡 Merke

Für den Lagerungswechsel des Patienten eignen sich am besten kinästhetische Vorgehensweisen. Das Augenmerk muss besonders auf die Vermeidung von Scherkräften gelegt werden.

Um die Lagerungsintervalle sicher einzuhalten, empfiehlt es sich, einen Lagerungsplan zu benutzen, in dem die Lagerungsarten vorgegeben sind (z. B. 30°-Seitenlage rechts, Rückenlage, 30°-Seitenlage links, 135°-Bauchlage rechts, 135°-Bauchlage links usw.).

Achtung

Die Variante der 30°-Seitenlage, bei der die Seitenlage durch Unterlegen eines Keils unter die Matratze erreicht wird, ist keine echte Freilagerung. Der Patient liegt zwar in 30°-Seitenlage, zwischen Gesäß und Matratze entsteht aber kein Freiraum.

Der gleiche Mangel tritt bei den Wechseldruckmatratzen auf, die den Patienten automatisch von der 30°-Seitenlage rechts in die 30°-Seitenlage links drehen.

Scherkräfte vermeiden

Patienten in Rückenlage sollten entweder flach oder mit senkrecht gestelltem Kopfteil gelagert werden. Bei schräg gestelltem Kopfteil rutscht der Patient nach unten.

Ist eine Lagerung mit schräg gestelltem Kopfteil notwendig, kann durch Unterlegen eines flachen Polsters (z. B. zusammengelegtes Handtuch) unter die Oberschenkel bis vor die Sitzbeine verhindert werden, dass der Patient nach unten rutscht.

Mikrostimulation

Mikrostimulation wird eingesetzt, um der Bewegungsarmut von bettlägerigen Patienten entgegenzuwirken. Durch Rückkopplung der noch vorhandenen Rest-Eigenbewegung des Patienten wird versucht, die Körperwahrnehmung zu erhalten und dadurch weitere Eigenbewegung zu stimulieren. Die Rückkopplung soll durch eine spezielle Unterfederung erreicht werden, z. B. Völker MIS®.

Für Patienten ohne Eigenbewegung steht ein aktives Mikrostimulationssystem zur Verfügung, z. B. MIS® Aktiv. Es lassen sich verschiedene Mikrostimulations-Muster einstellen.

Da das Mikrostimulations-System noch relativ neu ist (Markteinführung 2005), erscheint es mir noch zu früh für eine abschließende Bewertung oder Empfehlung. Es liegen auch noch keine unabhängigen Studien vor.

2.3.6 Hautpflege optimieren

Das Ziel der Hautpflege ist einerseits der Erhalt des Säure- und Fettschutzmantels. Andererseits soll die Haut vor schädigenden Einflüssen, z. B. durch Stuhl und Urin, geschützt werden. Folgende Maßnahmen kommen infrage:

- *Waschen oder Duschen*
  - maximal 5–10 Minuten,
  - kühles Wasser (25–30° C) ohne Waschzusätze benutzen, nur bei stärkeren Verschmutzungen pH-neutrale Seife verwenden.

Merke
Normale Seifen entfernen den Säureschutzmantel und entfetten die Haut. Die in ihr enthaltenen rückfettenden Substanzen sind zu gering. *Syndets* sind leicht sauer oder pH-neutral, entfetten aber wie normale Seife. Auch ihre rückfettenden Substanzen reichen nicht aus. *Längere Bäder* mazerieren die Haut. Wasserbindendes Eiweiß wird entzogen, die Haut trocknet aus.

- *Rückfetten*
  - mit Wasser in Öl (W/O) Emulsionen: Sie fetten die Haut, ohne die Poren zu verstopfen und verhindern das Austrocknen.
  - nach jeder Reinigung, bei trockener Haut 2–3-mal am Tag durchführen.

- *Intertrigo-Behandlung*
  - milde Mittel verwenden, z. B. Ringelblumen-Creme oder Tinktur,
  - Farblösungen wie z. B. Mercurochrom®, Pyoktanin oder Gentianaviolett (blaues Pyoktanin) erschweren die Inspektion. Ein entstehender Dekubitus Grad I wird dann zu spät erkannt.

- *Inkontinenzversorgung*
  - Inkontinenzhosen zurückhaltend anwenden, Inkontinenzversorgung ohne Kunststofffolien bevorzugen, frühzeitig wechseln,
  - keine Hautschutzsprays oder Pflegeschäume verwenden, Gesäß und Intimbereich häufiger kühl abwaschen und sorgfältig abtrocknen.

Merke

Ein Blasenverweilkatheter bei Inkontinenz ist kein geeignetes Mittel zur Dekubitusprophylaxe. Kunststofffolienfreie Inkontinenzvorlagen, häufig gewechselt, reichen üblicherweise aus. Bei Patienten mit transurethralem Blasenverweilkatheter ist die Gefahr eines Sakraldekubitus besonders groß; durch die unausweichlich eintretende Zystitis wird die Region um Harnblase und Urethra vermehrt durchblutet. Das Blut wird aus dem Sakral- und Gesäßbereich abgezogen, wodurch es dort zu einer Minderdurchblutung kommt.

Eine früh begonnene Inkontinenzdiagnostik ermöglicht eine ursachenbezogene Therapie, z. B. Kontinenztraining.

2.3.7 Ernährung anpassen

Viele ältere Menschen haben Ernährungsdefizite, andere leiden an Adipositas. Beides fördert die Dekubitusentstehung und kann mit geeigneter Ernährung therapiert werden.

- *Maßnahmen bei Ernährungsdefizit*
  - Aufnahme von mindestens 1,5 Liter Flüssigkeit sicherstellen: Durch Berücksichtigung von Lieblingsgetränken und häufigem Wechsel des Angebots kann das Trinken erleichtert werden. Bei älteren Menschen ist auch gegen die abendliche Flasche Bier nichts einzuwenden (Ausnahme: Diabetes mellitus). Grundsätzlich ist dabei auf Kontraindikationen wie Herz- oder Niereninsuffizienz zu achten. Bei mangelhafter oraler Flüssigkeitsaufnahme muss Flüssigkeit per Infusion s.c. oder i.v. verabreicht werden. Auch die Anlage einer PEG zur Flüssigkeitszufuhr ist möglich.
  - Eiweißreiche Ernährung anbieten:
    Besonders bei älteren Menschen muss ein eventuelles Eiweißdefizit frühzeitig festgestellt werden, z. B. durch Bestimmung von Serumalbumin, Cholinesterase, Transferrin. Ein geeigneter Kostplan wird zusammen mit der Diätküche festgelegt. Im Vordergrund steht die Versorgung mit leicht verdaulichen Eiweißträgern.
  - Zinkmangel erkennen und ausgleichen:
    Der Zusammenhang zwischen Zinkmangel und Dekubitusentstehung gilt heute als gesichert, deshalb sollte der Zink-

spiegel bestimmt werden. Bei Mangel muss Zink substituiert werden.
- *Maßnahmen bei Adipositas*
  - Der adipöse Patient benötigt eine Reduktionskost. Art und Umfang der Reduktion muss mit dem Arzt abgesprochen werden. Es ist außerdem auf ausreichende Zufuhr von Flüssigkeit, Eiweiß, Spurenelementen, Vitaminen und Elektrolyten zu achten.

2.3.8 Dekubitus-Beauftragten ernennen

Häufig haben viele Mitarbeiter viele verschiedene Kenntnisse über Dekubitus und Dekubitusprophylaxe. Hilfreich ist es, einen Kollegen zu haben, der das Wissen des Teams sammelt, durch externes Wissen ergänzt, sich zum Dekubitusexperten ausbildet und allen mit Rat und Tat zur Verfügung steht.

Von Vorteil ist es, wenn der Dekubitus-Beauftragte aus der Mitte des Teams, vom Team selbst ausgewählt wird. So hat er das Vertrauen und den Rückhalt im Team. Beides benötigt er für seine Tätigkeit.
Im Gegenzug muss es selbstverständlich werden, dass der Dekubitus-Beauftragte das gesamte Team über neue Erkenntnisse unterrichtet und alle Kollegen in die Entscheidungsfindung einbezieht, wenn es darum geht, ein Konzept zur Dekubitusprophylaxe zu erstellen oder Korrekturen vorzunehmen.
Da die Vermeidung eines Dekubitus nicht nur eine Frage der pflegerischen Verantwortung und der Berufsethik, sondern auch eine ökonomische ist, sollte es nicht schwer fallen, die Unterstützung von Pflegedienstleitung und Einrichtungsleitung zu erhalten.

3 Pneumonieprophylaxe

3.1 Entstehung von Pneumonien

Terminologie und Definition
Pneumonie: Der Begriff stammt aus dem Griechischen: pneum-, pneumo- oder pneumonat- ≅ Luft, Atem oder auch Lunge. Es handelt sich um eine Entzündung des Lungenparenchyms, hervorgerufen durch Bakterien, Viren oder Pilze.

Die Pneumonie kann als primäre Pneumonie, ohne Vorerkrankung, und als sekundäre Pneumonie aufgrund einer Vorerkrankung auftreten. Sie stellt in den industrialisierten Ländern die Infektionserkrankung mit der höchsten Todesrate dar.

Einteilung der Pneumonien
- *Lobärpneumonie*
  - Streptokokkeninfekt,
  - meist auf einen Lungenlappen (Unter-, Mittel-, Oberlappen) begrenzt,
  - verläuft in drei Phasen, die durch Beobachtung des Sputums bestimmt werden können:
    1. Anschoppung in den Alveolen mit serösem Sekret – Sputum ist serös, klar, schaumig.
    2. Erythrozytenübertritt in das Alveolarsekret – Sputum ist rostbraun.
    3. Leukozyteneinwanderung in das Alveolarsekret – Sputum ist gelblich, grünlich, eitrig.
- *Bronchopneumonie*
  - Infekt durch verschiedene Erregerarten,
  - umschriebene Entzündungsherde, die von den Bronchiolen auf die Alveolen der Umgebung übergreifen.

- *Interstitielle Pneumonie*
  - Virusinfekt,
  - Entzündung läuft im Interstitium des Lungenparenchyms ab. Die Alveolen sind nicht oder nur gering beteiligt.

Lobär- und Bronchopneumonien sind meist nosokomiale Infektionen. Die häufigsten Erreger sind Pseudomonas aeruginosa, Enterobakterien, Staphylokokken und Pilze. Die Behandlung ist schwierig, da es sich oft um resistente Erregerformen handelt.

Klinisches Erscheinungsbild

- *Lobärpneumonie*
  - akuter Beginn mit Schüttelfrost, schneller Temperaturanstieg (39–40° C), kontinuierliches Fieber für ca. eine Woche, Gefahr eines kritischen Fieberabfalls,
  - Tachykardie, Tachypnoe, oberflächliche Atmung, u. U. Nasenflügelatmung,
  - Hustenreiz mit anfänglich uncharakteristischem Auswurf, später rostbraun,
  - reduzierter Allgemeinzustand, Abwehrschwäche.

- *Bronchopneumonie*
  - langsamer Fieberanstieg mit Rezidiven, unterschiedlich lange anhaltend,
  - schleimig-eitriger Auswurf, selten blutig,
  - Allgemeinzustand unterschiedlich, manchmal nur gering reduziert.

- *Interstitielle Pneumonie*
  - langsamer, schleichender Beginn,
  - subfebrile Temperaturen, kein Schüttelfrost,
  - trockener Reizhusten, wenig Auswurf,
  - geringes Krankheitsgefühl, evtl. Kopf- und Muskelschmerzen.

Merke
Durch die Anwendung von Antibiotika sind typische Pneumonieverläufe heute selten. Bei älteren Menschen treten die Symptome häufig in sehr abgeschwächter Form auf.

Entstehungsfördernde Umstände

Das Wissen über die Erreger, die eine Pneumonie verursachen, hilft im pflegerischen Alltag kaum weiter. Viel wichtiger ist es zu wissen, welche Bedingungen die Entstehung einer Pneumonie fördern können. Der Patient muss in seiner Gesamtsituation gesehen werden, um seine Gefährdung abzuschätzen.

Folgende Umstände können die Entstehung einer Pneumonie fördern:

- *Allgemeine Abwehrschwäche*
  - durch infektiöse Vorerkrankung,
  - durch Mangelernährung,
  - durch auszehrende Erkrankungen, z. B. Karzinom,
  - durch Erkrankungen des Immunsystems,
  - durch Operationsbelastung.

- *Sekretstau im Bronchialsystem*
  - durch chronische Lungenerkrankungen, z. B. Bronchitis, Asthma bronchiale,
  - durch Linksherzinsuffizienz,
  - durch Schwächung des Hustenreflexes, z. B. bei Bewusstseinsstörungen und Schmerzen.

- *Aspiration*
  - durch Bewusstseinsstörungen,
  - durch Schlucklähmungen, z. B. bei Apoplex.

- *Verminderte Lungenbelüftung*
  - durch Schonatmung, z. B. bei Schmerzen,
  - durch Bettlägerigkeit,
  - durch Lähmungen, z. B. bei Hemiplegie,
  - durch Bewusstseinsstörungen,
  - durch Lungenerkrankungen.

- *Absteigende Infektionen aus dem Mund-, Nasen- und Rachenraum*
  - durch schlechte Mundpflege,
  - durch Austrocknung der Schleimhäute,
  - durch Störung der Mundflora,
  - durch Infektionen der Schleimhäute, z. B. Soor.

Viele der in dieser Aufzählung genannten Faktoren treffen auf bestimmte Patientengruppen zu. Diese werden Risikogruppen genannt. Dazu zählen:

- alte Menschen,
- frisch Operierte,
- Patienten mit reduziertem Allgemeinzustand,
- bewusstseinsgestörte Patienten,
- immobile bettlägerige Patienten,
- Patienten mit chronischen Lungenerkrankungen.

3.2 Erkennen gefährdeter Patienten

Anhand der Umstände und der Risikogruppen wird jede erfahrene Pflegeperson frühzeitig eine Pneumoniegefährdung erkennen und Prophylaxen einleiten können. Zur Erleichterung einer laufenden objektiven Dokumentation gibt es für die Ermittlung des Pneumoniegefährdungsgrades die „Skala zur Bewertung von Pneumonierisiken" von Ulrike Bazlen (☞ Anhang, S. 284) und die „Atemskala zur Erfassung der Atemsituation" von Christel Bienstein (☞ Anhang, S. 282 f.).

3.3 Maßnahmen zur Pneumonieprophylaxe

Zielsetzungen

- Die Pneumoniegefahr wird frühzeitig erkannt.
- Der Patient ist über die Entstehungsmechanismen der Pneumonie informiert.
- Der Patient ist motiviert, im Rahmen seiner Fähigkeiten aktiv an der Vermeidung einer Pneumonie mitzuarbeiten.
- Die Belüftung der Lunge ist dauerhaft optimiert.
- Risikofaktoren sind ausgeschaltet oder minimiert.

Aus dieser Zielsetzung ergibt sich für das Pflegepersonal ein Maßnahmenkatalog (☞ Kap. 3.3.1–3.3.8).

3.3.1 Kenntnisse aktualisieren

Bei pneumoniegefährdeten Patienten ist die Auswahl der geeigneten prophylaktischen Maßnahmen aufgrund ihrer meist spezifischen Grunderkrankungen besonders diffizil. Nicht alle Prophylaxen sind für jeden Patienten geeignet, manche direkt kontraindiziert. Das Pflegepersonal muss sich deshalb über die Kenntnisse der prophylaktischen Maßnahmen hinaus auch Wissen über die Wirkungsweise der Maßnahmen bei den einzelnen Krankheitsbildern aneignen. So genügt es z. B. nicht, die Handhabung des Giebel-Rohres zu kennen. Auch die Gefahren, z. B. für Patienten mit Herzerkrankungen, müssen bekannt sein.

Mehr und mehr werden für die Pneumonieprophylaxe auch althergebrachte Methoden wie z. B. Einreibungen, Auflagen und Wickel wieder interessant. Für das Pflegepersonal besteht daher die Notwendigkeit, sich mit diesen Methoden kritisch auseinanderzusetzen und sie ggf. in das Pflegerepertoire aufzunehmen.

Merke
Alle pneumonieprophylaktischen Maßnahmen müssen mit dem behandelnden Arzt abgesprochen werden. Manche Maßnahmen sind verordnungspflichtig.

3.3.2 Patienten informieren und motivieren

Gesprächsinhalte
- Was ist eine Pneumonie?
- Wodurch entsteht eine Pneumonie?
- Welches Verhalten fördert die Entstehung einer Pneumonie?
- Welche Maßnahmen können die Entstehung einer Pneumonie verhindern?
- Welche Maßnahmen sind für diesen speziellen Patienten sinnvoll?
- Welche Maßnahmen kann der Patient selbstständig durchführen?

3.3.3 Auf die Psyche einwirken

Die Atmung ist eine Körperfunktion, die direkt von der Stimmungslage, der Psyche des Patienten beeinflusst wird. Ein depressiv gestimmter Patient vermindert nicht nur seine Bewegung auf ein Minimum, sondern reduziert insbesondere seine Atemfrequenz und -tiefe. Bezeichnenderweise spricht man im Zusammenhang mit der Atmung von der Vitalkapazität (Lebensvermögen). Gelingt es der Pflegekraft, die Lebenskräfte des Patienten zu mobilisieren, hat sie eine wichtige Grundlage für die Pneumonieprophylaxe gelegt.

3.3.4 Mundhygiene verbessern und Aspiration vermeiden

Dass durch absteigende Infektionen bei unhygienischen Verhältnissen in Mund- und Rachenraum sowie durch Aspiration von Speiseresten oder Sputum eine Pneumonie entstehen kann, ist lange bekannt. Jetzt scheint durch eine japanische Studie der Erfolg konsequenter Mundhygiene auch wissenschaftlich nachgewiesen zu sein (Yoneyama, Yoshida u. Ohrui 2002). Durch eine effektive Soor- und Parotitisprophylaxe (☞ Kap. 6) sowie eine Aspirationsprophylaxe (☞ Kap. 9) kann das Pneumonierisiko (zumindest bei Altenheimbewohnern) um bis zu 50 % reduziert werden.

3.3.5 Mobilität erhalten und fördern

Jede Bewegung erhöht den Grundumsatz. Dies führt zu einem vermehrten Sauerstoffbedarf, was wiederum zu einer beschleunigten und vertieften Atmung führt. Neben speziellen Atemübungen ist also bereits die allgemeine Mobilisation zur Pneumonieprophylaxe geeignet.

Patienten mit einer Restmobilität müssen deshalb motiviert werden, einfache Bewegungsübungen durchzuführen, z. B.

- Arme über den Kopf strecken und mit den Händen Greifübungen durchführen,
- Beine einzeln oder zusammen anwinkeln und strecken,
- Beine anwinkeln, Füße aufstellen und das Gesäß anheben,
- Gesäß-, Oberschenkel- oder Unterschenkelmuskulatur abwechselnd anspannen und locker lassen.

Durch Bewegungen und Umlagerungen, die abwechselnd bestimmte Lungenabschnitte vom Auflagedruck befreien, kann eine bessere Belüftung dieser Lungenbereiche erreicht werden.

Neben speziellen Lagerungstechniken können auch Maßnahmen zur Dekubitusprophylaxe in der Pneumonieprophylaxe Verwendung finden (☞ Kap. 2.3.4 und 2.3.5).

Merke

Die Anstrengung des Patienten muss anhand von Puls-, Blutdruck- und Atemfrequenzkontrollen überwacht werden. In bestimmten Fällen muss die Belastbarkeit des Patienten mit dem Arzt abgestimmt werden.

3.3.6 Belüftung der Lunge verbessern

3.3.6.1 Atemübungen, Atemgymnastik

Auch wenn heute Maßnahmen zur Verbesserung der Lungenbelüftung von Krankengymnasten durchgeführt werden, heißt dies nicht, dass sich das Pflegepersonal aus dieser Verantwortung zurückziehen könnte. Die Pneumonieprophylaxe und die Maßnahmen zur besseren Lungenbelüftung gehören auch weiterhin zum pflegerischen Aufgabengebiet.

Wenn allerdings darüber hinaus spezielle krankengymnastische Anwendungen verordnet werden, sollte das Pflegepersonal darauf drängen, dass diese Maßnahmen auch am Wochenende von Krankengymnasten durchgeführt werden. Geeignete Maßnahmen werden in den folgenden Abschnitten beschrieben.

Den Patienten zum tiefen Durchatmen anregen

Hierzu dienen

- *Bewusste Brustatmung*
  Durch gezielte Dehnung des Brustkorbs wird eine tiefe Inspiration bewirkt. Durch Vorstrecken des Sternums und nach hinten Ziehen der Schulter werden die Zwischenrippenmuskeln und die Rippenheber aktiviert, der Brustkorb wird sichtbar angehoben, das Inspirationsvolumen wird erhöht. Unter anderem werden besonders die Lungenspitzen belüftet.

- *Bewusste Bauchatmung*
  Durch gezielte Anspannung des Zwerchfells wird eine Erweiterung des Brustraums in Richtung Bauchraum erreicht. Die Bauchdecke hebt sich sichtbar, das Inspirationsvolumen wird erhöht. Unter anderem wird besonders die Lungenbasis belüftet. Der Patient kann die Bauchatmung erlernen, indem er in Rückenlage versucht, ein leichtes Buch, das auf seinem Bauch liegt, „hoch zu atmen".
- *Kombination von Brust- und Bauchatmung*
  Dabei wird ein maximales Inspirationsvolumen erreicht, und es werden alle Lungenbereiche intensiv belüftet. Die Brustatmung geht gleitend in die Bauchatmung über.
- *Gezielte Atmung in die Lungenspitzen und wenig belüftete Lungenabschnitte*
  Dabei legt die Pflegekraft ihre Hände flach auf die Lungenregion, die gezielt belüftet werden soll, und fordert den Patienten auf, sich beim Einatmen auf diese Stelle zu konzentrieren. Die Wärme der Hände sorgt für eine Entspannung in diesem Thoraxbereich und erleichtert die Atmung.

Empfehlungen

Besprechen Sie mit dem Arzt, ggf. anhand der Röntgenbilder, welche Lungenbezirke besonders berücksichtigt werden sollen.

Den Patienten gegen einen Widerstand anatmen lassen

Hierzu dienen
- Aufpusten eines Luftballons,
- Wegpusten von Wattetupfern (Tupfer können am Patientenaufrichter aufgehängt werden),
- durch einen Strohhalm in eine mit Wasser gefüllte Flasche ausatmen.

Merke

Es kommt bei diesen Übungen weniger auf die Intensität des Pustens als auf die Tiefe der vorangegangenen Einatmung an.

Achtung

Bei nicht korrekter Anwendung besteht die Gefahr der Hyperventilation. Bei Patienten mit fortgeschrittenem Lungenemphysem sind diese Übungen kontraindiziert, da Emphysemblasen platzen und einen Pneumothorax hervorrufen könnten.

Dem Patienten die „Dosierte Lippenbremse" nahebringen

Der Patient atmet ruhig und tief ein. Die Ausatmung erfolgt durch leicht aufeinanderliegende Lippen.
Durch den leichten Lippenwiderstand wird die Ausatmung verzögert, es bleibt mehr Zeit zum Gasaustausch. Der Druck in den Atemwegen erhöht sich, die Alveolen und Bronchiolen können nicht kollabieren, die Fläche zum Gasaustausch wird vergrößert. Die Atmung wird insgesamt effektiver, und der Patient atmet ruhiger.

Merke
Patienten können diese Atemtechnik erlernen und damit einer Atemnot vorbeugen.

Atmung durch das Giebelrohr

Das Giebelrohr besteht aus mehreren Segmenten, die jeweils ein Volumen von 100 ml haben, einem Mundstück mit 50 ml und einer Nasenklemme (*Abb. 3.1*).
Das Giebelrohr darf nur nach ärztlicher Verordnung angewendet werden. Der Arzt bestimmt auch, mit wie vielen Segmenten der Patient üben soll. Erwachsene beginnen in der Regel mit zwei Segmenten für jeweils 10 Minuten, 8–10-mal täglich.
Da durch das Giebelrohr auch ausgeatmet wird, erhöht sich der CO_2-Gehalt im Giebelrohr. Um an sauerstoffreiche Luft zu gelangen, ist der Patient gezwungen, so tief einzuatmen, dass er erst das Volumen des Giebelrohrs und darüber hinaus noch Frischluft inhaliert.

Durchführung

- Der Patient sitzt aufrecht.
- Die Nasenatmung wird durch die Nasenklemme unterbunden.
- Der Patient atmet ruhig und langsam durch das Giebelrohr ein und aus, daneben darf keine Luft eingeatmet werden.

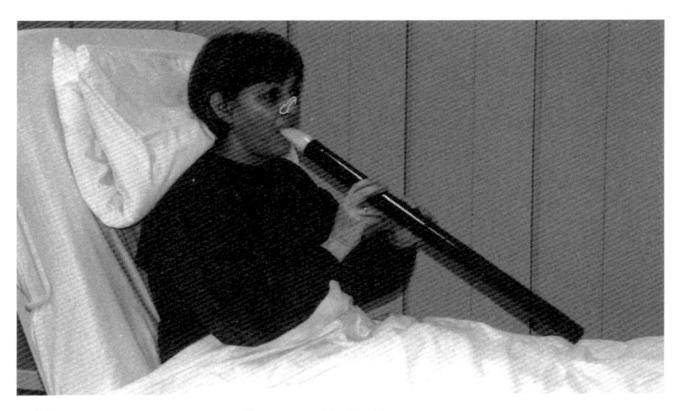

Abb. 3.1: Atmung mit dem Giebelrohr

Vorsichtsmaßnahmen

- Die Pflegeperson bleibt während der Atemübung beim Patienten, sie kontrolliert vor, während und nach der Übung den Puls, um eine Überanstrengung frühzeitig zu erkennen.
- Kooperative Patienten können mit dem Giebelrohr selbstständig üben, nachdem sie angeleitet wurden, Zeichen einer Überanstrengung zu erkennen (z. B. Herzklopfen, Herzrasen, Schwindelgefühl, Atemnot).

Kontraindikationen

- reduzierter Allgemeinzustand
- Asthma bronchiale
- Lungenemphysem
- Dyspnoe
- Hypoxie
- nicht stabil kompensierte Herzinsuffizienz

Achtung
Wegen der häufigen gefährlichen Nebenwirkungen weicht das Pflegepersonal heute vielfach auf weniger gefährliche Atemtrainer aus.

Empfehlungen

Für die Aufbewahrung des Giebelrohrs beim Patienten kann ein Köcher aus Schlauchmullverband hergestellt werden, der am Nachtschrank aufgehängt wird.

Das Giebelrohr sollte mit einem Namensschild versehen werden, um Verwechslungen zu vermeiden.

Alle drei bis vier Tage sollten die Giebelrohre gegen sterilisierte Geräte ausgetauscht werden.

Atemübungen mit dem SMI-Trainer (sustained maximal inspiration/anhaltend tiefste Einatmung)

Diese Geräte werden heute bevorzugt angewandt, da sie eine geringere Nebenwirkungsrate aufweisen als das Giebelrohr (☞ Abb. 3.1).

Der Arzt legt Übungsintervalle, -dauer und die gewünschte Inspiration fest. Zu Beginn übt der Patient meist mit 8–10 Atemzügen 5–10-mal täglich.

Es gibt z. B.

- Flow-orientierte Geräte, z. B. Triflow, Monoflow: Hier wird der erreichte Einatmungsflow durch kleine Kunststoffbälle angezeigt, die im Gerät in der Schwebe gehalten werden.
- Volumenorientierte Geräte: Bei diesen kann das gewünschte Inspirationsvolumen voreingestellt oder durch eine verschiebbare Markierung angezeigt werden.

Durchführung

- Der Patient sitzt aufrecht.
- Die Nasenatmung wird durch die Nasenklemme unterbunden.
- Der Patient atmet ruhig und langsam durch den SMI-Trainer ein.
- Der Patient vertieft nach und nach seine Atmung, sodass die verordnete Atemtiefe erreicht wird, erkennbar z. B. am Schweben der Bälle.
- Am Ende jeder Einatmung hält der Patient den Einatmungsflow für 2–3 Sek. aufrecht.

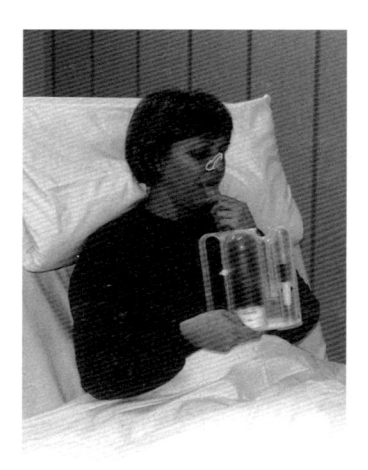

Abb. 3.2: Atmen mit Triflow

- Zur Ausatmung setzt der Patient das Gerät ab und atmet langsam und gleichmäßig aus.

Vorsichtsmaßnahmen

Die Pflegeperson bleibt im Normalfall während der Atemübung beim Patienten. Sie kontrolliert vor, während und nach der Übung den Puls, um eine Überanstrengung frühzeitig zu erkennen. Kooperative Patienten können mit dem SMI-Trainer selbstständig üben, nachdem sie angeleitet wurden, Zeichen einer Überanstrengung zu erkennen (z. B. Herzklopfen, Herzrasen, Schwindelgefühl, Atemnot).

Kontraindikation

Chronisch obstruktive Lungenerkrankungen.

Merke

SMI-Trainer sind zur Benutzung durch nur einen Patienten während seines Krankenhausaufenthaltes vorgesehen. Danach kann der Patient das Gerät mit nach Hause nehmen oder es muss in den Plastikmüll entsorgt werden.

3.3.6.2 Atemunterstützende Lagerungen

Oberkörperhochlagerung

Bevorzugt bei Patienten mit Dyspnoe. Nach Möglichkeit die Oberkörperhochlagerung mit anderen Lagerungen abwechseln, da in dieser Position die Lungenbasis vermindert belüftet wird und durch das Auftreten von Scherkräften erhöhte Dekubitusgefahr besteht.

Durchführung

- Kopfteil möglichst senkrecht hochstellen,
- Arme in leichter Abduktionsstellung auf Kissen hochlagern,
- flaches Polster, z. B. zusammengelegtes Handtuch, vor die Sitzbeinhöcker unter die Oberschenkel legen, um das Herunterrutschen zu unterbinden,
- ggf. Fußstütze zur Spitzfußprophylaxe verwenden,
- Knie durch Unterlegen eines flachen Polsters in physiologische Mittelstellung bringen,
- bei Bedarf Fersen zur Dekubitusprophylaxe frei lagern.

V-A-T-I Lagerung

Durch Unterlegen von ca. 60–80 cm langen, ca. 20 cm breiten und ca. 5 cm dicken Kissen in unterschiedlicher Anordnung unter den Rücken werden gezielt bestimmte Lungenabschnitte gedehnt und dadurch besser belüftet (☞ *Abb. 3.3–3.6, S. 54 f.*). Die Lagerungen können in Rückenlage und im Sitzen täglich 3–4-mal für ca. 30 Minuten durchgeführt werden.

Besonders dort, wo die Kissen doppelt gelegt werden, erhöht sich der Auflagedruck. Bei dekubitusgefährdeten Patienten ist deshalb die Indikation für diese Lagerungen kritisch zu stellen.

Der Kopf wird jeweils durch ein kleines Kopfkissen unterstützt.

Empfehlungen

Geeignete Kissen können Sie sich herstellen, indem Sie schwach gefüllte Kissen ineinander stülpen, sodass die Knopfleiste innen

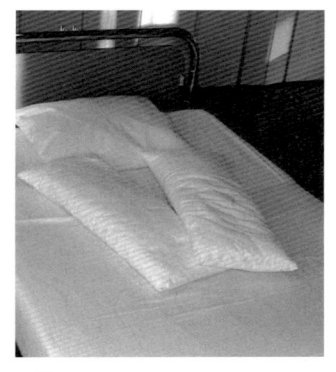

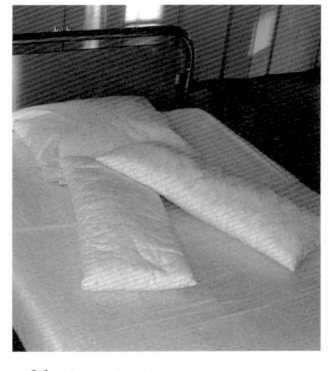

Abb. 3.3: V-Lagerung   *Abb. 3.4: A-Lagerung*

zu liegen kommt. Gibt es eine Näherei, empfiehlt es sich, z. B. aus einer Rheumalind-Decke passende Kissen fertigen zu lassen.

V-Lagerung

- zur besseren Belüftung der Lungenflanken,
- zwei Kissen verlaufen vom Sakralbereich in Richtung Schulterblätter zur Schulter,
- Schnittpunkt der Kissen ist der Sakralbereich (Vorsicht Dekubitusgefahr).

A-Lagerung (auch umgekehrte V-Lagerung)

- zur besseren Belüftung der oberen Lungenabschnitte,
- zwei Kissen verlaufen von der oberen BWS zu den Lenden,
- Schnittpunkt der Kissen ist die BWS zwischen den Schulterblättern.

T-Lagerung

- zur besseren Belüftung aller vorderen Lungenabschnitte,
- ein Kissen unterstützt die gesamte Wirbelsäule,
- ein zweites Kissen liegt quer unter den Schulterblättern.

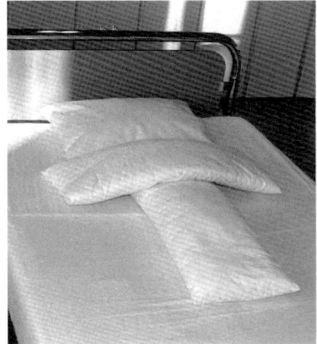

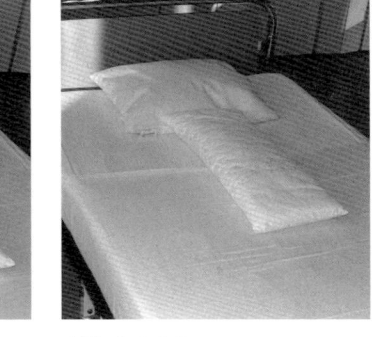

Abb. 3.5: T-Lagerung   *Abb. 3.6: I-Lagerung*

I-Lagerung

- zur besseren Belüftung der vorderen seitlichen Lungenabschnitte,
- ein Kissen unterstützt die gesamte Wirbelsäule.

Dehnlagerungen

Durch die besondere Art der Lagerung wird jeweils eine Thoraxseite gedehnt, dadurch kann sich der entsprechende Lungenflügel besser entfalten und wird optimal belüftet (☞ *Abb. 3.7 und 3.8, S. 56*).

Dehnlagerung rechts und links

- Der Patient liegt in Rückenlage, der Kopf wird durch ein kleines Kissen unterstützt.
- Das linke/rechte Bein weit über das andere Bein hinweg legen, dabei die linke/rechte Hüfte mit drehen.
- Beide Schulterblätter bleiben im Kontakt mit der Unterlage.
- Den linken/rechten Arm nach oben hinten führen und unter den Kopf legen. Der Kopf liegt in der Ellenbeuge.
- Täglich 3–4-mal für ca. 30 Minuten durchführen; wenn es den Patienten anstrengt, früher beenden.

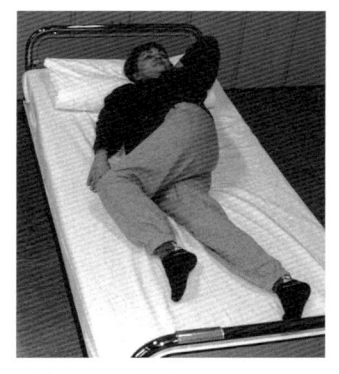

Abb. 3.7: Dehnlagerung – Seitenlage

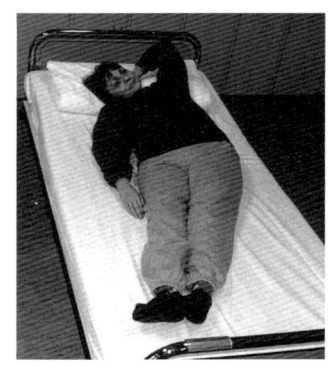

Abb. 3.8: Dehnlagerung – Halbmondlage

Empfehlungen
Es kann hilfreich sein, den Patienten zuerst in die Seitenlage zu bringen und dann den Oberkörper zurückzudrehen, bis die Schultern die Unterlage berühren.

Halbmondlage nach links und rechts
- Der Patient liegt in Rückenlage.
- Die gestreckten Beine werden nach links/rechts verlagert.
- Der Oberkörper wird in der Hüfte nach links/rechts gebeugt.
- Den Arm auf der gedehnten Körperseite unter dem Kopf anwinkeln. Der Kopf liegt in der Ellenbeuge.

Kutschersitz
- Zur besseren Belüftung der gesamten Lunge, z. B. bei starker Dyspnoe.
- Der Patient sitzt auf einem Stuhl oder auf der Bettkante (☞ *Abb. 3.9, S. 57*).
- Der Patient stützt die Arme auf den Oberschenkeln oder einem Tisch ab, dadurch wird der Schultergürtel festgestellt, und die Atemhilfsmuskulatur, die dort ansetzt, kann den Thorax maximal weiten.

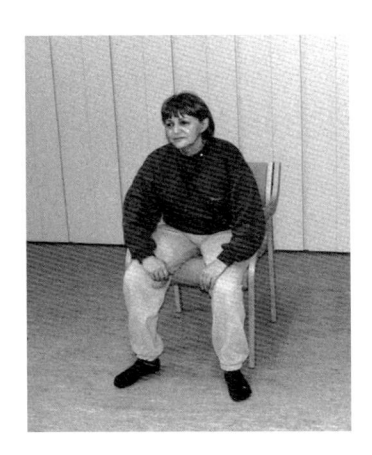

Abb. 3.9: Kutschersitz

Ferner wird die 135°-Bauchlage (☞ *Abb. 2.5, Seite 36*) zur besseren Belüftung der hinteren Lungenbereiche angewendet.

3.3.7 Sekretfluss verbessern

3.3.7.1 Inhalation

Durch Inhalation kann über die Atemluft Feuchtigkeit in die Bronchien und Alveolen eingebracht werden. Dadurch wird

- die Schleimhaut feucht und intakt gehalten,
- die Funktion des mukoziliären Systems unterstützt,
- zäher Bronchialschleim verflüssigt,
- bei Zugabe von ätherischen Ölen oder Kräuterextrakten eine entzündlich geschwollene Schleimhaut zum Abschwellen gebracht.

Inhalationen werden vom Arzt, meist 3-mal täglich für 10–20 Minuten, verordnet.
Bei der prophylaktischen Anwendung werden keine Medikamente eingesetzt.

Merke

Durch unhygienisches Vorgehen, insbesondere bei Verwendung kontaminierter Inhalationszusätze, können Erreger direkt bis in die Alveolen eingebracht werden und eine Pneumonie auslösen.
Es sollten deshalb ausschließlich solche Inhalationsgeräte verwendet werden, die mit geschlossenem Wasserbehälter, z.B. Aqua-Pack, betrieben werden können. Mundstücke, Masken und Verbindungsschläuche verbleiben beim Patienten und werden nur von ihm benutzt. Sie sollen täglich gegen neue oder sterilisierte ausgetauscht werden.

Geeignete Maßnahmen

Dampfbad/Kamilledampfbad

Das Dampfbad kann bei trockener Umgebungsluft, Atmen mit offenem Mund, Schnupfen und Erkältung zur Befeuchtung der Schleimhäute von Mund, Nase, Rachen, Kehlkopf und Stammbronchien eingesetzt werden. Zum Verflüssigen von Schleim in den tieferen Atemwegen ist es nicht geeignet. Wegen der Verbrühungsgefahr darf es nur bei orientierten Patienten angewendet werden.
Heute werden meist Dampfbäder benutzt, die im unteren Teil aus einem Wasserreservoir mit fest verschließbarem Deckel bestehen. Oben ist eine Mund-/Nasenmaske angebracht.

Durchführung

- Wasser zum Kochen bringen (Erreger werden abgetötet).
- Kochendes Wasser in das Wasserreservoir einfüllen, ggf. getrocknete Kamillenblüten oder Kamillenextrakt hinzugeben.
- Deckel fest verschließen.
- Patienten über die Verbrühungsgefahr informieren.
- Der Patient atmet durch die Maske den aufsteigenden Wasserdampf ein und aus.
- Nach der Anwendung erhält der Patient Gelegenheit, sein Gesicht kühl abzuwaschen.
- Die Maske wird nach jeder Benutzung gespült. Das Gerät bleibt beim Patienten und wird nur von ihm benutzt.

Druckluftinhalatoren

Druckluftinhalatoren werden entweder an die zentrale Druckluft- oder Sauerstoffleitung angeschlossen oder haben einen Kompressor zur Erzeugung der Druckluft, z. B. Pari®-Gerät. Das Inhalat, z. B. Kochsalzlösung oder Kamillenextrakt, wird in eine Zerstäuberkammer eingefüllt. Das zerstäubte Inhalat wird über eine Mund-/Nasenmaske eingeatmet. Durch die geringe Tröpfchengröße kann der gesamte Bronchialbaum bis zu den Bronchiolen erreicht werden. Auch tief sitzender Bronchialschleim wird verflüssigt.

Durchführung

- Je nach Verordnung 3–5 ml Inhalt in die Zerstäuberkammer einfüllen.
- Verbindung zur zentralen Druckluftleitung herstellen oder Kompressor anstellen.
- Der Patient atmet durch die Maske ein und aus.
- Vor jeder Einatmung muss der Patient einen Knopf an der Maske drücken, der den Luftstrom in die Zerstäuberkammer leitet und einen Flüssigkeitsnebel erzeugt.
- Die Inhalation ist beendet, wenn das Inhalat verbraucht ist.
- Die Maske und die Zerstäuberkammer werden nach jedem Gebrauch gespült.
- Maske und Zerstäuberkammer verbleiben beim Patienten und werden nur von ihm benutzt.

Ultraschallvernebler

Der Ultraschallvernebler erzeugt einen kalten Nebel mit einer Tröpfchengröße von < 3 µm, damit werden neben allen Bronchien auch die Alveolen erreicht. Eine Befeuchtung der gesamten Atemwege ist somit möglich.

Achtung
Bei Patienten, die nicht abhusten können, besteht durch Ultraschallinhalation die Gefahr der Flüssigkeitsansammlung in den Alveolen. Verminderter Gasaustausch und erhöhte Infektionsgefahr sind die Folgen.

Durchführung

- Den Ultraschallvernebler so vor dem Patienten platzieren, dass sich der ausströmende Nebel unmittelbar vor dessen Gesicht verflüchtigt.
- Haaransatz ggf. durch ein Handtuch vor Feuchtigkeit schützen.
- Inhalationsschlauch einmal täglich wechseln.
- Nicht verbrauchtes Wasserreservoir alle drei Tage verwerfen und durch ein neues geschlossenes System ersetzen.

Empfehlungen

Vor und nach der Inhalation empfiehlt es sich, Maßnahmen zur Sekretförderung durchzuführen (☞ Kap. 3.3.8).

3.3.7.2 Anwendung ätherischer Öle

Die Wirkungsweise ätherischer Öle ist noch nicht ausreichend bewiesen. Schleimlösende, schleimhautabschwellende und die Bronchien dilatierende Wirkungen werden vermutet

- durch die Inhalation der entstehenden ätherischen Dämpfe,
- durch die Resorption über die Haut,
- durch die Durchblutungsförderung,
- durch die entspannende Wärmeeinwirkung,
- durch die intensive Zuwendung, besonders bei Einreibungen.

Zur Anwendung kommen:
Eukalyptus-, Thymian-, Pfefferminz-, Fichtennadel-, Fenchel-, Anis-, Lavendel- und Latschenkiefernöl sowie Campher und Menthol.
Fertigarzneimittel wie z. B. Soledum® Balsam, Bormelin® Balsam, Wick VapoRub® Erkältungscreme, Tumaro®-N, Pinimenthol®, Aspecton®-Balsam, Stas®.

Achtung

Ätherische Öle können besonders bei Kleinkindern, aber auch bei prädisponierten Erwachsenen allergische Reaktionen auslösen. Bei Kindern sollten sie deshalb nicht und bei Erwachsenen erst nach entsprechender Befragung und bei Hauttestung an der Unterarminnenseite angewandt werden.

Die gleichen Vorsichtsmaßnahmen müssen bei Patienten mit spastisch obstruktiven Atemwegserkrankungen beachtet werden. Ätherische Öle können bei diesen Patienten einen Bronchospasmus mit hochgradiger Atemnot hervorrufen.
Ätherische Öle dürfen nicht unmittelbar unter der Nase aufgetragen werden. Auch das Platzieren eines mit ätherischen Ölen getränkten Läppchens auf dem Kopfkissen ist veraltet. Es besteht die Gefahr, dass nicht nur Dämpfe, sondern auch Bestandteile des Öls eingeatmet werden. Diese schlagen sich auf den Alveolarwänden nieder und behindern den Gasaustausch.

Anwendungen

- *Einreibungen*
  Ätherische Öle können als Rückeneinreibung eingesetzt werden. Einreibungen im Brustbereich sind, zumindest bei der Frau, weniger empfehlenswert: Zum einen wird ein Intimbereich berührt, außerdem ist die Dekolleteehaut sehr empfindlich. Eine Brustauflage könnte eine Alternative darstellen.
- *Brustauflage*
  Eine dicke Kompresse mit einem ätherischen Öl beträufeln oder einen ca. 2 cm langen Salbenstrang darauf verteilen. Öl oder Salbe mit einer zweiten Kompresse abdecken. Dieses „Kompressensandwich" in Höhe des Sternums auf den Thorax legen und durch ein enges Unterhemd oder entsprechenden Schlauchmullverband fixieren.
- *Brustwickel*
  Der Brustwickel kann mit heißer Zitrone oder heißem (Speise-) Öl durchgeführt werden. Dem Zitronenbrustwickel wird eine sekretlösende Wirkung ohne Nebenwirkungen nachgesagt. Der Ölwickel wirkt sekretlösend und entkrampfend, z. B. bei spastischer Bronchitis.
  Einzig bei kreislauflabilen Personen sind heiße Wickel allgemein kontraindiziert.

Durchführung des Brustwickels

- $1/2$ Zitrone in ca. 750 ml kochendes Wasser geben.

- Das Wickelinnentuch mit dem Zitronenwasser tränken, maximal auswringen und möglichst heiß um den Thorax legen.
- Thorax mit Wickelaußentuch und zusätzlichem Flanelltuch abdecken.
- Patienten gut zudecken und ca. 45 Minuten ruhen lassen.
- Atmung und Allgemeinbefinden kontrollieren; der Patient darf nicht schwitzen.
- Im Anschluss den Patienten waschen und ca. 30 Minuten ruhen lassen.
- Sekretfördernde Maßnahmen durchführen.

Beim heißen Ölwickel kommt an Stelle der Zitrone heißes Speiseöl zur Anwendung, das aber direkt mit der Hand auf die Haut aufgetragen und leicht einmassiert wird.

Flüssigkeitszufuhr

Damit die Schleimdrüsen seröses Sekret produzieren können, muss der Patient ausreichend Flüssigkeit aufnehmen. Bei normaler Ernährung ca. 1500 ml, bei verminderter Ernährung entsprechend mehr.

Verliert der Patient zusätzlich Flüssigkeit, z. B. durch Schwitzen oder Durchfälle, muss dieser Flüssigkeitsverlust ersetzt werden. Eine Flüssigkeitsbilanzierung ist hilfreich.

Um auch gerade älteren Menschen die Flüssigkeitszufuhr zu erleichtern, sollen Vorlieben erfragt und berücksichtigt werden. Ein abwechslungsreiches Getränkeangebot sollte vorhanden sein.

3.3.8 Sekret fördern

Abklopfen und Vibrieren

Durch Abklopfen und Vibrieren soll der vorher z. B. durch Inhalation verflüssigte Bronchialschleim von den Bronchienwänden gelöst und in Richtung Lungenhilus und Luftröhre transportiert werden. Dabei ist zu beachten, dass der Bronchialschleim passiv nur entlang eines Gefälles abfließen kann, deshalb soll Abklopfen und Vibrieren während einer Drainagelagerung durchgeführt werden. Kann der Patient aktiv Abhusten, kann das Abklopfen und Vibrieren ohne Drainagelagerung unmittelbar vor dem Abhusten durchgeführt werden.

Empfehlungen
- immer von der Peripherie zum Lungenhilus hin arbeiten,
- während der Exspirationsphase agieren, während der Inspirationsphase pausieren,
- den Wirbelsäulenbereich und die Nierenlager aussparen,
- nicht bei Patienten mit Emboliegefahr, z. B. nach Herzinfarkt,
- nicht bei Patienten mit Schädel-Hirn-Traumata,
- nicht bei Patienten mit stark reduziertem Allgemeinzustand.

Durchführung

- Abklopfen
  - mit der locker geballten Faust
    Die Hand wird nur locker zur Faust geballt, dadurch federn die aufeinanderschlagenden Finger das Klopfen ab. Abgeklopft wird dabei mit der Kleinfinger- und Handkante.
  - mit der Hohlhand
    Die Hand wird zu einer Halbkugel geformt. Die flache Hand würde Schmerzen verursachen. Abgeklopft wird mit den Fingerspitzen, Daumen- und Handballen.
  - mit der Kleinfingerkante
    Die Hand ist gestreckt, die Finger sind leicht gespreizt, dadurch federn die aufeinanderschlagenden Finger das Klopfen ab. Abgeklopft wird mit der Kleinfingerkante.

- Vibrieren
  - manuell
    Die Hände werden breitflächig auf den Thorax aufgelegt, durch kurze schnelle Beuge- und Streckbewegungen im Ellenbogengelenk werden Vibrationen erzeugt, die über die festgestellten Handgelenke auf den Thorax des Patienten übertragen werden.
  - maschinell
    Von einem Elektromotor angetriebene Geräte, z. B. Vibrax®, Vibramat®, versetzen eine gepolsterte Platte in Vibration, die auf den Thorax aufgesetzt die Vibration überträgt.

Empfehlungen

Mindern Sie den unpersönlichen, technischen Kontakt mit dem elektrischen Vibrator durch bewusste Zuwendung, indem Sie z. B. Ihr Vorgehen verbal begleiten und mit Ihrer Hand dort Körperkontakt aufnehmen, wo Sie anschließend den Vibrator aufsetzen.

Innere Vibration durch Atmen gegen einen wechselnden Widerstandsdruck

- Mit dem Vario-Resistance-Pressure-Gerät (VRP)
- Mit dem RC-Cornet®

Mit diesen Geräten erhält der Patient die Möglichkeit, selbstständig und unabhängig vom Pflegepersonal festsitzendes Bronchialsekret zu lösen. Zusätzlich wirkt der Widerstand, der in den Geräten gegen den Ausatmungsstrom aufgebaut wird, wie die dosierte Lippenbremse. Ein Kollabieren der Bronchien während der Ausatmung wird so verhindert und der Gasaustausch verbessert.

Durchführung

- VRP-Gerät:

Der Patient atmet tief ein, setzt das VRP-Gerät wie eine Pfeife an den Mund und atmet durch das Gerät langsam und gleichmäßig aus. Durch eine Kugel im Kopf des Gerätes, wird der Exspirationsstrom in Schwingungen versetzt. Die Stärke der Schwingungen kann der Patient mit etwas Übung durch die Haltung des Gerätes variieren – schräg nach oben mehr, schräg nach unten weniger. Durch die schwingende Luftsäule in den Atemwegen wird das Bronchialsekret gelöst, sodass es der Patient anschließend abhusten kann.

Nach Gebrauch wird das Gerät in seine Einzelteile zerlegt, gespült, abgetrocknet und für die nächste Anwendung wieder zusammengesetzt.

RC-Cornet®
Der Patient nimmt das RC-Cornet® in den Mund und umschließt das Mundstück mit den Lippen, er atmet durch die Nase tief ein und durch das Gerät langsam und tief wieder aus.

Abb. 3.10: Vario-Resistance-Pressure-Gerät (Flutter VRP 1; http://www.cf-physio.ch/fachtexte.php?k_id=21&sprache=1)

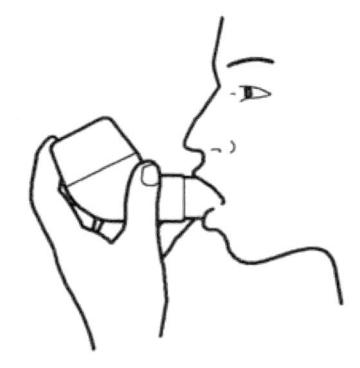

Abb. 3.11: RC-Cornet (R. Cegla GmbH & Co. KG)

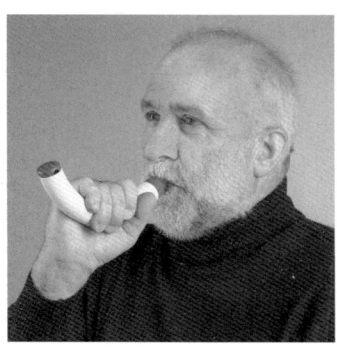

Die gebogene Röhre knickt den Ventilschlauch im Inneren des Gerätes ab. Daher muss zunächst Druck erzeugt werden, damit die Ausatemluft durch den abgeknickten Schlauch entweichen kann. Gleichzeitig entstehen Schwingungen des Ventilschlauchs, die sich auf den Expirationsstrom fortsetzen. Der dadurch entstehende positive endexpiratorische Druck (PEP) ist ideal zur Prophylaxe und Therapie bei Obstruktion, instabilen Bronchien und Lungenüberblähung geeignet.

Für Patienten mit schwacher Atemmuskulatur kann das Mundstück um 2 cm herausgezogen werden, damit sinkt der notwendige Ausatmungsdruck, bei dem das RC-Cornet® zu arbeiten beginnt, von 10 auf 2 cm WS.

Durch Drehen des Mundstücks kann der aufzuwendende Druck variiert werden. In den Stellungen 3 und 4 werden die Bronchien stärkeren Veränderungen von Druck und Strömungsgeschwindigkeit ausgesetzt. Der Patient kann zähen Schleim besser lösen und abhusten.

Das RC-Cornet® ist unabhängig von der Körperlage anzuwenden und daher auch für bettlägerige Patienten geeignet. Mit Hilfe eines Adapters kann das Gerät an ein Inhalationsgerät angeschlossen werden, so dass der Patient gleichzeitig inhalieren kann.

Nach Gebrauch wird das Gerät in seine Einzelteile zerlegt, gespült, abgetrocknet und für die nächste Anwendung wieder zusammengesetzt.

Empfehlung
- Erklären Sie dem Patienten die Arbeitsweise und den Gebrauch des Gerätes.
- Vergewissern Sie sich davon, dass der Patient das Gerät korrekt handhabt.
- Lassen Sie den Patienten 5–10-mal durch das Gerät ausatmen, dann soll der Patient 5–10 Atemzüge Pause einlegen und dann wiederum 5–10-mal durch das Gerät ausatmen. Diesen Rhythmus kann der Patient stündlich für jeweils 10 Minuten wiederholen.
- Überprüfen Sie regelmäßig Puls und Atemfrequenz des Patienten. Für den Patienten kann selbst eine so einfach erscheinende Übung anstrengend sein.

Drainagelagerung

Ziel der Drainagelagerung ist es, verflüssigtes Sekret passiv, ohne Anstrengung des Patienten, aus Alveolen und Bronchien zum Lungenhilus und zur Luftröhre zu leiten, wo der Schleim abgehustet werden kann.

Voraussetzung einer gezielten Drainagelagerung ist die Kenntnis über den Sitz der Verschleimungen in der Lunge. Der Arzt kann anhand des Röntgenbildes die notwendigen Informationen geben. Er ordnet auch Dauer und Häufigkeit der Drainagelagerung an, in der Regel 3–4-mal täglich für 20 Minuten.

Durchführung

- Maßnahmen zur Sekretverflüssigung durchführen, z. B. Inhalation.
- Den Patienten für 20–30 Minuten so lagern, dass der verschleimte Lungenabschnitt hoch und der Lungenhilus und die Luftröhre tief liegen. Zur Lagerung können Kissen, Schaumstoffkeile und die Verstellmöglichkeit des Bettes eingesetzt werden.
- Ggf. verschleimten Lungenbezirk abklopfen oder vibrieren.
- Bei Hustenreiz den Patienten zum Abhusten anhalten, nach Beendigung der Drainagelagerung aktives Abhusten durchführen.

Merke
Drainagelagerungen frühestens 2 Stunden nach den Mahlzeiten durchführen, Regurgitationsgefahr.

Mobile Patienten sollen zur selbstständigen Durchführung der Drainagelagerung angeleitet werden.

Achtung
Drainagelagerungen können kontraindiziert sein bei:
- Herz- und Kreislauferkrankungen,
- Schädel-Hirn-Traumen,
- Hirnblutungen, Schlaganfall,
- Atemnot.

Aktives Abhusten

Ziel des aktiven Abhustens ist die Förderung des Bronchialsekrets. Der verschleimte Patient sollte, je nach Verschleimung und Belastbarkeit, stündlich bis zweistündlich und nach jedem Abklopfen, Vibrieren und der Drainagelagerung aktiv abhusten. Der mobile Patient sollte zum selbstständigen Abhusten angeleitet werden.

Durchführung

- Bei Bedarf 20–30 Minuten vor dem Abhusten ein Analgetikum verabreichen.

- Mitpatienten aus dem Zimmer schicken oder Abhusten im Untersuchungszimmer durchführen.
- Sputumbecher, Zellstoff, Waschlappen und Handtuch bereitlegen.
- Patienten auf die Bettkante oder besser auf einen Stuhl setzen.
- Abwarten, bis der Patient ruhig atmet.
- Der Patient atmet langsam tief ein und presst die Luft mit Unterstützung durch die Bauchpresse in kurzen, kräftigen Hustenstößen heraus; dabei soll er sich Zellstoff oder ein Taschentuch vor den Mund halten.
- Der geförderte Schleim soll ausgespuckt, nicht heruntergeschluckt werden.
- Abwarten, bis sich die Atmung normalisiert hat, dann den Vorgang ggf. wiederholen.
- Dem Patienten die Möglichkeit zum Ausruhen geben.
- Ausgehustetes Sekret nach Menge, Farbe, Konsistenz und Beimengungen beurteilen.

Empfehlungen

Zur Steigerung des Hustendrucks können Sie mit den Händen ein Widerlager für die Bauchmuskulatur bilden, z. B. eine Hand auf die Bauchdecke, die andere Hand auf die untere BWS legen und bei jedem Hustenstoß leicht zusammendrücken.

Bei Schmerzen, z. B. postoperativ, Gegendruck auf die schmerzende Region ausüben.

Merke

Bei einem Hustenanfall soll der Patient:

- schnelle Atemzüge vermeiden, bewusst ruhig atmen,
- gegen die Lippenbremse ausatmen
oder
- einatmen, die Luft anhalten und oberflächlich weiter atmen.

Sekret absaugen

Sehr geschwächte oder bewusstseinseingetrübte Patienten können unter Umständen das Sekret aus den Atemwegen nicht abhusten, dann kann es notwendig werden, abzusaugen.

Merke

Dreijährig ausgebildetes Pflegepersonal darf oral und nasal bis zum Kehldeckel absaugen, zur Fachpflege für Anästhesie oder Intensivpflege weitergebildetes Pflegepersonal darf auch intratracheal absaugen.

Im Rahmen der Pneumonieprophylaxe wird hier das Absaugen bis zum Kehldeckel erläutert.

Materialien vorbereiten

- Absauggerät mit Sekretauffangflasche und Behältnis für Spüllösung und Verbindungsschläuche bereitstellen und Funktion überprüfen.
- Desinfektionsmittel in die Sekretauffangflasche einfüllen; die Menge richtet sich nach dem Desinfektionsmittel und dem Fassungsvermögen der Sekretflasche.
  Beispiel: Tötet ein Desinfektionsmittel alle Keime in einer 1%igen Lösung ab, müssen in eine Sekretflasche mit 500 ml Fassungsvermögen 5 ml Desinfektionsmittelkonzentrat eingefüllt werden; geeignet sind Desinfektionsmittel mit geringem Eiweißfehler.
- Spülgefäß mit Leitungswasser auffüllen.
- Absaugkatheter (ca. 14 Charrière für nasal, ca. 18 Charrière für oral), sterile Fingertips, sterile Handschuhe, Mundschutz und Abwurfgefäß bereitlegen.
- Sterile Nierenschale mit Aqua dest. füllen.

Durchführung

Nach Möglichkeit zu zweit arbeiten. Die zweite Pflegeperson kümmert sich um den Patienten und kann zusätzlich Assistenzarbeiten leisten.

- Patienten informieren und beruhigen, z. B. Hände halten.
- Hände desinfizieren.
- Katheter mit Fingertip und Absaugschlauch verbinden. Der Katheter bleibt noch in der Verpackung.
- Sog einstellen.
- Mundschutz und Handschuhe anziehen.

- Den Absaugkatheter aus der Verpackung ziehen und mit Aqua dest. anfeuchten.
- Den Absaugkatheter oral bis zum Kehldeckel einführen, Fingertip verschließen und Katheter unter leichten Drehbewegungen langsam zurückziehen; saugt sich der Katheter fest oder stoppt der Sekretfluss, kann der Sog kurzfristig durch Loslassen des Fingertips unterbrochen werden; *der gesamte Vorgang darf nicht länger als 10 bis 15 Sekunden dauern.*
- Katheter mit Spülflüssigkeit durchspülen.
- Katheter vom Fingertip lösen und Handschuhe zusammen mit dem Katheter verwerfen.
- Abwarten, bis der Patient wieder ruhig atmet.
- Vorgang ggf. wiederholen oder nasales Absaugen anschließen.

Nachbereitung

- Beim Patienten bei Bedarf Mund- und Nasenpflege durchführen.
- Patienten lagern.
- Benutzte Utensilien entsorgen, eventuell verbrauchte Materialien auffüllen, ggf. Sekretauffangflasche wechseln.

Empfehlungen

Wenn Sie zum Absaugen einen so genannten atraumatischen Absaugkatheter benutzen, kann bereits beim Einführen des Katheters Sog ausgeübt werden. Der Katheter kann sich nicht festsaugen. Das Absaugen wird dadurch effektiver.

4 Thromboseprophylaxe

4.1 Entstehung von Thrombosen

Terminologie und Definition

Thrombose – Blutgerinnung mit Blutpfropfbildung: Der Begriff stammt aus dem Griechischen: Thrombo ≅ dicker Tropfen, Bluttropfen. Gemeint ist die intravasale Gerinnung, sowohl im arteriellen als auch im venösen Gefäßsystem. Die *Thromboseprophylaxe* in der Pflege erstreckt sich auf die vorbeugenden Maßnahmen, die dazu beitragen, die Entstehung von Thrombosen im venösen System, insbesondere in den tiefen Venen, zu verhindern.

Thrombosen können grundsätzlich drei Ursachen haben. Der deutsche Pathologe Rudolf Virchow (1821–1902) hat diese Ursachen untersucht. Nach ihm ist die Virchow-Trias benannt (☞ *Abb. 4.1*). Die Virchow-Trias nennt: Verlangsamung der Blutströmung, Schäden an der Gefäßinnenwand und erhöhte Gerinnungsneigung. Diese drei Störungen bedingen und verstärken sich gegenseitig in ihrer negativen Wirkung.

Symptome der Venenthrombosen

- Umfangszunahme der betroffenen Extremität durch venöse Stauung,
- Rötung im Verlauf der betroffenen Vene,
- Schweregefühl und Parästhesien (Sensibilitätsstörungen wie Taubheitsgefühl, Ameisenlaufen, Brennen und Kribbeln) in der betroffenen Extremität,
- Schmerzen in den Waden, besonders bei Dorsalflexion des Fußes (bei gestrecktem Bein Zehen in Richtung Fußrücken überstrecken),
- Druckschmerzhaftigkeit an typischen Stellen, je nach Lokalisation des Thrombus, im Verlauf der betroffenen Vene: in der

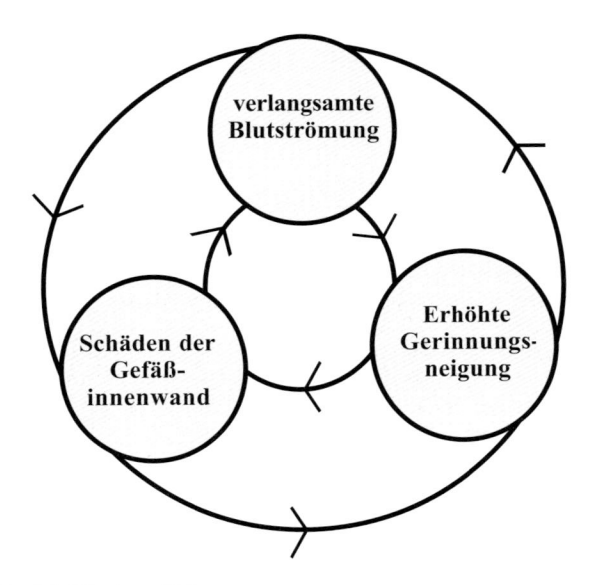

Abb. 4.1: Virchow-Trias

Leiste, an der Innenseite des Oberschenkels, in der Kniekehle, medial der Schienbeinkante, an der Ferse hinter dem Fersenbein, an der Fußsohle.

Empfehlungen
Es ist hilfreich, sowohl die Druckschmerzhaftigkeit zu prüfen als auch Umfangsmessungen seitenvergleichend an beiden Extremitäten vorzunehmen.

Notwendigkeit, prophylaktisch vorzugehen

Aus ☞ *Tabelle 4.1, S. 73,* ist ersichtlich, wie gefährlich es ist, mit pflegerischen Interventionen erst dann zu beginnen, wenn erste Symptome auftreten. Die höchste Emboliegefahr besteht nämlich vor dem Auftreten der ersten Symptome.

Definition
Embolie – Verlegung eines Gefäßes durch einen Embolus: aus dem Griechischen Embol- ≅ hineinwerfen. *Embolus* – mit dem Blutstrom verschleppter Thrombus oder Teil eines Thrombus.

Die Kunst besteht also für die Pflegeperson darin, noch vor dem Auftreten der ersten Symptome zu erkennen, bei welchem Patienten eine Thrombose entstehen könnte. Dies ist aber nur möglich, wenn sie weiß, durch welche Umstände die Ursachen für die Thrombosenentstehung (Virchow-Trias) hervorgerufen werden.

Tab. 4.1: Venenthrombose – Entstehungsverlauf

1. bis ca. 3./5. Tag	Beginn der Thrombosebildung. Thrombus ist noch nicht fest mit der Gefäßwand verbunden. Gefahr der Loslösung und Verschleppung des Thrombus. In diesem Stadium besteht größte Emboliegefahr.
3./5. bis 14. Tag	Die ersten Thrombosesymptome treten auf. Der Thrombus beginnt mit der Gefäßwand zu verwachsen. Die Emboliegefahr ist geringer.
ab 14. Tag	Der Thrombus hat sich organisiert. Er ist fest mit der Gefäßwand verbunden. Es besteht keine Emboliegefahr mehr.

4.2 Erkennen gefährdeter Patienten

In ☞ *Tabelle 4.2* sind Umstände aufgelistet, die eine Thrombosenbildung fördern können. Für die Pflegeperson ist es wichtig, die Gesamtsituation und den Allgemeinzustand des Patienten zu sehen und daraus auf eine eventuelle Thrombosengefahr zu schließen. Viele der in der Tabelle genannten Parameter treffen auf bestimmte Patientengruppen zu, z. B. Bewegungsarmut, Dehydratation und Herzinsuffizienz auf alte Patienten. Es können also bestimmte Patientengruppen ermittelt werden, die ein erhöhtes Thromboserisiko haben. Sie werden *Risikogruppen* genannt. Zu diesen Gruppen werden gezählt:

- alte Menschen
- Übergewichtige
- Schwangere
- Raucher
- Antriebsverminderte, z. B. psychisch Kranke
- Patienten mit Stoffwechselerkrankungen, z. B. Diabetes mellitus
- Personen mit Thrombosen in der Anamnese.

Tab. 4.2: Indikatoren der Thrombosegefährdung

Verlangsamte Blutströmung	Schäden der Gefäßinnenwand	Erhöhte Gerinnungsneigung
• Bettlägerigkeit • Lähmungen • Schonhaltung • Bewegungsarmut • Dehydratation • Herzinsuffizienz • erhöhter Hämatokritwert • Varikosis	• Verletzungen • Operationen • Sklerosierungen • Venenentzündungen	• Medikamente, z. B. Kortison, Ovulationshemmer • Erhöhung der Gerinnungsfaktoren, z. B. nach großen Operationen und ausgedehnten Gewebeverletzungen • Hyperkoagulabilität durch Bewegungsmangel

Zur ersten Ermittlung des Thromboserisikos können z. B. die Frowein- und die Autar-Skala (☞ Anhang S. 285 f.) eingesetzt werden. Sie sind allerdings weniger zur kontinuierlichen Bestimmung von Risikoverläufen geeignet.

4.3 Maßnahmen zur Thromboseprophylaxe

Aus der Virchow-Trias wird ersichtlich, dass mit pflegerischen Mitteln nur einer Ursache für Thrombosen entgegengewirkt

werden kann, nämlich der verlangsamten Blutströmung. Bei der Bekämpfung der beiden weiteren Ursachen ist die Assistenz bei der ärztlichen Therapie durch die Pflegeperson gefordert, z. B. bei der Verabreichung von Antikoagulanzien (gerinnungshemmende Substanzen, z. B. Heparin, ☞ Kap. 4.3.7 auf Seite 86).
Um angemessene Maßnahmen zur Verbesserung des venösen Rückstroms ergreifen zu können, muss die Pflegeperson die physiologischen Mechanismen des venösen Rückstroms kennen.

Mechanismen des venösen Rückstroms

- *Venenklappen*
  Sie verhindern das Zurückfließen des Blutes innerhalb der Venen.

- *Restdruck*
  Das Blut wird vom arteriellen Schenkel aus durch die Kapillaren gedrückt, ein Rest des Druckes setzt sich im venösen Schenkel fort (eine zu vernachlässigende Größe).

- *Arterienpuls*
  Große Arterien und Venen verlaufen meist parallel. Durch die Erweiterung der Arterien bei jeder Pulswelle wird ein (wenn auch geringer) Druck auf die benachbarte Vene ausgeübt. In der Vene kommt es dadurch zu einer Druckerhöhung, der Rückstrom wird forciert.

- *Muskelpumpe*
  Bei jeder Muskelaktion vergrößert sich der Muskelbauch und komprimiert die Venen. In den Venen kommt es dadurch zur Druckerhöhung, der Rückstrom wird forciert.

- *Sogwirkung des Herzens*
  Bei der Kontraktion der Herzkammern in der Systole wird die Klappenebene gesenkt, das Lumen der Vorhöfe vergrößert sich. Dadurch wird Blut aus den Hohlvenen und den Lungenarterien angesaugt.

Druck- und Sogwirkung der Atmung
1. Bei der Einatmung entsteht durch Ausdehnung des Thorax und Senkung des Zwerchfells ein Unterdruck im Brustraum, dieser setzt sich auf die durch den Brustraum verlaufenden Venen fort.

2. Bei der Einatmung senkt sich das Zwerchfell und erhöht den Druck im Bauchraum, dieser überträgt sich auf die Venen und drückt das Blut in Richtung Brustraum.

Zielsetzungen

- Die Thrombosegefahr wird frühzeitig erkannt.
- Der Patient ist über die Entstehungsmechanismen einer Thrombose informiert.
- Der Patient ist motiviert, im Rahmen seiner Fähigkeiten aktiv an der Vermeidung einer Thrombose mitzuarbeiten.
- Der venöse Rückfluss ist dauerhaft verbessert.
- Die ärztlichen Verordnungen zur Verringerung der Gerinnungsbereitschaft sind umgesetzt.
- Der Patient kennt gefäßpflegende und -trainierende Maßnahmen.

Aus dieser Zielsetzung ergibt sich für die Pflegeperson ein Maßnahmenkatalog (☞ Kap. 4.3.1–4.3.8).

4.3.1 Kenntnisse aktualisieren

Der erste Punkt des Maßnahmenkatalogs, „Spezielle Kenntnisse aneignen bzw. auffrischen", ist eine Aufgabe, die die Pflegeperson nicht erst dann erledigen kann, wenn das Problem der Thromboseprophylaxe akut geworden ist. Dies muss vielmehr ein Teil der permanenten Fortbildung sein, die entweder im Eigenstudium, z. B. mithilfe von Fachzeitschriften oder Büchern, durchgeführt werden oder durch den Besuch spezieller Fortbildungsseminare erfolgen kann.

4.3.2 Patienten informieren und motivieren

Gesprächsinhalte
- Was ist eine Thrombose?
- Welche Komplikationen und Gefahren entstehen durch eine Thrombose?

- Welches Verhalten fördert die Thrombosenbildung?
- Welche Maßnahmen können die Entstehung einer Thrombose verhindern?
- Welche Maßnahmen sind für diesen spezielle Patienten sinnvoll?
- Welche Maßnahmen kann der Patient selbstständig durchführen?

4.3.3 Mobilität und venösen Rückfluss erhalten und fördern

Die Mobilisation des Patienten beginnt bei der Aufnahme auf die Station. Häufig ist es das Pflegepersonal selbst, das den Patienten durch unüberlegte Anweisungen immobil macht, z. B. „Nun ziehen Sie schon einmal den Schlafanzug an und legen sich ins Bett". Sinnvolle Maßnahmen sind:

- Tagesbekleidung an belassen,
- andere, interessantere Aufenthaltsorte als das Bett anbieten,
- bewegungsintensive Aktivitäten anbieten,
- Bewegungsdrang nicht unterdrücken, in sinnvolle Betätigungen umlenken,
- gezielt Bewegungsübungen anbieten, z. B. auch Gruppenaktivitäten,
- Fixierungen auf die tatsächlichen Zwangssituationen beschränken.

Während einer Bettlägerigkeit, z. B. wegen einer akuten Erkrankung oder eingeschränktem Allgemeinzustand, kann der venöse Rückfluss durch fördernde Gymnastik verbessert werden.

- Atemübungen
  Z. B. mit Atemtrainern (Monoflow, Triflow, ☞ Pneumonieprophylaxe, Kap. 3.3.6.1). Patient zur Bauchatmung anleiten (z. B. Buch auf den Bauch legen und hochatmen lassen).
- Bewegungsübungen unter Einsatz von Fuß- und Beinmuskulatur je nach Allgemeinzustand des Patienten assistiv, aktiv oder resistiv durchführen, z. B. Füße anziehen und strecken, Zehen

einkrallen und strecken, Füße kreisen lassen, Beine anwinkeln, Füße aufstellen und Gesäß anheben, Pedale oder Wippe treten. Isometrische Spannungsübungen der Beinmuskulatur durchführen lassen, z. B. Zehen anziehen – Unterschenkel anspannen – loslassen oder Zehen anziehen – Kniekehlen auf die Unterlage drücken – loslassen (☞ Kontrakturenprophylaxe, Kap. 5.3.4.2).

Merke
Es ist zu beachten, dass diese Übungen den venösen Rückstrom nur während der Durchführung beschleunigen, sie haben jedoch keine anhaltende Wirkung auf den Blutstrom.
Aus diesem Grund ist es notwendig, die Übungen so oft wie möglich, mindestens aber einmal pro Stunde zu wiederholen. Kooperationsfähige Patienten sollten dazu angeleitet werden, die Übungen selbstständig durchzuführen. Da sich Patienten häufig überschätzen oder übertriebenen Ehrgeiz entwickeln, muss überprüft werden, ob der Patient sich nicht überfordert und überanstrengt.

4.3.4 Unterstützende Lagerungen durchführen

Liegen, Sitzen und Stehen sind die Positionen, die den venösen Rückfluss am wenigsten fördern. Die Thrombosegefährdung ist umso größer, je unbeweglicher der Patient in diesen Positionen verharrt.

- *Im Liegen*
  - Das Bett in eine geringe Schräglage (Kopf tief) bringen. Fußende ca. 20 bis 30 cm über der Waagerechten hochfahren. Kopfteil kann bis maximal 30° hochgestellt werden.
  - Im waagerecht gestellten Bett ein ca. 20 cm dickes Schaumstoffpolster mit schräger Auflage für die Oberschenkel unter die Beine legen. Kopfteil kann bis maximal 30° hochgestellt werden.

- *Im Sitzen*
  - Sitzwagen oder Ruhestuhl mit verstellbarer Beinauflage und Rückenstütze wählen.

– Beine ca. 20 cm über der Waagerechten hochlegen, Rückenstütze bis maximal 30° hochstellen.

Bei jeder Lagerung ist darauf zu achten, dass Beine und Oberkörper im Hüftgelenk einen stumpfen Winkel von minimal 135° bilden. Bei einem spitzeren Winkel besteht die Gefahr, dass die Beckenvenen abgeklemmt werden und der venöse Rückfluss behindert wird.

Zu Untersuchungen, z. B. Röntgen, auch dem gehfähigen Patienten einen geeigneten Sitzwagen mitgeben. Das Sitzen auf den Stühlen im Wartezimmer (90°-Winkel im Hüftgelenk) fördert die Thrombosenbildung.

4.3.5 Venen ausstreichen

Durch das Ausstreichen der Venen herzwärts kann der venöse Rückstrom kurzfristig verbessert werden. Als alleinige Maßnahme reicht es nicht aus, da der Effekt nicht anhält. Als Ergänzung anderer thromboseprophylaktischer Maßnahmen kann das Ausstreichen aber sinnvoll sein. Besondere Bedeutung bekommt das Ausstreichen der Beine vor dem Anlegen einer Venenkompression.

Durchführung

- Der Patient liegt flach im Bett.
- Jeweils ein Bein anheben.
- Den Oberschenkel mit den Händen umgreifen und, besonders im Verlauf der großen Venen, herzwärts ausstreichen.
- Den Unterschenkel im Bereich des Sprunggelenkes mit beiden Händen umfassen und unter leichtem Druck die Beine herzwärts ausstreichen.
- Die Oberschenkel nochmals ausstreichen, die Hände können mehrmals neu angesetzt werden; die Venenklappen verhindern das Zurückfließen des Blutes in die Peripherie.

Merke
Unmittelbar nach dem Ausstreichen können Antithrombosestrümpfe oder Kompressionsverbände angelegt werden.

Auch das Waschen von Armen und Beinen kann so gestaltet werden, dass der venöse Rückfluss verbessert wird. Der Waschlappen wird dazu unter leichtem Druck herzwärts über die Extremität geführt. Eine echte Thromboseprophylaxe stellt diese Maßnahme aber nicht dar.

⚡ Achtung

Nicht in jedem Fall dürfen die Venen ausgestrichen werden. Bei folgenden Krankheitsbildern ist das Ausstreichen kontraindiziert:

- Verdacht auf Thrombose,
- arterielle Durchblutungsstörung,
- ausgeprägte Varikosis,
- Phlebitis.

4.3.6 Venen komprimieren

Grundsätzliches

- Antithrombosestrümpfe (ATS) und Kompressionsverbände komprimieren die oberflächlichen Venen. Der venöse Rückstrom erfolgt hauptsächlich über die tieferen Venen. Dort beschleunigt sich der venöse Blutfluss.
  ATS und Kompressionsverbände bilden ein elastisches Widerlager für die Muskelpumpe. Die Venen werden zwischen Muskulatur und Widerlager komprimiert. Der venöse Blutfluss wird beschleunigt.
- Kompressionsverbände sollten mit Kurzzugbinden angelegt werden.
- ATS und Kompressionsverbände sind verordnungspflichtig. Ausnahme: Sie sind Bestandteil eines durch den verantwortlichen Arzt abgesegneten Standards.
- ATS und Kompressionsverbände mit Kurzzugbinden müssen während 24 Std. getragen werden.
- Im Liegen wird der venöse Rückstrom alleine durch die Kompression gewährleistet, im Sitzen und Stehen reicht die Kompression der ATS und der Kompressionsverbände nicht aus. Die Arbeit der Muskelpumpe muss den Effekt der ATS und Kompressionsverbände ergänzen. Das heißt: Mobilisation ist unverzichtbar.

Antithrombosestrümpfe anpassen und anziehen

Anpassen

Maßbänder und Größentabellen werden von den Herstellern mit den Strümpfen mitgeliefert. Sie können in der Regel nur für dazugehörige Strümpfe verwendet werden.

Üblicherweise werden die Beinlänge, die dickste Stelle am Ober- und Unterschenkel und die Fessel mit einem speziellen Maßband gemessen. Die Messpunkte können je nach Fabrikat variieren. Mithilfe der Messwerte und einer Größentabelle wird die richtige Strumpfgröße ermittelt.

Passen die gemessenen Werte nicht mit den vorgegebenen Angaben der Skala zusammen, müssen individuell angepasste Stützstrümpfe, z. B. über den Sanitätsfachhandel, bestellt werden. Alternativ können Stützverbände angelegt werden.

Anziehen

Bevor Antithrombosestrümpfe angezogen werden dürfen, müssen die Venen entstaut werden, da es sonst, besonders in den oberflächlichen Venen, zum venösen Blutstau kommen kann. Das Entstauen der Venen kann auf zwei Arten durchgeführt werden:

1. Den Patienten für ca. 15 Min. mit erhöht gelagerten Beinen ruhen lassen
2. die Venen ausstreichen.

Die Antithrombosestrümpfe können leichter angezogen werden, wenn sie bis zur Ferse auf links gedreht werden. Dazu wird der Strumpf über den Arm gestülpt, die Ferse mit der Hand gefasst und durch den Strumpf zurückgezogen.

Jetzt wird zunächst nur das Fußteil des Antithrombosestrumpfes über den Fuß des Patienten gezogen. Wenn es faltenfrei sitzt, wird der vorher auf links gedrehte Strumpf mit beiden Händen gerafft und bis zur Leiste hochgezogen, Falten werden direkt korrigiert. Nachträgliche Korrekturen, wenn der Strumpf bereits ganz angezogen ist, sind nur mit Mühe und mit Schmerzen für den Patienten durchzuführen.

Applikationshilfen (*Abb. 4.2*) erleichtern das Anziehen der ATS: Der Strumpf wird auf links gedreht und über die Applikati-

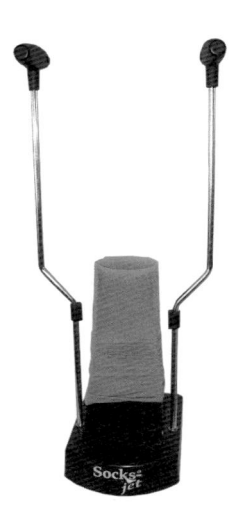

Abb. 4.2: Anziehhilfe für Antithrombosestrümpfe (Salzmann AG – Salzmann Medico, Schweiz)

onshilfe gerafft. Der Strumpffuß wird übergestreift und die Applikationshilfe am Bein hochgeführt, dabei gleitet der Strumpf von der Applikationshilfe und legt sich faltenfrei dem Bein an.

Empfehlungen
Steht keine spezielle Applikationshilfe zur Verfügung, können Sie alternativ auch einen entsprechend großen Applikator für Schlauchmullverbände verwenden.

Kontrollieren

- Beschwerden erfragen, besonders auf Schmerzen und Sensibilitätsstörungen achten.
- Ca. 15 Minuten nach dem Anziehen der Antithrombosestrümpfe Zehendurchblutung und einschnürungsfreien Sitz kontrollieren.
- Kontrollen 3–4-mal täglich wiederholen, besonders nach Mobilisation.

Merke

Gute Antithrombosestrümpfe behalten auch nach mehrmaligem Waschen ihre Passform und Kompressionsfähigkeit. Es sollte nachvollziehbar sein, wie oft sie bereits gewaschen wurden. Markierungen mit einem Wäschestift oder mit Wäschetinte können hilfreich sein.

Kompressionsverbände anlegen

Hier wird beispielhaft die meist geübte Technik des Pütterverbands beschrieben.
Eine Alternative ist der Kompressionsverband nach Sigg.

Materialien

- zwei Kurzzugbinden von 8–10 cm Breite für den Fuß und Unterschenkel,
- eine Langzugbinde von 10 cm Breite für das Knie,
- zwei Kurzzugbinden von 12 cm Breite für den Oberschenkel,
- Verbandwatte zur Polsterung von Knochenvorsprüngen,
- Heftpflaster oder Verbandklipse („Schwiegermütter").

Vorgehen

- Venen entstauen: Patienten für ca. 15–20 Min. mit erhöht gelagerten Beinen ruhen lassen oder Venen ausstreichen.
- Bei kachektischen Patienten dünne und schmale Polsterwattestreifen auf Schienbein, Knöchel, Condylen und Achillessehne auflegen, mit Sprühkleber fixieren.
- Nischen, z. B. am Fußgelenk links und rechts der Achillessehne, mit Polstermaterial ausfüllen.
- Das Bein durch eine zweite Pflegekraft hochhalten lassen.
- An den Zehengrundgelenken beginnen, Fuß in 90°-Stellung bringen.
- Fußrücken mit zirkulären Touren, Ferse mit Achtertouren umschließen. Binde vom Fußgelenk in Spiraltouren über den Unterschenkel bis zum Knie führen, dabei dem Bindenlauf folgend die Binde unmittelbar auf der Haut abrollen, nicht vom Bein wegziehen. Binde auch nicht in eine Richtung zwingen,

dies verursacht Einschnürungen an der einen Bindenkante und Taschenbildung an der gegenüberliegenden Bindenkante.
Frei bleibende Zwischenräume werden beim Zurückwickeln oder spätestens durch die zweite Binde gedeckt.

- Restliche Binde vom Knie in Spiraltouren über den Unterschenkel in Richtung Fußgelenk führen.
- Zweite Binde entgegen der Laufrichtung der ersten Binde anwickeln.
- Knie in Achtertouren (Schildkrötenverband) einlagig wickeln. Zwei Binden würden die Beweglichkeit zu sehr beeinträchtigen.
- Oberschenkel in Spiraltouren wie am Unterschenkel wickeln.

Merke
Damit der Verband am Fuß nicht zu voluminös wird und der Patient noch einen Schuh anziehen kann, kann die zweite Binde auch mit einer Befestigungstour oberhalb des Sprunggelenks begonnen werden.

Das kunstgerechte Anlegen eines Kompressionsverbandes erfordert Übung:

- Die Kompression muss vom Fuß bis zum Oberschenkel kontinuierlich abnehmen, dies wird gemäß dem „Laplace-Gesetz" zum einen durch Abrollen der Binde mit gleichmäßigem Zug gewährleistet, zum anderen durch das Abpolstern von Nischen.
- Die Bewegungsfähigkeit im Sprunggelenk und Knie muss erhalten bleiben.
- Ein Kompressionsverband mit Kurzzugbinden soll über 24 Stunden täglich getragen werden.

Kontrollieren

- Beschwerden erfragen, besonders auf Schmerzen und Sensibilitätsstörungen achten!
- Ca. 15 Minuten nach dem Anlegen von Kompressionsverbänden Zehendurchblutung und einschnürungsfreien Sitz, besonders am Oberschenkel, kontrollieren.

Durchführung

Fuß rechtwinklig stellen und mit der ersten Bindentour von innen nach außen an den Zehengrundgelenken beginnen

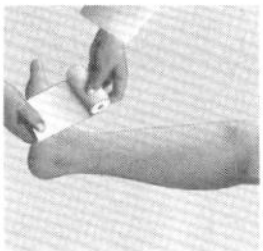

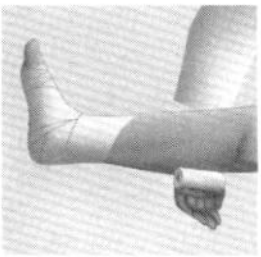

Von der Kniekehle läuft die Binde einmal um das Bein herum, führt dann der Beinform entsprechend wieder nach unten und schließt vorhandene Lücken im Verband.

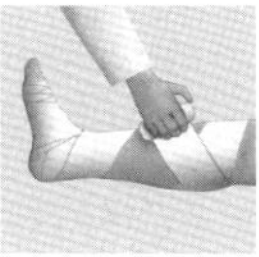

Nach 2–3 Touren um den Mittelfuß herum umschließt die Binde dann die Ferse und führt über den Innenknöchel zum Rist zurück

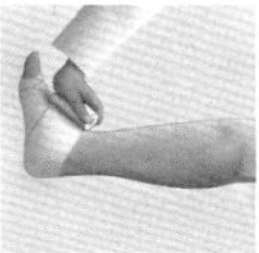

Die zweite Binde wird gegenläufig von außen nach innen am Knöchel angesetzt und führt mit der ersten Tour über die Ferse zum Fußrücken zurück.

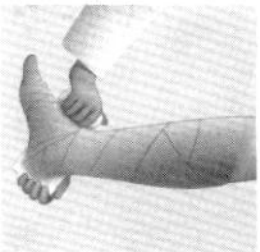

Mit zwei weiteren Touren werden die Ränder der ersten Fersentour zusätzlich fixiert. Dabei läuft die Binde zuerst über den oberen Rand um die Fessel herum und anschließend über den unteren Rand in die Fußwölbung. Nach einer weiteren Tour um den Mittelfuß führt die Binde über die Sprunggelenksbeuge zur Fessel zurück...

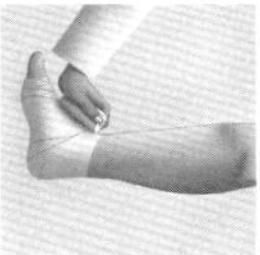

Zwei weitere Touren fixieren zuerst den oberen und dann den unteren Rand dieser Fersentour.

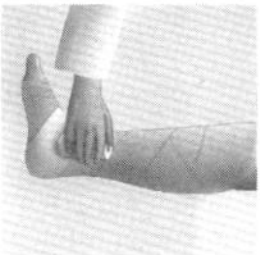

...um dann der Form des Beines folgend in steilen Touren die Wade zu umschließen. Dabei ist zu beachten, dass die Binde mit der flachen Hand auf dem Unterschenkel abgerollt und nur in der Abrollrichtung angezogen wird. Die Binde darf den Kontakt zur Haut nicht verlieren.

Anschließend läuft die Binde noch einmal um den Mittelfuß und dann in gleicher Weise wie die erste steil nach oben und wieder zurück.
Der fertige Verband wird mit Fixierpflaster an der Außenseite fixiert.

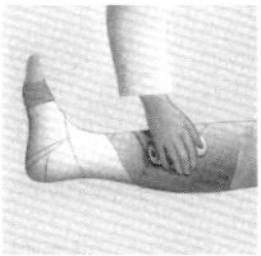

Abb. 4.3: Modifizierter Pütterverband – Unterschenkel (Paul Hartmann AG)

- Kontrollen 3–4-mal täglich wiederholen, besonders nach Mobilisation oder Anwendungen.

Intermittierende Venenkompression

Mit der intermittierenden Venenkompression wird die Fußsohlen- und/oder Wadenmuskelpumpe imitiert. Mittels Manschetten, die am Unterschenkel oder Fuß angelegt werden, wird intermittierend Druck auf Extremitäten und damit indirekt auf die Venen ausgeübt. Die intermittierende Venenkompression ist geeignet, den venösen Rückfluss je nach Verfahren um bis zu

240 % zu steigern und damit das Thromboserisiko signifikant zu senken.

Vorgehen

- Betriebsanleitung lesen und Anwendung üben.
- Patienten mit dem Gerät und der Anwendung vertraut machen; bei chirurgischen Patienten bereits präoperativ.
- Manschetten anlegen und Verbindungen zum Kompressor herstellen.
- Gewünschte Drücke, Intervalle und Zeitdauer einstellen.
- Freien Verlauf der Druckleitungen überprüfen.
- Notstopschalter und Klingel in Reichweite des Patienten bringen.
- Venenkompression starten, korrekte Arbeitsweise beobachten.
- Maßnahme dokumentieren.

Merke
Die intermittierende Venenkompression ist zwar eine prophylaktische Maßnahme, wird aber vom Arzt verordnet. Der Arzt legt auch Druckintensität und Anwendungsdauer fest.

4.3.7 Verordnungen durchführen – Wirkungen prüfen

Bei Patienten, die sich weniger als sechs Stunden pro Tag außerhalb des Bettes bewegen, wird der Arzt zur Thromboseprophylaxe eine Low-dose-Heparinisierung verordnen. Es wird ein niedermolekulares, sog. fraktioniertes Heparin, s.c. injiziert. Eine einmalige Dosis pro Tag, in der Regel abends, mit 2500–5000 I.E. ist ausreichend. Aufgaben des Pflegepersonals sind:

- *Vorbereiten der Injektion*
- *Durchführen der s.c. Injektion*
  Zur Injektion wird die Bauchdecke in einem Halbkreis unterhalb des Bauchnabels oder die laterale Seite der Oberschenkel bevorzugt. Es darf nicht mehrmals in die gleiche Stelle injiziert werden.

- *Nebenwirkungen beachten*
  Bei der Low-dose-Heparinisierung sind normalerweise keine Nebenwirkungen zu erwarten, dennoch soll das Pflegepersonal auf Blutungsneigung, z. B. beim Zähneputzen, achten. Die Thrombozytenzahl muss kontrolliert werden.
- Bei Patienten mit Hüft- oder Kniegelenkersatzoperation ist seit kurzem eine medikamentöse orale Thromboseprophylaxe möglich.
- Rivaroxaban (Xarelto®) und Dabigatran (Pradaxa®) sind zur Thromboseprophylaxe zugelassene Substanzen.
- Die erste Einnahme der Tabletten erfolgt 6–10 Stunden nach der Operation.
- Nach einer Hüftoperation werden die Tabletten ca. 5 , nach einer Knieoperation ca. 2 Wochen lang eingenommen.
- Die Einnahme ist unabhängig von Mahlzeiten.
- Es ist keine Überwachung der Gerinnungsparameter notwendig.

4.3.8 Gesundheitserziehung umsetzen

Besonders in der ambulanten Pflege und in Altenheimen ist es wichtig, auf Patienten, die zu den Risikogruppen gezählt werden können, gesundheitserzieherisch einzuwirken. Dadurch kann die Thrombosegefahr auf Dauer vermindert werden.

Es gehört auch zu den Aufgaben des Pflegepersonals im Krankenhaus, die Patienten in die Lage zu versetzen, nach ihrer Entlassung weiterhin so zu leben, dass die Thrombosegefährdung vermindert wird.

Durchführung

- Aufklären über eine fettarme Ernährung und Möglichkeiten zur Senkung des LDL, z. B. Meiden tierischer Fette, Verwenden von Olivenöl.
- Vorstellen von Antiraucherprogrammen, z. B. Nicotinkaugummi, Nicotinpflaster, Akupunktur, psychologische Methoden.

- Aufzeigen von Bewegungs- und Sportmöglichkeiten wie Laufen, Spazierengehen, Treppensteigen, Gymnastik, Radfahren, Schwimmen, z. B. auf Sport- und Gymnastikvereine, auch auf Altensport hinweisen.
- Informieren über venenpflegende Maßnahmen, z. B. Wechselbäder, Kneipp'sche Güsse, Wassertreten.
- Informieren über allgemeine Verhaltensregeln
  - Übergewicht abbauen bzw. Normalgewicht halten, Errechnen des Body-Mass-Index,
  - langes Sitzen oder Stehen vermeiden, zwischendurch bewegen, z. B. auf den Zehenspitzen wippen, herumgehen und Füße bewusst abrollen,
  - Beine öfters hochlegen, dabei Füße kreisen lassen, Fußgelenke kräftig beugen und strecken,
  - flache Schuhe mit flexibler Sohle tragen.

Empfehlungen

- Benutzen Sie Informationsbroschüren, die z. B. von Krankenkassen zur Verfügung gestellt werden.
- Schalten Sie die Diätassistentin ein.

Body-Mass-Index

BMI < 25 = Normalgewicht
BMI > 25 = Übergewicht
BMI < 20 = Untergewicht
Berechnungsformel: Gewicht in kg : (Körpergröße in m)^2

Beispiel: Körpergröße 1,70 m
Gewicht 75 kg
75 : (1,70 x 1,70) = 25,95
(Übergewicht)

5 Kontrakturenprophylaxe

5.1 Entstehung von Kontrakturen

Terminologie und Definition
Kontraktur – Funktions- und Bewegungseinschränkung von Gelenken: Das Wort stammt aus dem Lateinischen: contrahere ≅ sich zusammenziehen. Kontrakturen sind Veränderungen der an der Gelenkfunktion beteiligten Strukturen in verschiedener Ausprägung:
Fibröse Kontraktur – Verkürzung der Muskulatur, Schrumpfung der Gelenkkapsel, Verwachsungen der Gelenkflächen.
Knöcherne Kontraktur – knöcherne Überbrückung des Gelenkspalts.

Kontrakturformen und Lokalisation

Generell können sich Kontrakturen an allen Gelenken ausbilden. Primär gefährdet sind die großen Gelenke, z. B.

- Schultergelenke
- Hüftgelenke
- Kniegelenke
- Sprunggelenke
- Ellenbogengelenke
- Gelenke der Hals- und Lendenwirbelsäule

Die Beweglichkeit der Gelenke kann in allen Bewegungsebenen eingeschränkt sein. Entsprechend der Fehlstellung des Gelenks ergibt sich die Bezeichnung der Kontraktur: Beuge-, Streck-, Abduktions-, Adduktions-, Supinations- und Pronationskontraktur. Eine Streckkontraktur im Sprunggelenk wird auch als Spitzfuß bezeichnet.

Erkennungszeichen der Kontraktur

- Das Gelenk lässt sich nur unter Schmerzen bewegen.
- Das Gelenk lässt sich nicht mehr vollständig beugen, strecken, ab- oder adduzieren.
- Das Gelenk ist in einer Position fixiert.

5.2 Erkennen gefährdeter Patienten

Risikofaktoren

Bei Patienten mit einer oder mehreren der nachfolgend aufgeführten Vorerkrankungen besteht immer Kontrakturgefahr, da diese Erkrankungen immer mit Bewegungseinschränkungen einhergehen.

Erkrankungen am Gelenk

- Gelenkentzündung, z. B. Gicht, rheumatische Erkrankungen,
- Gelenkverschleiß, z. B. langjährige Adipositas, chronische Überlastung durch einseitige Arbeitsbelastung oder Sport,
- Gelenkverletzungen, z. B. Distorsion, Luxation, Fraktur.

Erkrankungen des Weichteilapparats

- Muskelkrankheiten, z. B. Muskelrheuma, Kinderlähmung,
- Bänder-, Sehnen-, Kapsel- und Muskelverletzungen, z. B. Riss, Überdehnung,
- Bänder-, Sehnen-, Kapsel- und Muskelatrophie, z. B. Gefäßsklerose, Diabetes mellitus, arterielle Verschlusskrankheit.

Erkrankungen des Nervensystems

- Apoplex
- Multiple Sklerose
- Morbus Parkinson
- Lähmungen
- Bewusstlosigkeit

Erkrankungen der Psyche

- Depression
- Autismus
- Katatonie
- Antriebsminderung, z. B. bei Organischem Psychosyndrom (OPS), Demenz

Weitere Risikofaktoren

- Schonhaltung durch Schmerzen,
- therapeutische Ruhigstellung, z. B. Schienen, Gips,
- Bettlägerigkeit, z. B. bei Fieber, Kreislaufproblemen, bei reduziertem Allgemeinzustand,
- Weichlagerung, z. B. zur Dekubitusprophylaxe,
- Sedierung,
- Fixierung,
- Exsikkose.

Leidet der Patient an einer der oben aufgeführten Erkrankungen, ist davon auszugehen, dass die Bewegungseinschränkung für lange Zeit bestehen bleibt, da es sich vorwiegend um chronische Erkrankungen handelt. Somit ist dieser Patient grundsätzlich als gefährdet anzusehen. Weitere Differenzierungen sind nicht notwendig.

Handelt es sich bei der Bewegungseinschränkung um eine vorübergehende Beeinträchtigung, wie z. B. Bettlägerigkeit durch Fieber oder postoperativ, spielen mehrere Faktoren eine die Kontrakturgefahr verschärfende Rolle.

Es muss umso eher mit einer Kontraktur gerechnet werden,

- je älter der Patient ist,
- je schlechter der Allgemeinzustand ist,
- je inaktiver und unkooperativer der Patient ist,
- je mehr der Patient psychischen Belastungen ausgesetzt ist.

5.3 Maßnahmen zur Kontrakturenprophylaxe

Zielsetzungen

- Die Kontrakturgefahr wird frühzeitig erkannt.
- Der Patient ist über die Entstehungsmechanismen der Kontrakturen informiert.
- Der Patient ist motiviert, im Rahmen seiner Fähigkeiten aktiv an der Vermeidung von Kontrakturen mitzuarbeiten.
- Regelmäßige Bewegung kontrakturgefährdeter Gelenke ist sichergestellt.

Aus dieser Zielsetzung ergibt sich für das Pflegepersonal ein Maßnahmenkatalog (☞ Kap. 5.3.1–5.3.4).

5.3.1 Kenntnisse aktualisieren

Die Vermittlung von Kenntnissen zur Kontrakturenprophylaxe kommt in den Krankenpflegeschulen häufig zu kurz. Trotzdem fallen entsprechende Seminare in Fortbildungseinrichtungen oft aus, weil das Interesse zu gering ist. Mag sein, dass das Thema Kontrakturenprophylaxe in Akutkrankenhäusern durch die immer kürzer werdende Verweildauer an Bedeutung verliert. In Alten- und Pflegeeinrichtungen, der häuslichen Pflege und auf Langzeitstationen in der Psychiatrie ist das Problem jedoch aktuell wie eh und je. Um die Patienten und Bewohner vor Kontrakturen zu schützen, benötigt das Pflegepersonal spezielle Kenntnisse, die über die kontrakturprophylaktischen Maßnahmen hinausgehen. Diese Kenntnisse muss das Pflegepersonal auffrischen oder erwerben.

- *Anatomie/Physiologie*
  - Von welchen Muskeln und Bändern werden die einzelnen Gelenke bewegt?
  - In welchen Bewegungsebenen verlaufen die normalen Bewegungen?

- *Physikalische Therapie*
  - Welche Möglichkeiten bietet die krankengymnastische Abteilung, die Massage- und Bäderabteilung, die Beschäftigungs- und Ergotherapie an?
  - Wie können diese Angebote in die tägliche Pflege integriert werden?

5.3.2 Patienten informieren und motivieren

Gesprächsinhalte
- Was ist eine Kontraktur?
- Wodurch entsteht eine Kontraktur?
- Welches Verhalten fördert die Entstehung einer Kontraktur?
- Welche Maßnahmen können die Entstehung einer Kontraktur verhindern?
- Welche Maßnahmen sind für diesen speziellen Patienten sinnvoll?
- Welche Maßnahmen kann der Patient selbstständig durchführen?

5.3.3 Auf die Psyche einwirken

Für die Kontrakturenprophylaxe in den Bereichen der Langzeitpflege und -betreuung ist die Stimmungsverbesserung und Depressionsbekämpfung von großer Bedeutung. Patienten sehen in dieser Situation oft keine Perspektive mehr, sie fühlen sich alleine gelassen und sind mutlos. Es kommt zur körperlichen und seelischen Retardierung. Hier gilt es, frühzeitig gegenzusteuern (☞ Kap. 2.3.3).

5.3.4 Mobilität erhalten und fördern

Die Mobilität der Patienten beginnt im Kopf der Pflegepersonen. Sie sind es häufig selbst, die die Patienten immobil machen.

Beispiele
- Patienten, die zur Aufnahme auf die Station kommen, werden erst einmal ins Bett gesteckt.
- Die Standardbekleidung für Patienten ist immer noch der Schlafanzug bzw. das Nachthemd. Dadurch ist der Bewegungsradius für die meisten Patienten auf ihr Zimmer begrenzt.
- Beschäftigungsangebote erschöpfen sich weitgehend noch auf Lesen, Radiohören und Fernsehen. All dies wird vom Bett aus wahrgenommen.
- Das ziellose Herumlaufen von desorientierten Patienten oder Bewohnern wird durch beruhigende Medikamente, Fixieren am Stuhl oder Bett, Absperren von Räumen usw. unterbunden.
- Nächtliche Aktivitäten von Patienten mit Tag/Nacht-Umkehr werden verhindert.

Achtung
Auf längere Sicht ist der inaktivierte Patient der pflegeaufwändigere Patient.

5.3.4.1 Aktivierendes Stationsmilieu schaffen

In der Langzeitpflege und -betreuung wird die Vielfalt der Möglichkeiten von der Fantasie der Pflegepersonen bestimmt. Geeignete Maßnahmen zur Förderung/Erhaltung der Mobilität sind z. B.

- Patienten zum Tragen gepflegter Kleidung motivieren.
- Bewegungshilfen wie z. B. Rollstuhl, Rollator, Gehwagen usw. werden verstärkt auf Station benutzt.
- Besuch kann zu jeder Zeit empfangen werden.
- Der Patient hat die Möglichkeit, sich ungestört mit seinem Besuch zu beschäftigen, z. B. Spaziergang, Cafébesuch, Spiele, Unterhaltung.
- Patienten werden entsprechend ihren Möglichkeiten in die Gestaltung der Station, in die Bewirtschaftung der Station und in die Ausrichtung von Feiern einbezogen.

5.3.4.2 Bewegungsübungen

Allgemeine Regeln

- geplante Maßnahmen und Übungen mit dem Arzt, Krankengymnasten, Ergo- oder Sporttherapeuten und Patienten abstimmen,
- Bewegungsübungen mit anderen Pflegemaßnahmen verbinden, z. B. Betten, Waschen, Baden, Ankleiden,
- Schmerzen vorbeugen, z. B. durch warme oder kalte Kompressen (Umschläge 10 Minuten vor den Übungen anwenden). Ggf. Schmerzmittel nach Verordnung,
- Gelenke nicht über die Schmerzgrenze hinaus bewegen,
- Belastung des Patienten einschätzen, z. B. Mimik, Atmung, Puls, Blutdruck beobachten,
- Patienten vor den Blicken der Mitpatienten schützen,
- Fortschritte anerkennen,
- Ergebnisse und Beobachtungen dokumentieren,
- Bewegungsübungen als Gruppenaktivitäten/Spiele gestalten,
- Aktivitäten außerhalb der Station anbieten,
- Aktivitäten auswählen, die dem Patienten vertraut sind.

Empfehlungen

Bewegungsübungen sind häufig geeignet, Angehörige in die Pflege einzubeziehen. Übungen, durch die sie nicht überfordert werden, können vom Pflegepersonal ausgewählt werden. Neben einer gezielten Anleitung zur Durchführung der Übungen ist es notwendig, den Angehörigen auch Grundlagen der Krankenbeobachtung nahe zu bringen, damit sie z. B. erkennen, wenn sich der Patient zu sehr anstrengt, in Luftnot gerät oder sein Kreislauf zu sehr belastet wird.

Passive Bewegungsübungen

Passive Bewegungsübungen werden von Pflegepersonen am Patienten durchgeführt. Der Patient bleibt dabei passiv. Muskeln, Sehnen, Bänder und Gelenkkapsel werden bewegt und gedehnt. Die Durchblutung der beteiligten Gewebestrukturen wird verbessert. Die Bildung von Synovia bleibt erhalten.

Indikationen

- Vollständig oder teilweise immobile Patienten (bewusstlose/gelähmte/geschwächte Patienten),
- erste Mobilisation nach langer Ruhigstellung, zur Vorbereitung auf aktive Bewegungsübungen (Ruhigstellung durch Gipsverband/Ruhigstellung durch Schienen).

Durchführung

- Allgemeine Regeln beachten,
- mit den kleinen Gelenken beginnen,
- Gelenke in allen physiologischen Bewegungsebenen bewegen,
- jedes gefährdete Gelenk einzeln durchbewegen, die benachbarten Gelenke „fixieren".

Empfehlungen

Achten Sie auf rückenschonendes Arbeiten. Fahren Sie das Bett hoch, damit Sie aufrecht stehend arbeiten können. Die zu bewegende Extremität kann bei Bedarf von einer zweiten Pflegekraft gehalten werden.

Assistive Bewegungsübungen

Die Pflegeperson führt die Übung am Patienten durch, wobei der Patient unterstützend mitmacht, soweit es ihm möglich ist bzw. soweit es der Arzt verordnet hat.
Muskeln, Sehnen, Bänder und Gelenkkapsel werden bewegt und gedehnt. Die Durchblutung der beteiligten Gewebestrukturen wird verbessert. Die Bildung von Synovia bleibt erhalten.
Herz, Lunge und Kreislauf werden beansprucht und trainiert.

Indikationen

- Immobilität mit zum Teil erhaltener Eigenmobilität (inkomplette Lähmungen/geschwächte Patienten in der Rehabilitationsphase),
- Mobilitätsaufbau nach passiver Mobilisation.

Durchführung

Die Durchführung erfolgt wie bei passiven Bewegungsübungen. Der Patient wird zur Unterstützung und Mitarbeit angehalten.

Empfehlungen

Einerseits müssen Sie überschießenden Ehrgeiz des Patienten bremsen, andererseits müssen Sie einen zu passiven Patienten motivieren und fördern.

Aktive Bewegungsübungen

Der Patient führt die Bewegungsübungen selbstständig durch. Muskeln, Sehnen, Bänder und Gelenkkapsel werden bewegt und gedehnt. Die Durchblutung der beteiligten Gewebestrukturen wird verbessert. Die Bildung von Synovia bleibt erhalten. Herz, Lunge und Kreislauf werden beansprucht und trainiert.
Der Patient gewinnt Selbstständigkeit und Selbstwertgefühl zurück.

Indikationen

- bettlägerige oder überwiegend bettlägerige Patienten mit erhaltener Eigenmobilität,
- Hypotonie (Kollapsgefahr)/fieberhafte Erkrankungen,
- Mobilitätsaufbau nach assistiver Mobilisation.

Durchführung

- Allgemeine Regeln zu Bewegungsübungen beachten.
- Dem Patienten die Übungen erklären und ihn bei der Durchführung der Übungen anleiten, kontrollieren und korrigieren (führt er die Übungen korrekt und effektiv durch, kann er seine Leistungsfähigkeit richtig einschätzen oder überfordert er sich?).
- Die objektive Belastung des Patienten kontinuierlich feststellen, z. B. RR, Puls, Atmung kontrollieren.
- Dem Patienten nach den Übungen die Möglichkeit zum Ausruhen geben.

⚡ Achtung

Der Patient darf erst dann selbstständig ohne Aufsicht die aktiven Bewegungsübungen durchführen, wenn Sie sich davon überzeugt haben, dass er seine Leistungsfähigkeit richtig einschätzen kann und einsichtig genug ist, die Übungen sinnvoll und effektiv durchzuführen.

Für den bettlägerigen Patienten geeignete Bewegungsübungen

Untere Extremitäten
- Einkrallen und Strecken der Zehen,
- Fuß im Fußgelenk strecken, beugen und rotieren,
- Knie beugen und strecken,
- Beine in Rückenlage ab- und adduzieren, innen- und außenrotieren, li. Bein nach rechts über das re. Bein hinweg führen, re. Bein entsprechend nach links,
- in Seitenlage Beine noch vorne und hinten ausstrecken,
- in Rückenlage Knie anwinkeln, Füße flach aufstellen, das Becken anheben,
- in Rückenlage „Radfahren".

Obere Extremitäten
- alle Finger abwechselnd in allen Gelenken beugen und strecken, in den Grundgelenken kreisen,
- Handgelenke beugen, strecken und kreisen,
- Hände innen- und außenrotieren (Pronation, Supination),
- Ellenbogengelenk strecken und beugen,
- Arme im Schultergelenk in allen Bewegungsrichtungen bewegen,
- Schultern hochziehen, fallen lassen, kreisen.

Rumpf
- in Rückenlage Oberkörper in der Hüfte gegen das Becken nach li. und re. verdrehen,
- in Rücken- oder Seitenlage Oberkörper beugen (Katzenbuckel), dabei Knie umfassen, anschließend Oberkörper überstrecken.

5.3.4.3 Isometrische Spannungsübungen

Um einer Muskelatrophie vorzubeugen, wird der Muskel trainiert. Dabei wird der Muskel angespannt, es kommt aber nicht zu einer Bewegung im Gelenk. Eine isometrische Anspannung wird durch Drücken gegen einen Widerstand erreicht. Dies kann die Matratze, das Fußende oder der von einer Pflegekraft ausgeübte Gegendruck sein.

Indikationen

- Immobilität mit gleichzeitigem Bewegungsverbot,
  - labile Herz- Kreislauf-Situation,
  - Lungenfunktionsstörungen, z. B. Dyspnoe,
- Ruhigstellung von Gelenken, z. B. in Gipsverbänden.

Kontraindikationen

- Spastik gefährdete Patienten
  - Apoplex
  - Multiple Sklerose
  - Morbus Parkinson
  - Asthma bronchiale
- Hypertonie.

Durchführung

- Es wird nacheinander an den einzelnen Muskelgruppen geübt.
- Die Muskeln werden gleichmäßig und mit zunehmender Kraft angespannt; die Stärke der Anspannung richtet sich nach der Belastbarkeit des Patienten, die Dauer sollte 2–3 Sekunden betragen.
- Während der Anspannung werden die entsprechenden Gelenke nicht bewegt.
- Den Patienten während der Spannungsübungen zum ruhigen Weiteratmen anhalten, Pressatmung oder Luftanhalten vermeiden.
- Den Patienten nach jeder Übung zu einigen Sekunden Pause auffordern.

- Nicht mehr als 15 Übungen hintereinander durchführen lassen, auf Überlastungszeichen achten, z. B. Atmung, Gesichtsfarbe, Schwitzen, Puls, Blutdruck.

Beispiele für isometrische Spannungsübungen

- Den Kopf in das Kopfkissen drücken, dabei das Kinn in Richtung Brust drücken.
- Die Handflächen vor der Brust zusammendrücken.
- Beine strecken, mit der Fußsohle des einen Fußes gegen den Fußrücken des anderen drücken, der durch Gegendruck das Widerlager bildet.
- Beine strecken, Fußspitzen anziehen.
- Arme strecken, Handflächen nach unten, seitlich des Körpers auf die Matratze legen, mit Armen und Handflächen auf die Unterlage drücken.

Besonderheiten im Gipsverband

- Zehen anziehen,
- Bein seitlich gegen den Gips drücken,
- Hand zur Faust ballen.

Merke
Der Gipsverband wird bei isometrischen Spannungsübungen von der Pflegekraft in Position gehalten.

Lagerungen

Durch wechselnde Lagerungen können die Bewegungsübungen ergänzt und unterstützt werden. So wird auch die übungsfreie Zeit zur Kontrakturenprophylaxe genutzt.

Durchführung

- Gelenke, die nicht gebeugt werden dürfen, in physiologischer Mittelstellung lagern.

- Gefährdete Gelenke abwechselnd in den verschiedenen Funktionsstellungen lagern.
  - Scharniergelenke: gestreckt und gebeugt
  - Kugelgelenke: abduziert und adduziert; antevertiert und retrovertiert (Pat. liegt dazu in Seitenlage); innen- und außenrotiert
  - Eigelenke: gestreckt und gebeugt; abduziert und adduziert.
- Die Wirbelsäule kann durch Dehnlagerungen nach links und rechts beweglich gehalten werden (☞ Kap. 3.3.6.3).

Der immobile Patient kann mittels Rollstuhl, Liege oder Bett in ein anregendes Umfeld, z. B. Tagesraum oder Terrasse, gebracht werden. Wenn der Patient dem Geschehen in seinem Umfeld folgen kann, motiviert ihn das zumindest zum Drehen von Kopf und Oberkörper.

Merke
Die Dauer der Lagerungen richtet sich primär danach, wie lange sie vom Patienten toleriert wird. Als Faustregel kann gelten: Lagerungen alle 20–25 Minuten wechseln.

Achtung
Bei Patienten mit Schlaganfall können durch die Maßnahmen zur Kontrakturenprophylaxe spastische Reaktionen ausgelöst werden!
Maßnahmen zur Weichlagerung können die Entstehung von Kontrakturen beschleunigen und dürfen deshalb bei Kontrakturgefahr nicht angewandt werden. Bei gleichzeitig notwendiger Dekubitusprophylaxe muss die Pflegeperson Alternativen zur Weichlagerung auswählen.

6 Soor- und Parotitisprophylaxe

6.1 Entstehung von Soor und Parotitis

Infektionen und Schleimhautdefekte im Mundbereich

Wenn in der Pflege von Soor- und Parotitisprophylaxe gesprochen wird, sind damit neben den Prophylaxen gegen Soorinfektionen und gegen die Parotitis auch prophylaktische Maßnahmen gegen weitere Erkrankungen im Mundbereich gemeint, z. B. gegen Stomatitis, Gingivitis, Glossitis, Rhagaden und Aphten.

Terminologie und Definition
Mundschleimhautentzündung – Stomatitis: aus dem Griechischen: Stoma ≅ Mund, Öffnung
Zahnfleischentzündung – Gingivitis: aus dem Lateinischen Gingiva ≅ Zahnfleisch
Zungenentzündung – Glossitis: aus dem Griechischen: Gloss/Glott ≅ Zunge, Sprache
Häufig treten zwei oder alle drei Entzündungen gemeinsam auf.

Klinik

- gerötete und geschwollene Schleimhaut,
- schmutzig graue Beläge, ggf. Schleimhautdefekte und Ulzerationen,
- Schmerzen besonders bei der Nahrungsaufnahme,
- Foetor ex ore (Mundgeruch),
- besonders bei Gingivitis auch Fieber und Schwellung der lokalen Lymphknoten.

Definition
Rhagaden – Mundwinkelrhagaden. Der Begriff stammt aus dem Griechischen: rhagas, rhagados ≅ Riss.

Klinik

- trockene, unelastische, verdickte Haut,
- schmerzhafte Einrisse, borkig und schrundig abheilend.

Definition
Der Begriff *Aphte* kommt aus dem Griechischen: aphta ≅ Mundausschlag

Klinik

- Ulzeration der Mundschleimhaut, besonderes an Wangen, Zunge und Gaumen,
- kreisrunde Ulzeration mit zentraler Fibrineinlagerung und gerötetem wallartigen Rand,
- sehr schmerzhaft bei der Nahrungsaufnahme, besonders bei süßen Speisen.

Definition
Soormykose (neuere Bezeichnung: Candidose)
Bei der Soormykose handelt es sich um Infektion durch Sprosspilze der Gattung Candida albicans (aus dem Lateinischen: candidus ≅ glänzend weiß; albicare ≅ weiß sein).
Lokalisation: Mund, Atemwege, Lunge, Speiseröhre, Vagina, Harnwege, Darm.

Merke
Mit dem Begriff Soorprophylaxe sind die vorbeugenden Maßnahmen zur Vermeidung der Soorinfektion im Mundbereich gemeint. Durch die Vermeidung eines Mundsoors ist aber gleichzeitig eine mögliche Infektionsquelle für den Soor der Atemwege und der Lunge ausgeschaltet.

Mundsoor

Weiße bis grau-weiße Beläge auf der Mundschleimhaut, die als kleine runde Herde oder ausgedehnte Plaques auftreten können. Die Beläge sind meist fest haftend, beim Abwischen kann es zu Schleimhautblutungen kommen.

Die Mundschleimhaut ist gerötet und geschwollen, sie kann ulzerieren und bluten.
Ein fortgeschrittener Mundsoor bereitet besonders beim Essen starke Schmerzen.

Definition

Parotitis. Es handelt sich um die Entzündung der Glandula parotidea, Ohrspeicheldrüse (aus dem Lateinischen: Glandula ≅ Drüse, aus dem Griechischen par ≅ neben, Ot oder Oto ≅ Ohr).
Entzündungen der Ohrspeicheldrüse werden meist durch Staphylo- oder Streptokokken verursacht.

Klinik

- druckschmerzhafte Schwellung der Ohrspeicheldrüse,
- Versiegen der Speichelproduktion, ggf. Entleeren von Eiter,
- abstehende Ohrläppchen.

Fördernde Umstände

Folgende Umstände können die Entstehung von Schleimhautinfektionen und -erkrankungen im Mundbereich fördern:

- *Allgemeine Abwehrschwäche*
  - durch Infektionserkrankungen,
  - durch auszehrende Erkrankungen, z. B. Karzinom,
  - durch reduzierten Allgemeinzustand,
  - durch Erkrankungen des Immunsystems,
  - durch Operationsbelastungen.

- *Nahrungskarenz* bzw. Ernährung mit vorwiegend flüssiger Kost oder Sondenernährung
  - bei Bewusstlosigkeit,
  - bei Magen-, Darm-, Pankreaserkrankungen,
  - vor und nach Magen-, Darmoperationen,
  - nach Operationen im Mund- und Rachenraum,
  - bei Patienten im Finalstadium,
  - bei Stenosen im Ösophagusbereich,
  - bei Schluckstörungen (z. B. bei Apoplexpatienten).

- *Mangelnde Mundhygiene*
  - durch reduzierten Allgemeinzustand,
  - bei Alkoholikern,
  - bei verwirrten Patienten.

- *Medikamentenwirkung*
  - alkoholhaltiges Mundwasser,
  - desinfizierendes Mundwasser,
  - lang andauernde Antibiotika- oder Kortisontherapie, wodurch die körpereigene Abwehr reduziert wird,
  - Zytostatika, Zellen der körpereigenen Abwehr werden abgetötet,
  - Immunsuppressiva, die körpereigene Abwehr wird unterdrückt,
  - Neuroleptika, die Sekretion der Speicheldrüsen wird reduziert.

- *Austrocknen der Schleimhaut*
  - durch längeres Atmen mit offenem Mund,
  - durch verminderte bzw. fehlende Flüssigkeitsaufnahme, z. B. nach Operationen, im Alter, bei Nahrungskarenz,
  - durch Sauerstoffinsufflation,
  - durch Medikamentennebenwirkung, z. B. bei Neuroleptika,
  - durch künstliche Beatmung.

- *Vorgeschädigte Mundschleimhaut*
  - durch beschädigte oder nicht passende Zahnprothese,
  - durch Fieber,
  - durch borkige Beläge infolge von Magen-, Darmerkrankungen,
  - durch Intubation,
  - durch häufiges Absaugen.

Viele der in dieser Aufzählung genannten Faktoren treffen auf bestimmte Patientengruppen zu, sodass sie zu Risikogruppen zusammengefasst werden können. Andererseits sind die Umstände, die Infektionen und Schleimhautdefekte im Mund auslösen können, so mannigfaltig, dass die Pflegeperson, die ausschließlich die Risikogruppen in ihre prophylaktischen Überlegungen einbezieht, u. U. Gefährdungen bei anderen Patienten übersieht.

6.2 Erkennen gefährdeter Patienten

Zwei Tatsachen machen es dem Pflegepersonal in der täglichen Praxis schwer, gefährdete Patienten frühzeitig zu erkennen. Als erstes ist die Vielzahl und Unterschiedlichkeit der Risikofaktoren zu nennen. Weniger augenfällige Risiken werden im Alltagsstress häufig übersehen. Eine zweite Ursache ist, dass die Wichtigkeit dieser Prophylaxe oft nicht erkannt wird. Dekubitus-, Pneumonie- und Thromboseprophylaxe stehen im Vordergrund, während die „Soor- und Parotitisprophylaxe" oft nur eine stiefmütterliche Beachtung erfährt.

Empfehlungen
Um keinen gefährdeten Patienten zu übersehen, sollten Sie erst einmal jeden als gefährdet ansehen, wenn Sie

- Patienten in der häuslichen Pflege betreuen,
- Menschen in Altenwohn- und Pflegeheimen betreuen,
- psychisch kranke Menschen pflegen und betreuen,
- Patienten mit internistischen Erkrankungen pflegen,
- Patienten postoperativ pflegen.

Erheben Sie bei der Aufnahme einen „Mund- und Rachenstatus", den Sie bei Langzeitpatienten in regelmäßigen Abständen, je nach Gefährdung, in Wochen oder Monaten wiederholen.

Merke
Besonders gefährdet sind Patienten mit:

- allgemeiner Abwehrschwäche,
- Kau- und Schluckstörungen,
- reduziertem Ernährungszustand,
- Dehydratation,
- vermindertem Speichelfluss, z. B. durch Medikamente,
- Sauerstoffzufuhr und Beatmung.

6.3 Maßnahmen zur Soor- und Parotitisprophylaxe

Zielsetzungen

- Die Gefahr von Infektionen und Schleimhautdefekten im Mundbereich wird frühzeitig erkannt.
- Der Patient ist über die Entstehungsmechanismen von Infektionen und Schleimhautdefekten im Mundbereich informiert.
- Der Patient ist motiviert, im Rahmen seiner Fähigkeiten aktiv an der Vermeidung von Infektionen und Schleimhautdefekten im Mundbereich mitzuarbeiten.
- Von Zähnen und Prothese geht keine Gefahr für die Mundschleimhaut aus.
- Die Mundschleimhaut ist sauber, feucht und intakt.
- Die Ohrspeicheldrüse ist intakt und fördert Sekret.

Aus dieser Zielsetzung ergibt sich für das Pflegepersonal ein Maßnahmenkatalog (☞ Kap. 6.3.1–6.3.6).

6.3.1 Kenntnisse aktualisieren

In der Soor- und Parotitisprophylaxe ist die Ära der alkoholischen und desinfizierenden Mundwässer und Lösungen vorbei, da man ihre schleimhautschädigende Wirkung erkannt hat. Für das Pflegepersonal ist es nun wichtig, nach Alternativen Ausschau zu halten. Vorschläge und Tipps lassen sich in allen einschlägigen Pflegebüchern und in Fachzeitschriften finden. Da die Diskussion um alternative Mittel noch nicht abgeschlossen ist und die Erforschung dieser Mittel noch gar nicht begonnen hat, bleibt es dem Pflegepersonal überlassen, sich möglichst umfassend zu informieren und selbst zu entscheiden, welche Mittel es zur Prophylaxe einsetzt. Das Pflegepersonal übernimmt hier also eine große Verantwortung, der es nur gerecht werden kann, wenn es kritisch auswählt und vorsichtig und reflektiert anwendet. Hierbei kann das sorgfältige Führen des Pflegeberichtes sehr hilfreich sein. Wird dieser richtig geführt, lässt sich die Wirkung der verwendeten Mittel schwarz auf weiß nachvollziehen und beurteilen.

6.3.2 Patienten informieren und motivieren

Gesprächsinhalte
- Welche Mundschleimhautinfektionen und -defekte können auftreten?
- Was sind die möglichen Ursachen für diese Infekte und Defekte?
- Welche Maßnahmen können die Entstehung dieser Schädigungen verhindern?
- Welche Maßnahmen sind für diesen speziellen Patienten sinnvoll und annehmbar?
- Was kann der Patient selber zur Unterstützung der Pflege tun?

6.3.3 Auf die Psyche einwirken

Auf den ersten Blick lässt sich der Zusammenhang zwischen Infektionen und Defekten im Mundbereich und der Stimmung des Patienten vielleicht nicht ausmachen. Wenn man sich aber vor Augen führt, dass das Immunsystem sehr sensibel auf psychische Belastungen reagiert und dass gerade ein geschwächtes Abwehrsystem Ursache für die Entstehung von Entzündungen im Mundbereich ist, werden diese Zusammenhänge klar.

6.3.4 Gute Zahn- und Prothesenpflege sicherstellen

Bei selbstständigen Patienten muss das Pflegepersonal in erster Linie gesundheitserzieherisch aktiv werden.
Zunächst ist es notwendig, sich ein Bild von den Zahnpflegegewohnheiten zu machen, um Defizite zu erkennen. Im nächsten Schritt muss der Patient behutsame Beratung für eine Optimierung seiner Zahn- und Prothesenpflege bekommen. Inhalte dieser Beratung können sein (☞ Kap. 6.3.4.1–6.3.4.2):

6.3.4.1 Zahnpflege

- Alle 2–3 Monate eine neue, mittelharte Zahnbürste mit kleinem Kopf besorgen.
- Eine Fluorzahnpasta, ggf. mit Kamillezusatz, benutzen.
- Auf alkoholische und desinfizierende Mundwässer verzichten, dafür lieber Tees nach Geschmack wählen.
- Die Zähne nach jeder Mahlzeit, besonders vor der Nachtruhe, putzen.
- Die Zähne systematisch putzen, z. B.
  - obere Zahnreihe erst außen, dann innen von hinten nach vorne,
  - Kauflächen der oberen Backenzähne,
  - untere Zahnreihe erst außen, dann innen von hinten nach vorne,
  - Kauflächen der unteren Backenzähne.
- Putzrichtung beachten, von rot (= Zahnfleisch) nach weiß (= Zähne).
- Zahnbürste hoch bzw. tief am Zahnfleisch ansetzen, damit das Zahnfleisch gleichzeitig massiert wird.
- Zahnzwischenräume mit Interdentalbürste reinigen.
- Mund gut mit klarem Wasser ausspülen, dabei das Wasser im Mund hin und her spülen.

Merke

Beim Zähneputzen und Spülen darauf achten, dass der Patient den Kopf nicht nach hinten beugt, dadurch wird die Aspirationsgefahr vergrößert.

Wenn die Pflegeperson von einer Position unterhalb des Munds des Patienten aus arbeitet, z. B. Bett hochfahren, kann der Patient den Kopf leicht nach vorn beugen. Die Zahnpflege ist dann für ihn angenehmer.
Bei der Benutzung einer elektrischen Zahnbürste wird das Zahnfleisch häufig durch zu hohen Druck geschädigt.
Für Tees in der Mundpflege sollte man keine Aufgussbeutel, sondern Tees in Apothekenqualität benutzen.
Die Nierenschale ist eigentlich zu klein und damit ungeeignet für das Spülen nach dem Zähneputzen. Zur Not andere, größere Gefäße für das Spülen zweckentfremden.

Empfehlungen

Stellen Sie Schäden an der Zahnprothese oder schadhafte Zähne fest, sollten Sie auf eine schnelle Reparatur bzw. Sanierung drängen. Eine schadhafte Prothese kann mechanische Schäden an Zahnfleisch und Zunge verursachen, von einem faulen Zahn können Infektionen ausgehen. Denken Sie daran, vorab die Frage der Kostenübernahme zu klären.

Für Patienten mit verminderter Kraft in den Händen können Sie die Handhabung der Zahnbürste durch kleine Modifizierungen am Zahnbürstengriff erleichtern. Umwickeln Sie den Griff z. B. mit einer Mullbinde oder stecken Sie ein Stück Schaumstoff darüber. Im Sanitätshaus gibt es darüber hinaus Zahnbürsten mit speziell gekrümmten oder verlängerten Griffen. Für die einhändige Prothesenpflege gibt es Halterungen, die mittels Saugnäpfen am Waschbecken befestigt werden können.

6.3.4.2 Prothesenpflege

- Die Prothese nach jeder Mahlzeit, besonders vor der Nachtruhe, putzen.
- Dafür kann eine harte Zahnbürste benutzt werden.
- Das Einlegen der Prothese in Reinigungslösung über Nacht ist nicht notwendig. Um Verformungen des Kiefers vorzubeugen, sollte der Patient die Prothese auch über Nacht im Mund lassen.
- Ist der Patient den Gebrauch von Reinigungstabletten gewohnt, ist die Gebrauchsanleitung zu beachten.
- Prothese zur Reinigung aus dem Mund nehmen.
- Zähne der Prothese wie oben beschrieben systematisch putzen, zusätzlich die Gaumenplatte und die Unterseiten der Prothesenteile reinigen, gut abspülen.
- Mund spülen und Kauleisten mit weicher bis mittelharter Zahnbürste massieren.

Empfehlungen

Nehmen Sie erst die obere, dann die untere Prothese heraus, das Einsetzen geht meist am leichtesten in umgekehrter Reihenfolge. Bei Patienten, die den Mund nicht weit genug öffnen können, kann es leichter sein, erst die obere Prothese wieder einzusetzen, da sonst die untere Prothese den Weg für die große obere Prothese versperrt.

Zum Herausnehmen der Prothese fassen Sie am günstigsten die Frontzähne mit Daumen und Zeigefinger, indem Sie den Daumen außen ansetzen und mit dem Zeigefinger hinter die Zahnleiste fassen.

Durch Ziehen nach unten bzw. oben lassen sich die Prothesen lösen. Üben Sie den Zug langsam aus, damit die Prothese Zeit hat, sich vom Zahnfleisch und Gaumen zu lösen.

6.3.5 Effektive Mundpflege durchführen

Bei hochgradig gefährdeten Patienten, z. B. bewusstlosen Patienten, Patienten mit stark eingeschränkter Nahrungsaufnahme oder reduziertem Allgemeinzustand, reicht das Zähneputzen als Prophylaxe nicht aus. Bei diesen Patienten muss zusätzlich oder alternativ eine spezielle Mundpflege durchgeführt werden.

Ziele der speziellen Mundpflege

- Entfernen von Schleim oder Speiseresten aus den Wangentaschen,
- Befeuchten der gesamten Mundschleimhaut und der Zunge,
- Entfernen von Belägen und Borken.

Vorbereitung:

- Mundpflegetablett richten
  Je nach Bedarf sollte für jeden Patienten individuell ein Mundpflegetablett vorbereitet werden. Das Tablett und alle Gefäße sollten abwasch- und desinfizierbar sein. Möglich ist auch die Verwendung von Einwegmaterialien. Nach Möglichkeit wird das Tablett nur mit den Materialien bestückt, die für die jeweilige Mundpflege notwendig sind.

- Materialien für ein Standard-Mundpflegetablett
  – wasserdichte Vorlage,
  – unsterile Einmalhandschuhe,
  – Gefäß zum Auffangen von Sputum,

- Abwurfgefäß,
- Mulltupfer, Kugeltupfer,
- Flüssigkeiten zum Auswischen und Spülen (☞ *Tab. 6.2, S. 116*),
- Materialien zur Entfernung von Borken,
- ggf. schlanke Klemme (Péan), Holzspatel,
- Stablampe,
- evtl. Mundpflegestäbchen,
- Lippencreme.
- Mundpflege durchführen
  - Patienten auf die Mundpflege vorbereiten (☞ *Tab. 6.1, S. 114 f.*),
  - Hände waschen,
  - Mundpflegetablett griffbereit stellen,
  - Patienten in aufrechte Sitzposition oder in Seitenlage bringen,
  - Einmalhandschuhe anziehen; ist eine ausgedehnte Reinigung notwendig, ein zweites Paar über das erste anziehen,
  - eine erste Übersicht verschaffen, Stablampe einsetzen,
  - ist der Patient kooperativ und besteht keine Aspirationsgefahr, kann der Patient den Mund ausspülen,
  - abschließend Mundschleimhäute inspizieren, Zustand und Veränderungen dokumentieren.

Empfehlungen

Wenn es irgend möglich ist, sollten Sie die Mundpflege mit den behandschuhten Fingern durchführen, um die Verletzungsgefahr zu verringern. Nach der ersten (Grob-)Reinigung können Sie das obere Handschuhpaar ausziehen, um dann mit sauberen Handschuhen weiter zu arbeiten.

Ist die Gefahr zu groß, dass der Patient zubeißt, sollten Sie mit Klemme und Tupfer arbeiten.

Vorgehensweise

- *Essensreste entfernen*
  - Essensreste sammeln sich mit Vorliebe in den Wangentaschen und unter der Zunge.
  - Tupfer anfeuchten, gut ausdrücken und beide Wangentaschen von hinten nach vorn auswischen, anschließend den

Bereich links und rechts unter der Zunge von hinten nach vorn auswischen.
– für jeden Wischvorgang einen frischen Tupfer nehmen.
- *Borken und Beläge entfernen*
  – Borken befinden sich in erster Linie auf der Zunge und am Gaumen.
  – Tupfer anfeuchten, gut ausdrücken und von hinten nach vorn über Zunge und Gaumen wischen – Vorsicht, am weichen Gaumen kann der Würgreflex ausgelöst werden.
  – Fest haftende Beläge können mit Olivenöl, Butter, Margarine oder Glyzerin aufgeweicht werden.
  – Eine Vorbehandlung durch Kauen von Brotrinden, Lutschen von Zitrone (evtl. als Bonbons) oder Zuckerwürfeln kann hilfreich sein. Mögliche Kontraindikationen sind zu beachten. Eventuell kann ein Zungenreiniger (-schaber) eingesetzt werden.
- *Mundschleimhaut anfeuchten*
  – Das Anfeuchten der Mundschleimhaut wird als eigenständige Maßnahme durchgeführt oder anschließend an die o. g. Maßnahmen vorgenommen.
  – Tupfer anfeuchten, gut ausdrücken und von hinten nach vorn über Wangeninnenseiten, Zahnfleisch, Zunge und Gaumen wischen.
  – Dem Patienten genügend Flüssigkeit oral oder parenteral zuführen (1,5–2 Liter/Tag).

Merke

Häufig sind Patienten, für die eine spezielle Mundpflege notwendig ist, desorientiert. Diese Patienten verstehen nicht, was bei der Mundpflege mit ihnen geschieht. Das Gesicht und ganz besonders der Mund sind Zonen, die jeder Mensch reflexartig zu schützen versucht, wenn eine unangenehme Berührung droht. Folgerichtig wehren sich desorientierte Patienten gegen jeden Versuch der Mundpflege. Sie drehen den Kopf weg, pressen die Lippen fest aufeinander oder wehren den vermeintlichen Angriff mit den Händen ab.

⚡ Achtung
Die Mundpflege unter Anwendung von Gewalt durchführen zu wollen ist ebenso falsch und strafbar, wie resigniert auf die Mundpflege zu verzichten.

Empfehlungen
Bereiten Sie den Patienten mit viel Zeit und Geduld auf die Mundpflege vor. Erst wenn der desorientierte Patient gelernt/gespürt hat, dass er Ihren Berührungen vertrauen kann, wird er die Mundpflege zulassen.

Mögliche Vorgehensweise ☞ *Tabelle 6.1*

Tab. 6.1: Ziele und Zielerreichung bei der Mundpflege

Ziel	Maßnahmen

Der Patient lernt die Berührung durch die Bezugsperson kennen.	– ans Bett des Patienten setzen
	– den Patienten mit Namen ansprechen
	– sich dem Patienten vorstellen
	– Gespräch mit dem Patienten führen
	– das Berühren der Hand ankündigen
	– eine Hand des Patienten nehmen
	– Hand halten und über den Handrücken streichen
	– Maßnahme in stündlichem Abstand wiederholen, die Berührung allmählich intensivieren und jede Berührung verbal kommentieren:
	  – über die Handfläche streichen
	  – die einzelnen Finger fassen und bewegen
	  – die Hand zur Faust ballen und wieder öffnen
	  – über den Unterarm streichen
	– Hände und Unterarme eincremen.

Der Patient toleriert die Berührung im Gesicht.	– Vorbereitung s. o.
	– Berührung des Haares ankündigen
	– mit der flachen Hand über das Haar streichen, vom Scheitel in Richtung Wange
	– Maßnahme in stündlichem Abstand wiederholen, die Berührung allmählich intensivieren und jede Berührung verbal kommentieren:
	  – über die Wange streichen
	  – über die Stirn streichen
	  – von der Stirn über die Wange zum Kinn streichen
	– Gesicht eincremen.

Der Patient toleriert die Berührung am und im Mund.	– Vorbereitung s. o.
	– Berührung der Lippen ankündigen
	– Lippen mit befeuchtetem Mulltupfer betupfen
	– Maßnahme in stündlichem Abstand wiederholen, die Berührung allmählich intensivieren und jede Berührung verbal kommentieren:
	  – Lippenspalt mit feuchtem Mulltupfer bestreichen
	  – befeuchteten Mulltupfer um die Zeigefingerspitze wickeln und durch Streichen des Lippenspaltes den Patienten zum Mundöffnen animieren
	  – Lippeninnenseite bestreichen
	  – Wangeninnenseiten bestreichen
	  – Zunge bestreichen
	  – Gaumen bestreichen.

Tab. 6.2 Flüssigkeiten zum Auswischen und Spülen

Produkt	Besonderheit
• Wasser	geschmacksneutral
• physiologische Kochsalzlösung	fördert zusätzlich den Speichelfluss
• Mineralwasser	prickelnd, erfrischend
• alle Teesorten	eher bittere Sorten, z. B. Salbei, in geringer Konzentration herstellen
• Fruchtsäfte, ungesüßt	mit Wasser oder Mineralwasser ggf. stark verdünnen
• fertige Mundspüllösungen	synthetisch hergestellte Produkte, relativ teuer. Achtung, häufig schmerzhaft (Fruchtsäure)!

Empfehlungen

- Wasser können Sie durch Zugabe von Fruchtsäften in geringer Konzentration aromatisieren.
- Eisgekühlte Flüssigkeiten zur Mundpflege werden häufig als sehr erfrischend empfunden (z. B. bei Fieber).
- Wechseln Sie ab und zu die Geschmacksrichtung.
- Verwenden Sie die häufig empfohlene Myrrhe-Tinktur vorsichtig, sie steht im Verdacht, die Mundflora zu schädigen.
- Lassen Sie Tees nicht länger als drei Minuten ziehen: Stark aufgebrühter oder zu lange gezogener Tee wirkt gerbend und trocknet die Mundschleimhaut aus.
- Benutzen Sie keine desinfizierenden Mundwässer oder alkoholische Lösungen, da sie die Mundflora zerstören.

6.3.6 Speichelsekretion anregen

Bei Patienten mit reduzierter Kautätigkeit, z. B. durch Nahrungskarenz, Ernährung über Nährsonde oder durch passierte oder flüssige Kost, werden die Mundspeicheldrüsen, besonders die Ohrspeicheldrüsen, nicht genügend zur Förderung von Speichel angeregt. Mundtrockenheit, Durstgefühl und Störungen der Mundflora sind die Folgen.

Durch die Störung der Mundflora wiederum können sich pathogene Keime vermehren, die über die Ausführungsgänge in die Speicheldrüsen vordringen und diese infizieren. Bevorzugt werden die Ohrspeicheldrüsen befallen, es kommt zur Parotitis mit typischen Entzündungszeichen der Wangenregion vor dem Ohr. Wegen starker Schmerzen vermeidet der Patient jede Kaubewegung. Dadurch schließt sich der Teufelskreis (☞ *Abb. 6.1*).

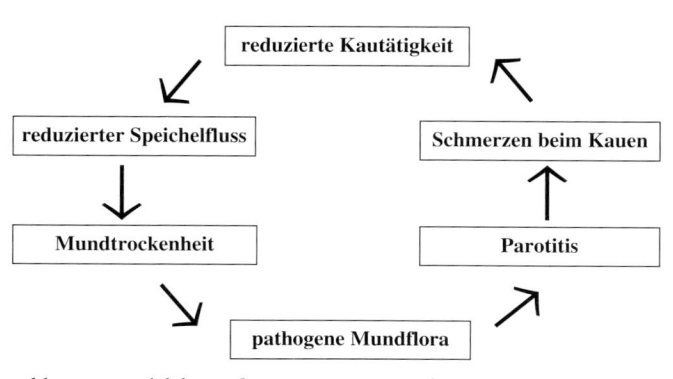

Abb. 6.1: Teufelskreis der Parotitis-Entstehung

Dieser Teufelskreis kann pflegerisch auf zwei Arten unterbrochen werden:

1. durch Feuchthalten der Mundschleimhaut (☞ Kap. 6.3.5)
2. durch Anregung der Speichelsekretion.

Voraussetzung für jede Maßnahme zur Förderung der Speichelsekretion ist, dass der Patient genügend Flüssigkeit oral, über Sonde oder parenteral zu sich nimmt.

Maßnahmen zur Anregung der Speichelsekretion

- *Feste Kost anbieten*
  Solange keine medizinische Kontraindikation besteht, sollte der Patient durch die Aufnahme fester Kost zum Kauen veranlasst werden. Hohes Alter ist nicht automatisch eine Indikation für passierte oder flüssige Kost.

- *Kauübungen durchführen*
  – z. B. Brotrinde, Dörrobst, Trockenfleisch (z. B. Kruste vom rohen Schinken), Fruchtgummi, Kaugummi kauen lassen,
  – bei absoluter Nahrungskarenz oder Aspirationsgefahr Kauübungen „trocken" durchführen lassen: Der Patient kaut, ohne etwas im Mund zu haben.

- *Stimulation der Speichelförderung*
  – Mundspülungen mit Zitronen-, Pampelmusen-, Orangen- oder Traubensaft durchführen,
  – eine Zitronenscheibe oder saure Bonbons lutschen lassen,
  – die Speicheldrüsenausführungsgänge mit einem mit Zitronensaft getränkten Watteträger betupfen,
  – zum Zähneputzen eine Solezahnpasta benutzen,
  – den Geruch von Zitronen, Pampelmusen oder Orangen vermitteln, z. B. durch aufgeschnittene Früchte oder entsprechendes Öl.

- *Massage der Speicheldrüsen*
  - Ohrspeicheldrüsen mit den Fingerspitzen unter leichtem Druck vom Ohr in Richtung Kieferwinkel und dann zur Wange hin ausstreichen. Patienten bitten, gleichzeitig mit geschlossenem Mund Saugbewegungen zu machen,
  - die Mundbodenmuskulatur mit den Fingerspitzen in Richtung Kinn ausstreichen.

Merke
Patienten mit Aspirationsgefahr auch bei Kauübungen und Stimulation der Sekretförderung aufsetzen oder in Seitenlage bringen.

7 Obstipationsprophylaxe

7.1 Entstehung und gefährdete Patienten

Terminologie und Definition
Obstipation: aus dem Lateinischen: ob ≅ dagegen; stipare ≅ stopfen. Geringe Mengen eines eingedickten, harten, trockenen, knotigen Stuhls mit weniger als drei Entleerungen pro Woche. Die Ausscheidung ist häufig verzögert, anstrengend und mit Schmerzen verbunden.

Eine Obstipation ist keine eigenständige Erkrankung, sondern ein Symptom, das bei den verschiedenartigsten Erkrankungen und Situationen auftreten kann.

Einteilung der Obstipationen

- *Akute Obstipation*
  - bei stenosierenden Dickdarmprozessen, z. B. Kolonkarzinom, Polypen, Divertikel, Hämorrhoiden, Analfissuren.

- *Chronische Obstipation* (habituelle O.)
  - bei organisch bedingten Störungen, z. B. Rektozele (häufig bei Frauen), Querschnittlähmungen,
  - bei funktionell bedingten Störungen der Darmmotorik, z. B. ballaststoffarme Ernährung, Änderung der Stuhlganggewohnheiten.

- *Temporäre Obstipation* (passagere O.)
  - bei vielen Erkrankungen als Begleitsymptom, z. B. bei Hypothyreose, Diabetes mellitus, Nierenkoliken, Depression, Manie, Vergiftungen,
  - bei manchen Medikamenten als Nebenwirkung, z. B. bei Opiaten, Sedativa, Neuroleptika, Diuretika, Anticholinergika, Parasympatholytika, Antazida,

- Elektrolytverschiebungen: Hyperkalzämie, Hypokaliämie,
- in der Schwangerschaft.

Weitere Ursachen

- *Exsikkose*
  - bei Fieber, nach Durchfällen, nach Erbrechen,
  - durch Diuretika,
  - durch verminderte Flüssigkeitsaufnahme, häufig bei alten Menschen mit eingeschränktem Durstgefühl.

- *Bewegungsmangel*
  - durch Bettlägerigkeit, Übergewicht, Sedierung und schmerzbedingter Schonhaltung,
  - durch Antriebslosigkeit, reduzierten Allgemeinzustand, Schwäche.

- *Kostumstellung*
  - durch Krankenhaus- oder Heimaufenthalt,
  - durch Diätverordnung.

- *Scham*
  - vor Bettpfannen- oder Nachtstuhlbenutzung,
  - wegen Unfähigkeit, sich selbst reinigen zu können.

- *Reduzierte Bauchpresse*
  - durch Schmerzen nach z. B. Bauch-OP,
  - durch Übergewicht,
  - durch Aszites,
  - durch reduzierten Allgemeinzustand, Schwäche,
  - in der Schwangerschaft.

- *Laxanzienabusus*
  - Bei chronischer Laxanzienanwendung kommt es durch häufige dünnflüssige Stühle zu Wasser- und Elektrolytverlusten, insbesondere zum Verlust von Kalium.
  - Der Kaliumverlust führt zur Darmatonie.
  - Der Wasserverlust führt zur vermehrten Wasserresorption aus dem Dickdarm und somit zur Koteindickung.
  - Beides zusammen bewirkt eine Obstipation.

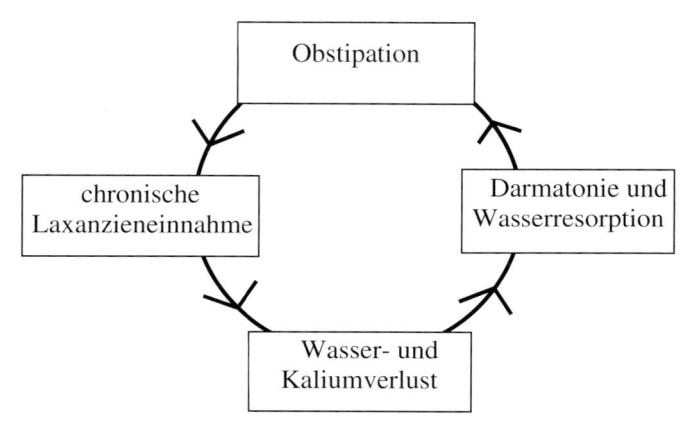

Abb. 7.1: Teufelskreis bei Laxanzienabusus

(Diagramm: Obstipation → Darmatonie und Wasserresorption → Wasser- und Kaliumverlust → chronische Laxanzieneinnahme → Obstipation)

– Durch Laxanzien hervorgerufene Obstipation wird häufig wiederum mit Laxanzien bekämpft, sodass ein Teufelskreis entsteht (☞ *Abb. 7.1*).

7.2 Maßnahmen zur Obstipationsprophylaxe

Zielsetzungen

- Die Obstipationsgefährdung wird frühzeitig erkannt.
- Der Patient ist über die Entstehungsmechanismen der Obstipation informiert.
- Der Patient ist motiviert, im Rahmen seiner Möglichkeiten aktiv an der Vermeidung einer Obstipation mitzuarbeiten.
- Die Darmmotorik ist dauerhaft angeregt.
- Entstehungsursachen sind beseitigt oder minimiert.

Aus dieser Zielsetzung ergibt sich für das Pflegepersonal ein Maßnahmenkatalog (☞ Kap. 7.2.1–7.2.7).

7.2.1 Kenntnisse aktualisieren

Die Obstipationsprophylaxe wird häufig sehr stiefmütterlich behandelt. Das mag daran liegen, dass in unserer Gesellschaft alles, was mit der Ausscheidung zusammenhängt, tabuisiert wird. Das erste, was das Pflegepersonal deshalb lernen muss, ist über das Ausscheiden frei und in einer angemessenen Sprache zu reden. Ausdrücke aus der Baby- oder Gassensprache sind nicht angebracht. Mit einer abgehobenen Fachsprache wird das offene Gespräch allerdings ebenso umgangen.

Tab. 7.1: Fachgerechte Ausdrücke im Zusammenhang mit der Stuhlausscheidung

Exkremente	Kot	Defäkation	Stuhl ausscheiden
	Stuhl		Kot ausscheiden
	Stuhlgang		Darm entleeren
	Ausscheidung		Stuhl entleeren
	Darminhalt		Stuhlgang haben

Da die Obstipation häufig durch eine falsche Lebensführung verursacht wird, hat das Pflegepersonal hier auch eine gesundheitserzieherische Aufgabe zu erfüllen. Neben den notwendigen pädagogischen Fähigkeiten muss das Pflegepersonal profunde Kenntnisse über die Ursachen der Obstipation haben und konkrete Maßnahmen zu deren Vermeidung kennen und vermitteln können.

7.2.2 Patienten informieren und motivieren

Viele Patienten sind es gewohnt, bei Ausscheidungsproblemen sehr schnell zu Medikamenten zu greifen. Hier bedarf es oft geduldiger Überzeugungsarbeit durch das Pflegepersonal. Es gilt, dem Patienten Hintergrundinformationen nahezubringen, damit er zu einer vernünftigen, die Verdauung regulierenden Lebensweise finden kann.

Gesprächsinhalte
- Was ist Obstipation?
- Wodurch entsteht Obstipation?
- Welches Verhalten fördert die Entwicklung einer Obstipation?
- Welche Maßnahmen können die Entwicklung einer Obstipation verhindern?
- Welche Maßnahmen sind für diesen speziellen Patienten sinnvoll?
- Wie kann der Patient seine Lebensweise im Sinne einer Obstipationsprophylaxe ändern?

7.2.3 Mobilität erhalten und fördern

Allgemeine körperliche Bewegung wirkt sich auch förderlich auf die Darmperistaltik aus. Die Darmperistaltik und damit die Verdauungs- und Ausscheidungsvorgänge lassen sich also durch allgemeine Mobilisation anregen (☞ Kap. 5.3.4).

7.2.4 Darmmotorik und Verdauungsvorgänge unterstützen – Ernährung

Obwohl jeder weiß, dass die Verdauung von der richtigen Ernährung abhängig ist, wird ständig gegen diese Erkenntnisse verstoßen. Für das Pflegepersonal ist es notwendig, die entsprechende Ernährung während des Krankenhausaufenthaltes sicherzustellen. Es kann den Krankenhausaufenthalt aber auch nutzen, um die Ernährungsgewohnheiten des Patienten positiv zu beeinflussen.
Je nach Situation kann es sinnvoll und notwendig sein, den Lebenspartner, die Kinder oder die Person, die für die Zubereitung der Ernährung zuständig ist, in die Informationen über eine richtige Ernährung einzubeziehen.
Verfügt das Krankenhaus über eine Diätassistentin, sollte sich das Pflegepersonal deren Dienste auch für die Aufklärung und Anleitung der Patienten, Angehörigen usw. zu Nutze machen. Vielleicht lässt sich eine regelmäßig angebotene Ernährungsbera-

tung aufbauen. Alternativ können auch Ernährungsbroschüren und Merkblätter eingesetzt werden.

Wichtig ist auch, für eine ausreichende Flüssigkeitszufuhr zu sorgen: täglich mindestens 1,5 bis 2 Liter Flüssigkeit anbieten, dabei Getränkevorlieben berücksichtigen und das Getränkeangebot variieren.

Empfehlungen
- Setzen Sie gezielt auch Suppen für die Deckung des Flüssigkeitsbedarfs ein; Suppen lassen sich leicht geschmacklich variieren und werden auch von älteren Patienten akzeptiert.
- Bieten Sie gezielt Flüssigkeiten an, die eine verdauungsfördernde Wirkung haben, z.B. Gemüsesäfte (Sauerkrautsaft), Obstsäfte (Pampelmusensaft), Buttermilch, Kefir, Fencheltee, Schafgarbentee.
Ein Glas Schafgarbentee, Buttermilch, Pampelmusensaft oder auch warmes Wasser morgens auf nüchternen Magen getrunken, fördert die morgendliche Stuhlentleerung.
- Ernährungs- und Verdauungsrhythmus einüben.
    - Mahlzeiten immer zu den gleichen Zeiten anbieten,
    - Zeit für ein entspanntes Essen geben (Nahrung soll gut gekaut und eingespeichelt werden),
    - feste Zeit für den Stuhlgang vorsehen, z.B. 30 Min. nach dem Mittagessen oder gleich nach dem Aufstehen (mit dem Patienten absprechen),
    - Zeit und Ruhe für den Stuhlgang ermöglichen.

Empfehlungen
Wenn der Patient es so gewohnt ist, sollten Sie keine Einwände gegen eine Verdauungszigarette nach dem Essen erheben. Ein *Verdauungsspaziergang* nach dem Mittagessen erzielt allerdings oft die gleiche Wirkung und ist gesünder.

- Zellulosereiche Ernährung anbieten
Die Zellulose hat eine zweifach positive Wirkung auf die Darmperistaltik:
    1. Die Zelluloseanteile der faserreichen Kost werden nicht resorbiert, sondern binden Wasser und sorgen so für eine gute

Darmfüllung. Dadurch wird die Darmperistaltik angeregt, und es kommt zu einer regelmäßigen Ausscheidung.
2. Die Vitalstoffe in der Nahrung, dazu gehört auch die Zellulose, regen Nervenzellen in der Darmwand an, die ihrerseits Impulse zur Anregung der Darmperistaltik geben.

Es ist sinnvoll, mit der Küche einen entsprechenden Essensplan absprechen, z. B. mit vielen zellulosereichen Nahrungsmitteln (Salate, Rohgemüse, Vollkornprodukte). Möglich sind auch zellulosereiche Zwischenmahlzeiten, z. B. Trockenobst natur oder eingeweicht; Leinsamen, Weizenkleie oder Flohsamen zusammen mit Sauermilchprodukten wie Buttermilch, Joghurt oder Kefir; Müsli aus z. B. Haferflocken, Getreidekörnern, Nüssen und Trockenobst.

Achtung
Stellen Sie sicher, dass der Patient mit zellulosereicher Ernährung genügend Flüssigkeit zu sich nimmt. Zellulosereiche Kost ohne ausreichende Flüssigkeitsgabe wirkt stopfend und kann im Extremfall zum Darmverschluss führen.

Empfehlungen
Geben Sie dem Patienten eine Liste der Nahrungsmittel, die sich als Mitbringsel eignen, und bitten Sie ihn, diese Informationen an seinen Besuch weiterzugeben.

7.2.5 Darmmotorik fördern – Massage

Durch eine *leichte Bauchmassage* kann das Pflegepersonal oder der Patient selbst Reize zur Anregung der Darmperistaltik setzen.

Durchführung

- Patient in entspannte Rückenlage bringen und vor den Blicken der Mitpatienten schützen.
- Nur den Bauch entblößen!
- Mit der flachen Hand in Spiraltouren, langsam vom rechten Unterbauch ausgehend, den Darmverlauf nachfahren; die Mas-

sage endet am linken Unterbauch; nur geringen Druck ausüben; es ist nicht notwendig, den Darm durchzukneten.
- Die Massage kann mehrmals wiederholt werden, sollte aber nie unmittelbar nach einer Mahlzeit durchgeführt werden.

7.2.6 Defäkation mechanisch herbeiführen

Besonders bei bettlägerigen Patienten, die auf Grund von Reizverarmung einen Stuhlverhalt entwickeln, kann durch *Reizung der Mechanorezeptoren im Analbereich* eine Stuhlentleerung provoziert werden. Beschrieben wird hier die anale Stimulation.

Durchführung

- Den Patienten informieren und vor den Blicken der Mitpatienten schützen.
- Er sollte eine Seitenlage einnehmen, die Knie leicht anwinkeln.
- Mit einem feuchten, körperwarmen Waschhandschuh den Bereich des Plexus sacralis (Kreuz- und Steißbein) mit kreisenden Waschbewegungen leicht massieren.
Dabei alle 10 Sekunden eine Sekunde lang einen leichten Druck auf den äußeren Afterschließmuskel in Richtung auf den inneren Schließmuskel ausüben.
- Die Stimulation ca. 3 Minuten lang durchführen.

Durch die anale Stimulation kommt es bei den meisten Patienten zu einer sofortigen oder leicht verzögerten (5–20 Min.) Stuhlentleerung, bei den übrigen Patienten zu einer Defäkation innerhalb von 6 Stunden.
Die anale Stimulation kann in die normale Ganzwaschung integriert werden.

7.2.7 Obstipationsfördernde Bedingungen beseitigen

Störung der Intimsphäre

Für viele Patienten bedeutet die Benutzung des Steckbeckens oder des Nachtstuhls im Patientenzimmer eine sehr große Überwindung. Eher gelingt es ihnen, den Stuhlgang zurückzuhalten als ihr Bedürfnis nach Intimsphäre zu überwinden. Die Folge ist Obstipation.

Um diesen Patienten zu helfen und damit einer Obstipation vorzubeugen, muss das Pflegepersonal folgendes beachten:

- Trotz alltäglichem Umgang mit Ausscheidungen und zwangsläufiger Verletzung der Intimsphäre muss sich das Pflegepersonal Sensibilität für die Bedürfnisse der Patienten erhalten.
- Kein Patient sollte dazu genötigt werden, seine Stuhlausscheidung in Anwesenheit anderer durchführen zu müssen.

Empfehlungen

Geeignete Maßnahmen, um die Intimsphäre des Patienten zu wahren:

- Patienten mit dem Nachtstuhl in die Toilette fahren,
- Patienten mit dem Bett ins Bad oder in den Untersuchungsraum fahren,
- Mitpatienten bitten, das Zimmer zu verlassen,
- Besucher, Mitpatienten, Kollegen durch entsprechendes Schild an der Tür am Betreten des Zimmers hindern.

Schmerzen bei der Bauchpresse, z. B. nach Operation

Wenn die Bauchpresse zur Stuhlentleerung Schmerzen verursacht, wird der Patient versuchen, den Stuhlgang hinauszuzögern. Die Folge ist Obstipation.

Gegenmaßnahmen

- durch entsprechende Ernährung für einen weichen Stuhlgang sorgen,
- den Patienten anleiten, während des Stuhlgangs Gegendruck (z. B. auf die Bauchwunde) auszuüben,
- den Patienten anleiten, die natürliche Entleerungsperistaltik zu unterstützen, ohne zu pressen.

8 Intertrigoprophylaxe

8.1 Entstehung und gefährdete Patienten

Terminologie und Definition

Intertrigo – Wundsein: Die Bezeichnung stammt aus dem Lateinischen: Intertrigo ≅ Wundreiben. Es handelt sich um rote, juckende und nässende Hautdefekte in Hautfalten.

Dort, wo Haut auf Haut liegt, z. B. unter den Brüsten, in Bauchfalten, in der Leiste, an den Innenseiten beider Oberschenkel, in der Analfalte und in der Dammregion, können durch Feuchtigkeit Hautmazerationen entstehen. Durch Bewegung wird die mazerierte Haut zusätzlich aufgescheuert. Bakterien- und Soorinfektionen können sich aufpfropfen.

Klinisches Erscheinungsbild

Die Haut ist aufgequollen, gerötet, wund und schwammig, es bilden sich Fissuren.
Infektionszeichen treten lokal auf, z. B. Rötung und Schwellung, u. U. auch weißliche Beläge durch Mykosen. Durch bakterielle Superinfektionen entstehen nässende Hauterosionen und Pusteln. Der Patient klagt über Juckreiz und brennenden Schmerz.

Entstehungsfördernde Umstände

Für den Patienten bedeutet die Entstehung einer Intertrigo eine zusätzliche Belastung mit Verschlechterung des Allgemeinbefindens und Einschränkung der Abwehrkraft. Außerdem können weitere Gesundheitsgefahren von den geschädigten Hautpartien ausgehen, wie z. B. Infektionen und Dekubitus. Vor diesen Gefahren gilt es den Patienten zu schützen.

Um einer Intertrigo erfolgreich vorzubeugen, muss das Pflegepersonal die Risikofaktoren kennen.

- *Hyperhidrosis*
  Z. B. bei Fieber, Hyperthyreose, vegetativer Dystonie, Adipositas, Apoplex, M. Parkinson
  – Durch Schwitzen kommt es zur Feuchtigkeitsansammlung in Hautfalten. Zusammen mit einer erhöhten Körpertemperatur entsteht ein feuchtwarmes Milieu, in dem sich Bakterien und Pilze gut vermehren können.
  – Durch die Grunderkrankung oder Fieber kann der Organismus soweit geschwächt werden, das ubiquitäre Keime pathogene Wirkung bekommen und zu Entzündungen an der vorgeschädigten Haut führen.

- *Inkontinenz*
  – Auch Urin erzeugt ein feuchtwarmes Milieu, in dem sich Bakterien und Pilze gut vermehren können.
  – Urin kann durch seine Inhaltsstoffe, z.B. Ammoniak und Harnstoff, die Haut schädigen.
  – Stuhl, besonders bei Diarrhoe, schädigt die Haut durch Verdauungsenzyme.
  – Inkontinenzversorgungen mit einem Überzug aus Plastikfolie lassen zu wenig Luft an die Haut, sodass Feuchtigkeit nicht verdunsten kann.

- *Falsche Hautpflege*
  – Durch zu häufiges, zu langes oder zu heißes Baden wird der Säureschutzmantel der Haut angegriffen, der natürliche Schutz wird reduziert.
  – Alkalische Seifen verschieben den pH-Wert der Haut und fördern Austrocknung und Entfettung.
  – Auch pH-neutrale Seifen und Syndets entfetten die Haut und trocknen sie aus, die enthaltenen rückfettenden Substanzen sind nicht ausreichend.
  – Chemische Zusätze in Seifen, Hautschutzsprays und -cremes führen immer häufiger zu allergischen Hautreaktionen, die Ausgangsbasis für Infektionen bilden können.

- Durch unzureichendes Abtrocknen kommt es zur Feuchtigkeitsansammlung in Hautfalten und an den gefährdeten Regionen.

- *Bettlägerigkeit*
  (insbesondere in Verbindung mit Spastiken, Lähmungen, Kontrakturen und reduziertem Allgemeinzustand)
  - Bettlägerige Patienten bewegen sich wenig. An viele Körperregionen kommt deshalb keine Luft heran. Körperschweiß kann nicht verdunsten, es entstehen feuchte Kammern, in denen Bakterien und Pilze gut gedeihen.
  - Bei Lähmungen und Kontrakturen entstehen feuchte Kammern in Achselhöhle, Ellenbeuge, Leistenbeuge und Kniekehle; auch liegen Oberschenkel und Knie häufig fest aneinander, sodass dort Druckstellen und Hautmazerationen entstehen.

Risikogruppen

- *Patienten mit Stuhl- und/oder Urininkontinenz,*

- *Patienten, die an Krankheiten leiden, die mit Schwitzen einhergehen, z. B.*
  - fieberhafte Erkrankungen
  - Apoplex
  - Morbus Parkinson
  - SHT, z. B. Apallisches Syndrom
  - Hyperthyreose
  - vegetative Dystonie
  - Adipositas

- *Patienten, die stark in ihrer Beweglichkeit eingeschränkt sind, z. B.*
  - Bewusstlose
  - Gelähmte
  - Patienten mit Kontrakturen
  - Patienten mit spastischen Lähmungen
  - Bettlägerige mit schlechtem Allgemeinzustand

8.2 Maßnahmen zur Intertrigoprophylaxe

Zielsetzungen

- Die Intertrigogefahr wird frühzeitig erkannt.
- Der Patient ist über die Entstehungsmechanismen der Intertrigo informiert.
- Der Patient ist motiviert, im Rahmen seiner Fähigkeiten aktiv an der Vermeidung einer Intertrigo mitzuarbeiten.
- Risikofaktoren sind ausgeschaltet oder minimiert.

Aus dieser Zielsetzung ergibt sich für das Pflegepersonal ein Maßnahmenkatalog (☞ Kap. 8.2.1–8.2.5).

8.2.1 Kenntnisse aktualisieren

Bei intertrigogefährdeten Patienten kommt der Auswahl der richtigen Hautpflege und -reinigungsmittel große Bedeutung zu. Das Pflegepersonal muss sich über die Pflegemittel, die auf der Station verwendet werden und direkt oder indirekt mit der Haut des Patienten in Berührung kommen, informieren. Beinhalten sie z. B. chemische Zusätze, wie Desinfektionsmittel oder deodorierende Substanzen? Entspricht der pH-Wert dem der Haut? Unterbindet der Fettgehalt die Hautatmung? Herstellerangaben wie: „hautfreundlich" oder „gut verträglich" geben nicht genügend Sicherheit.

Hilfreich ist es, wenn der Patient Auskunft geben kann, welche Pflegemittel er verträgt und welche nicht.

8.2.2 Patienten informieren und motivieren

Gesprächsinhalte:
- Was ist eine Intertrigo?
- Wodurch entsteht eine Intertrigo?
- Welches Verhalten fördert die Entstehung einer Intertrigo?
- Welche Maßnahmen können die Entstehung einer Intertrigo verhindern?

- Welche Maßnahmen sind für diesen speziellen Patienten sinnvoll?
- Welche Maßnahmen kann der Patient selbstständig durchführen?

8.2.3 Mobilität erhalten und fördern

Zur Intertrigoprophylaxe ist es nicht notwendig, ein spezielles Mobilisationsprogramm durchzuführen. Sinn der Mobilisation muss es sein, Bettlägerigkeit wenn möglich zu verhindern und bei bettlägerigen Patienten eine Eigenbeweglichkeit zu erhalten, die es dem Patienten ermöglicht, seine Liegeposition häufig zu ändern, damit an den gefährdeten Körperstellen ein Luftaustausch stattfinden kann. Geeignete Maßnahmen zur Mobilisation ☞ Kap. 5.3.4.

8.2.4 Hautatmung ermöglichen

- Kann der Patient notwendige Lagewechsel nicht mehr selbstständig durchführen, muss das Pflegepersonal den Patienten so lagern, dass gefährdete Regionen der Luft ausgesetzt sind, z. B.
  - in Seitenlage Kissen zwischen Oberschenkel und Knie legen,
  - in Rückenlage Beine gespreizt lagern.
- Die Bekleidung des Patienten muss atmungsaktiv sein und Körperschweiß aufnehmen können.
  - Unterwäsche, BH und Nachtbekleidung aus Baumwollgewebe anziehen,
  - keine Bekleidung aus Synthetikgewebe,
  - Unterwäsche täglich wechseln, bei vermehrtem Schwitzen häufiger.
- Die Inkontinenzversorgung darf die Hautatmung nicht behindern.
  - Inkontinenzeinlagen oder -hosen ohne Plastikfolie verwenden,
  - feuchte Inkontinenzversorgung sofort wechseln,
  - Maßnahmen zur Kontinenzerhaltung durchführen.

- Hautfalten, besonders am Bauch, unter der Brust und in den Leisten müssen trocken gehalten werden. Es darf nicht Haut auf Haut liegen.
  - Tragen eines bügellosen Baumwoll-BHs auch während der Nacht empfehlen. Besonders geeignet sind mittellange BHs, die nicht unter der Brust einschnüren, oder Sport-BHs.
  - Tragen von Baumwollunterhosen mit angesetztem Bein empfehlen.
  - in Bauchfalten ggf. saugfähige Baumwoll- oder Leinenstreifen legen, evtl. mit hautfreundlichem Pflaster fixieren.

Merke
Mulltupfer oder -streifen sind zwar saugfähig, aber für empfindliche Haut zu rau.

8.2.5 Hautpflege optimieren

- Waschen
  - um Körperschweiß zu reduzieren und die Hautdurchblutung anzuregen, kühle Abwaschungen durchführen, Wassertemperatur bis ca. 10° C unter Körpertemperatur,
  - Hautmilieu schützen, ausschließlich mit Wasser waschen, Seife und andere Reinigungsmittel nur bei grober Verunreinigung einsetzen,
  - sorgfältig abtrocknen, weiches Handtuch benutzen, tupfen, nicht reiben.

Empfehlungen
Ist zur Reinigung der Einsatz von Seife erforderlich, benutzen Sie pH-neutrale, alkalifreie Seife.

- Hautschutz
  - kein Deodorant oder Parfum benutzen,
  - bei trockener Haut kann Rückfettung notwendig sein. Wasser in Öl Emulsionen verwenden, vollständig einreiben.

9 Aspirationsprophylaxe

9.1 Entstehung und gefährdete Patienten

Terminologie und Definition
Aspiration: Die Bezeichnung stammt aus dem Lateinischen: aspirare ≅ aushauchen, aber auch einhauchen, einflößen. Eindringen von Flüssigkeiten oder festen Stoffen in die Atemwege während der Inspiration infolge fehlenden Epiglottisschlusses.

Aspiriert wird zumeist Speichel, Sputum, Erbrochenes, Blut, Getränke, Nahrung, Schmutz, Spielzeugteile und eingeschlagene Zähne.

Klinisches Erscheinungsbild

Je nach Größe des aspirierten Gegenstands oder der Menge der aspirierten Flüssigkeit kann die Reaktion des Patienten vom leichten Abwehrreflex bis zur extremen Atemnot reichen.

- Räuspern
- Husten
- krampfhaftes Einatmen
- inspiratorische Atemgeräusche
- krampfhaftes nach Luft Ringen
- Panik
- Ersticken

Achtung
Bei Patienten mit Bewusstseins- und/oder Sensibilitätsstörungen ist eine Aspiration ohne Abwehrreaktionen möglich!

Als Spätfolge einer Aspiration kann infolge einer entzündlichen Reaktion des Lungengewebes eine so genannte Aspirationspneumonie entstehen (☞ Kap. 3).

Durch Aspiration von Magensaft können Salzsäure und Verdauungsenzyme die alveolokapilläre Membran schädigen. Dadurch kommt es zum *Mendelson-Syndrom:*

- Schocksymptomatik,
- Lungenödem mit brodelnden Atemgeräuschen und Atemnot bis hin zum Ersticken,
- Bronchopneumonie (☞ Kap. 3).

Infolge der Schädigung des Lungengewebes besteht die Gefahr, dass sich ein ARDS (akutes Lungenversagen) oder auch ein Lungenabszess entwickelt.

Aspirationsfördernde Umstände

Oft wird die Aspirationsgefahr nicht genügend ernst genommen und die Gefährdung, die dadurch für den Patienten entsteht, unterschätzt. Für das Pflegepersonal ist es aber ausgesprochen wichtig, sich mit diesem Problem auseinanderzusetzen, da die Ursachen für eine Aspiration sehr vielfältig sind. Folgende Umstände können eine Aspiration fördern:

- *Reduzierter Allgemeinzustand*
  Der Schluckvorgang wird zum einen Teil willentlich beeinflusst und ist zum anderen Teil ein reflektorischer Ablauf. Geschwächten Patienten gelingt es häufig nicht mehr, beides zu koordinieren, es kommt zur Aspiration. Aufgrund der Schwäche sind auch die Abwehrmechanismen wie Räuspern und Husten soweit reduziert, dass das Aspirierte nicht wieder aus der Lunge hinausbefördert werden kann.
- *Bewusstseinsstörungen*
  Auch bei Einschränkungen des Bewusstseins, Somnolenz bis Sopor, ist die Koordination von willentlichen und reflektorischen Vorgängen des Schluckaktes gestört. Bei tiefer Bewusstlosigkeit, dem Koma, fallen auch die reflektorischen Steuerungsmechanismen aus.
- *Beeinträchtigung der Zungenbeweglichkeit und Störungen des Schluckvorgangs*
  Durch neurologische Erkrankungen, wie z. B. Apoplex und Myasthenia gravis, kommt es zu Lähmungserscheinungen

u. a. auch im Bereich von Zunge, Mundboden, Rachen und Kehlkopf. Ein koordiniertes Schlucken ist dann nicht mehr möglich.
- *Sensibilitätsstörungen im Mund- und Rachenraum*
Infolge der oben genannten Lähmungen kommt es auch zu Ausfällen der Sensorik. Nach Lokalanästhesie des Rachenraumes, z. B. vor einer Untersuchung, vor dem Legen einer Magensonde oder vor einer Intubation, ist die Sensibilität ebenfalls gestört. Da die Schluckreflexe erst durch die Berührung der Gaumenbögen mit dem Speisebrei ausgelöst werden und auch der bewusste Schluckvorgang vom Fühlen der Speise z. B. mit der Zunge abhängig ist, führt jede Sensibilitätsstörung im Mund- und Rachenraum zu Schluckstörungen.
- *Hyperemesis*
Während des Erbrechens passiert es immer wieder, dass Erbrochenes aspiriert wird. Besonders groß ist diese Gefahr, wenn Erbrechen und Bewusstseinsstörungen oder Schwäche zusammen auftreten.

Risikogruppen

- Patienten mit Bewusstseinsstörungen,
- alte geschwächte Menschen,
- Patienten nach Lokalanästhesie im Mund- und Rachenraum; extubierte Patienten,
- Patienten mit Lähmungen und Sensibilitätsstörungen im Mund- und Rachenbereich.

9.2 Maßnahmen zur Aspirationsprophylaxe

Zielsetzungen

- Die Aspirationsgefahr wird frühzeitig erkannt.
- Der Patient ist über die Gefahren durch Aspiration informiert.
- Der Patient ist motiviert, im Rahmen seiner Fähigkeiten aktiv an der Vermeidung von Aspirationen mitzuarbeiten.

- Lähmungen und Sensibilitätsstörungen sind beseitigt oder gemindert.
- Pflegemaßnahmen werden unter dem Aspekt der Aspirationsvermeidung durchgeführt.

Aus dieser Zielsetzung ergibt sich für das Pflegepersonal ein Maßnahmenkatalog (☞ Kap. 9.2.1–9.2.4).

9.2.1 Kenntnisse aktualisieren

Um eine Schluckstörung frühzeitig zu erkennen, müssen der Pflegekraft die Warnzeichen bekannt sein.

Merke
Warnzeichen, die auf eine Schluckstörung hinweisen:

- Speichel und Speisereste fließen aus dem Mund,
- Speisereste verbleiben in den Wangentaschen,
- der Patient verschluckt sich häufig, hustet und würgt,
- die Atmung wird von Brodelgeräuschen begleitet.

Besonders für die Durchführung von basalstimulierenden Übungen und für das Schlucktraining bedarf es besonderer Kenntnisse. Eine spezielle Fortbildung zu dieser Thematik ist sinnvoll. Die Pflegepersonen sind es, die den Patienten bei allen Aktivitäten des täglichen Lebens begleiten, sie können die Übungen mit direktem Alltagsbezug durchführen. Krankengymnasten oder Logopäden, die Basale Stimulation und Schlucktraining beherrschen, sollten ergänzend einbezogen werden.

9.2.2 Patienten informieren und motivieren

Gesprächsinhalte:
- Was bedeutet Aspiration?
- Welche Komplikationen und Gefahren entstehen durch Aspiration?
- Welche Maßnahmen sind geeignet, die Aspiration zu verhüten?
- Wie kann der Patient die Aspirationsprophylaxe unterstützen?

9.2.3 Basal stimulierende Übungen und Schlucktraining durchführen

Als erstes muss der fehlende Schluckreflex durch stimulierende Übungen wieder hergestellt werden. Mit dem Schlucktraining darf erst bei wieder intaktem Schluckreflex begonnen werden. Dies kann die Geduld der Pflegeperson und des Patienten auf eine große Probe stellen, da es manchmal Wochen dauert, bis sich der Schluckreflex wieder einstellt. Ein zu früher Beginn des Schlucktrainings würde zu vermehrter Aspiration führen und den Patienten gefährden.

Schluckreflex stimulieren

- *Den weichen Gaumen nahe des Gaumenbogens mechanisch reizen.*
  Der Gaumen wird mit einem festen, aber stumpfen Gegenstand wiederholt kurz berührt. Geeignet sind das abgerundete Ende eines Löffelstiels, ein Watteträger, wie er z. B. zur Mundpflege benutzt wird, oder ein Holz- oder Metallspatel.
  Wird der Watteträger in Eiswasser getränkt oder der Löffelstiel und Metallspatel in Eiswasser gekühlt, kann die Stimulierung durch den zusätzlichen thermischen Reiz verstärkt werden.
  Die Stimulierung kann 5–6-mal täglich durch ca. 10-maliges Tupfen rechts und dann links durchgeführt werden.

Achtung
Die unmittelbare Umgebung des Zäpfchens darf nicht berührt werden, dadurch kann ein Würgreflex ausgelöst werden.

- *Die Mund- und Rachenmuskulatur und die dazugehörigen nervalen Strukturen durch Vibration stimulieren.*
  Als Vibrationsquelle kann z. B. das Gehäuse eines Elektrorasierers oder einer Elektro-Zahnbürste benutzt werden.
  Vibriert werden kann am Mundboden in Höhe des Unterkieferwinkels rechts und links der Trachea: Den Mundboden ca. 5-mal hintereinander für 2–3 Sekunden vibrieren. Die Übung 5–6-mal täglich wiederholen.

Merke
Eine anhaltende Vibration hat nur einen geringen stimulierenden Effekt.

Schlucktraining

- *Die Zungenmotorik trainieren.*
  Ziel dieses Trainings ist es, alle physiologischen Bewegungen der Zunge bewusst und wenn möglich übertrieben deutlich durchzuführen.
  Die Pflegeperson sollte die Übungen immer zuerst vormachen, damit der Patient weiß, was er tun soll, und die Scheu verliert, die manchmal etwas lächerlich wirkenden Übungen durchzuführen.

Merke
Werden die Übungen vor dem Spiegel gemacht, kann der Patient die korrekte Durchführung selbst kontrollieren.
Die Übungen sollten regelmäßig 5–6-mal täglich durchgeführt werden.
Es darf zusammen mit dem Patienten gelacht werden, aber nicht über den Patienten.

Einzelne Übungen:
- Zunge weit herausstrecken und wieder zurückziehen.
- Zunge weit herausstrecken und in Richtung Nase biegen.
- Zunge weit herausstrecken und in Richtung Kinn biegen.
- Zunge weit herausstrecken und nach rechts und links bewegen.
- Zunge herausstrecken und über die Lippen oben und unten nach links und rechts und im Kreis herum fahren.
- Die Pflegekraft legt die Fingerspitze abwechselnd auf verschiedene Punkte der Wangen des Patienten; der Patient drückt mit der Zungenspitze von innen gegen den Finger.
- Mit der Zunge zwischen der Zahnreihe und der Wange von vorn nach hinten und umgekehrt fahren; sowohl am Ober- als auch am Unterkiefer.
- Mit der Zunge von den Schneidezähnen ausgehend über den Gaumen in Richtung Zäpfchen und zurück fahren.
- Mit der Zunge schnalzen.

- *Die Funktion des Gaumensegels trainieren*
  Ziel dieses Trainings ist es, den Verschluss des Nasen-Rachenraumes durch das Gaumensegel zu üben.

Einzelne Übungen:
- beide Wangen mit Luft fest aufblasen, dann die Luft durch plötzliches Öffnen des Mundes schnell ausströmen lassen,
- eine Wange aufblasen, dann die Luft von einer Wange in die andere strömen lassen,
- einen Wattebausch wegpusten,
- mit einem Strohhalm ein kleines Stück Papier ansaugen und festhalten.

Achtung
Bei den Puste-Übungen besteht die Gefahr der Hyperventilation. Achten Sie darauf, dass der Patient nach jedem Pusten ruhig und tief einatmet.

- *Das Schlucken von Speisen üben*
  Ziel ist es, die Speisen bewusst mit der Zunge nach hinten zu schieben, damit am Gaumensegel der reflektorisch ablaufende Teil des Schluckvorgangs ausgelöst wird.
  - Den Patienten hinsetzen, die Körperhaltung sollte eher vornübergebeugt als aufrecht sein. Muss dem Patienten die Nahrung gereicht werden, sollte die Pflegeperson neben dem Patienten sitzen, damit er den Kopf nicht heben muss, sondern die Nahrung mit vornübergebeugtem Kopf aufnehmen kann.

Empfehlungen
Beachten Sie Ihre Sitz- und besonders Ihre Kopfhaltung, während Sie essen. Ermöglichen Sie diese Haltung auch dem Patienten.

- ggf. Zahnprothese einsetzen,
- Speisen auswählen, die weich und formbar sind und nicht zerfließen, z. B. Kartoffelpüree, püriertes Gemüse, Grießpudding,
- eine Portion auf einen mittelgroßen Löffel nehmen, den Löffel auf die Zunge des Patienten aufsetzen,

- Der Patient nimmt den Bissen ab und befördert ihn mit der Zunge nach hinten in Richtung Gaumensegel.
- Mit der Übung erst fortfahren, wenn der Patient den Mund geleert hat.

⚡ Achtung

Muss der Patient husten oder gar würgen, muss das Schlucktraining unterbrochen werden.

Saure und gewürzte Speisen regen die Speichelsekretion an, die Gefahr des Verschluckens ist groß.

- Das Trinken üben
  Das Schlucken von Flüssigkeit ist schwerer zu erlernen als das Schlucken fester Nahrung. Erst wenn der Patient feste Nahrung schlucken kann, darf mit Trinkübungen begonnen werden. Zu Beginn ist es sinnvoll, dickflüssigere Getränke oder Suppen auszuwählen. Die Flüssigkeit sollte zuerst mit einem Löffel eingegeben werden. Manche Patienten kommen mit einem Strohhalm gut zurecht. Beim Trinken aus dem Becher ist zu beachten, dass er maximal zu zwei Dritteln gefüllt wird und an der Unterlippe angesetzt wird, ohne die Zähne zu berühren, da sonst der Beißreflex ausgelöst wird. Die Sitzposition zur Trinkübung ist die gleiche wie beim Schlucken fester Speisen.

9.2.4 Aufmerksamkeit bei allen Pflegemaßnahmen

- *Darreichung der Nahrung*
  In Zeiten knapper Pflegeressourcen wird der Essensaufnahme der Patienten häufig viel zu wenig Aufmerksamkeit gewidmet. Die Patienten, die einen Löffel halten können, bleiben sich selbst überlassen. Bei vielen Krankheitsbildern und ganz besonders bei Aspirationsgefahr ist pflegerische Unterstützung jedoch unabdingbar.

  Unterstützende Maßnahmen sind:
  - Ausreichend Zeit zum Essen und Trinken lassen.
  - Ruhe während der Mahlzeiten sicherstellen, z. B. kein Besuch, auch nicht beim Bettnachbarn.

- Keinen Zeitdruck durch anstehende Termine entstehen lassen.
- Hilfestellung bei Patienten mit eingeschränktem Schluckvermögen ausschließlich durch Krankenpflegefachpersonal sicherstellen. Stationshilfen, Zivildienstleistende, Helferinnen im Freiwilligen Sozialen Jahr und Auszubildende der Gesundheits- und Krankenpflege sind mit der verantwortlichen Unterstützung eines Patienten mit Schluckstörung überfordert.
- Patienten aufrecht an den Tisch oder im Bett hinsetzen, Kopf nach vorn beugen.
- Konsistenz der Speisen dem Grad der Schluckstörung anpassen (☞ Empfehlungen, S. 141).
- Kleine Portionen anbieten, Ruhepausen ermöglichen: Bei Ermüdung nimmt die Aspirationsgefahr zu!
- Nach der Mahlzeit Mundpflege durchführen, um im Mund verbliebene Essenreste zu entfernen.
- Nach den Mahlzeiten die aufrechte Sitzposition noch für mindestens 20 Minuten beibehalten.

- *Mundpflege*
  Mundschleimhautentzündungen, infizierte Schleimhautdefekte und Pilzinfektionen bedeuten für einen Patienten mit Schluckstörungen höchste Gefahr. Eine Aspirationspneumonie kann die Folge sein. Eine gute Mundpflege ist für Patienten mit zusätzlicher Abwehrschwäche oder reduziertem Allgemeinzustand deshalb geradezu lebenswichtig (☞ Kap. 6.3.4 und 6.3.5).
  Für die Mundpflege bei aspirationsgefährdeten Patienten sind *weitere Aspekte* zu beachten.
  - Patienten zur Mundpflege aufrecht, mit nach vorn geneigtem Kopf wie zum Essen hinsetzen (s. o.).
  - Kann der Patient nicht aufsitzen, wird die Mundpflege in Seitenlage durchgeführt.

⚡ Achtung
Der Patient darf für die Mundpflege weder in der Seitenlage noch im Sitzen den Kopf in den Nacken legen. Speichel und Flüssigkeit würden in den Pharynx laufen, die Gefahr der Aspiration wäre groß.

- Bei der Mundpflege möglichst wenig Flüssigkeit verwenden. Nicht spülen oder gar gurgeln, mit Flüssigkeit getränkte Tupfer vor der Anwendung sorgfältig ausdrücken.
- Zahncreme sparsam verwenden oder ganz darauf verzichten. Sie lässt sich ohne Mundspülung nur schwer entfernen. Die Zahnpflege kann auch mit nur angefeuchteter Zahnbürste durchgeführt werden. Der zusätzliche Einsatz einer Interdentalbürste macht die Benutzung einer Zahncreme zumindest vorübergehend überflüssig.

Merke
Auch bei aspirationsgefährdeten Patienten muss Parotitisprophylaxe betrieben werden (☞ Kap. 6). Zu beachten ist, dass infolge einer guten Parotitisprophylaxe der Speichelfluss vermehrt ist. Dadurch erhöht sich die Aspirationsgefahr. Nach der Parotitisprophylaxe sollte der Patient noch für ca. 20 Minuten aufrecht sitzen oder in Seitenlage liegen.

- *Lagerung*
  Für den Patienten mit Aspirationsgefahr kommt nur die aufrechte Sitzposition mit nach vorn gebeugtem Kopf, die Seitenlage und die Bauchlage (135°) in Betracht. Absolut kontraindiziert ist die Rückenlage.

In der Sitzposition
- muss die Dekubitusgefährdung berücksichtigt werden,
- kann das Herunterrutschen durch flache Kissen unter den Oberschenkeln vor den Sitzbeinen verhindert werden.

In der Seiten- und Bauchlage
- muss der Kopf brustwärts gebeugt sein,
- kann ein unter den Mundwinkel gelegtes Tuch den Speichel auffangen.

Achtung
Ist der Patient bewusstlos oder ist sein Bewusstsein eingetrübt, muss der Kopf überstreckt werden, um ein freies Atmen zu ermöglichen.

10 Zystitisprophylaxe

10.1 Entstehung einer Zystitis

Terminologie und Definition
Zystitis, Cystitis: aus dem Griechischen: Kyst-, Cyst- oder Zyst- ≅ Blase, Harnblase.
Die Endung *-itis* kommt aus dem Griechischen ≅ Entzündung.

Entzündungen der Harnblase werden meist durch bakterielle Infektionen verursacht: Bei der Frau kommen sie aufgrund der kürzeren Harnröhre häufiger vor als beim Mann. Es besteht die Gefahr der aufsteigenden Infektion mit Pyelonephritis.

Einteilung der Blasenentzündungen

- *Akute Zystitis und primäre Zystitis*
  - durch bakterielle Infektionen, meist *Escherichia coli,* infolge einer Abwehrschwäche durch Erkältung auf Grund von Kälte oder Nässe
  - durch Unsauberkeit, mangelnde Intimhygiene, Stuhlinkontinenz besonders bei Bettlägerigkeit.

- *Chronische Zystitis*
  - Kann sich aus einer akuten Zystitis entwickeln, die Symptome bestehen in diesem Fall auch nach mehreren Tagen weiter.
  - Wird durch Restharn, z. B. bei Vorliegen eines Abflusshindernisses, ausgelöst und unterhalten.
  - Als Zeichen der Ausweitung der Entzündung auf Harnleiter und Niere tritt Fieber, u. U. mit Schüttelfrost auf.

- *Sekundäre Zystitis*
  - durch äußere Ursache oder Begleiterkrankung

- Als Hauptursachen während eines Krankenhausaufenthalts kommen Blasenkatheter und Blasenuntersuchungen, z. B. Zystoskopie in Betracht.
- Erreger sind häufig nosokomiale Keime wie *Pseudomonas aeruginosa* oder *Klebsiellen*.

- *Reizblase*
  - Sonderform der Zystitis, kein Erregernachweis, tritt vorwiegend bei Frauen auf.
  - Als Ursachen werden Östrogenmangel und vegetative Einflüsse angenommen.

Klinisches Erscheinungsbild

- Die Symptome entwickeln sich innerhalb weniger Stunden.
- Pollakisurie: häufiger Harndrang mit geringer Urinausscheidung.
- Dysurie: brennender Schmerz beim Wasserlassen.
- Krampfartige Unterbauchschmerzen.

Merke
Fieber und Verschlechterung des Allgemeinbefindens weisen auf eine Mitbeteiligung von Nierenbecken und Nieren hin.

Entstehungsfördernde Umstände

Sowohl in Krankenhäusern und Heimen als auch in der ambulanten Pflege läuft das Pflegepersonal Gefahr, durch unüberlegtes Handeln oder durch unreflektierte Übernahme gebräuchlicher Vorgehensweisen einer Zystitis Vorschub zu leisten. Besonders in stationären Einrichtungen können Hospitalismuskeime eine Gefahr darstellen.

Folgende Umstände können die Entstehung einer Zystitis fördern:

- *Verminderte Urinausscheidung*
  Durch eine reduzierte Urinausscheidung wird der Spüleffekt in den gesamten ableitenden Harnwegen vermindert. Urin ver-

bleibt für längere Zeit in der Harnblase, Keime können sich dadurch vermehren.
Die Urinausscheidung kann aus folgenden Gründen verringert sein:
– durch verminderte Flüssigkeitszufuhr
  Besonders alte Menschen haben ein reduziertes Durstgefühl und trinken zu wenig. Patienten mit einer Urininkontinenz neigen ebenfalls dazu, weniger zu trinken, um die Inkontinenz zu mindern. Gelegentlich unterstützen auch Angehörige diese Haltung.
– durch Flüssigkeitsverlust
  Patienten mit Fieber, Durchfällen und Erbrechen verlieren viel Flüssigkeit.
– durch Wassereinlagerungen
  Patienten mit Herzinsuffizienz bilden besonders während des Tages Ödeme. Bei Patienten mit einem Pfortaderhochdruck sammelt sich Flüssigkeit als Aszites im Bauchraum.

- *Unzureichende Intimhygiene*
  Unterbleibt die tägliche Reinigung des Intimbereichs, kommt es sehr schnell zu Infektionen, z. B. mit Kolibakterien.
  – Alte und kranke Menschen vernachlässigen häufig ihre Körperhygiene, weil sie z. B. zu schwach dazu sind oder ihnen der nötige Antrieb fehlt.
  – Besonders bei der Pflege durch Angehörige oder Nachbarn bleibt aus falsch verstandener Scham die Hygiene des Intimbereichs unberücksichtigt.
  – Auch in der stationären Pflege kommt es vor, dass die Intimhygiene, z. B. aus vermeintlichem Zeitmangel, vernachlässigt wird und sich das Pflegepersonal zu sehr auf Inkontinenzprodukte verlässt.

- *Harnableitende Systeme*
  – Blasenkatheter stellen eine permanente Verbindung von außen zum harnableitenden System dar. Über die Schleimbrücke, die sich zwischen Katheter und gereizter Urethraschleimhaut bildet, wandern Keime innerhalb weniger Tage in die Harnblase vor.
  – Kondomurinale bilden eine feuchte Kammer, die Schleimhaut der Eichel des Penis neigt dadurch zu Entzündungen.

Das Präputium wird mechanisch gereizt, Hautirritationen bis hin zu Ulzerationen können die Folge sein.
- Der Schutz, den geschlossene Urinableitungssysteme gewährleisten, wird häufig durch falsche Handhabung zunichte gemacht, z. B. durch Anheben über Blasenniveau während der Mobilisation oder Lagerung, durch Diskonnektion des Systems oder durch die Irrmeinung, mittels Abklemmen Blasentraining betreiben zu können.

- *Abflusshindernisse der Harnblase*
  Durch Blasensteine, Sphinkterspasmus oder durch Prostatahypertrophie beim Mann wird der freie Urinabfluss behindert, die Blase kann nicht vollständig entleert werden. Dadurch verbleibt ein pathologisch hoher Restharn in der Blase.

Risikogruppen

Viele der oben genannten Faktoren treffen auf bestimmte Patientengruppen zu. Diese werden Risikogruppen genannt. Dazu zählen:

- Patienten mit reduziertem Allgemeinzustand,
- Patienten mit Dauerkatheter oder anderen harnableitenden Systemen,
- Patienten mit Urin- und/oder Stuhlinkontinenz,
- Patienten mit erhöhter Restharnbildung.

10.2 Erkennen gefährdeter Patienten

Für eine geschulte Pflegeperson ist es nicht schwer, eine Zystitisgefährdung anhand der Umstände zu erkennen. Das Problem, warum dennoch viele Patienten an einer Zystitis erkranken, liegt wohl eher in dem geringen Stellenwert, der der Zystitisprophylaxe eingeräumt wird. Hier gilt es umzudenken: Die Zystitis ist keine Lappalie, stellt sie doch die Quelle für oft langwierige und schwer beherrschbare Infektionen der Harnwege und besonders der Nieren dar. Bei hospitalisierten Patienten stehen Harnwegsinfekte durch Hospitalkeime mittlerweile an erster Stelle der Hospitalinfektionen.

10.3 Maßnahmen zur Zystitisprophylaxe

Zielsetzungen

- Die Zystitisgefahr wird frühzeitig erkannt und ernst genommen.
- Der Patient ist über die Entstehungsmechanismen der Zystitis informiert.
- Der Patient ist motiviert, im Rahmen seiner Fähigkeiten aktiv an der Vermeidung einer Zystitis mitzuarbeiten.
- Die Urinausscheidung ist optimal, der Spüleffekt ist ausreichend.
- Eine optimale Intimhygiene ist sichergestellt.
- Die Infektionsgefahr durch urinableitende Systeme ist minimiert.

Aus dieser Zielsetzung ergibt sich für das Pflegepersonal ein Maßnahmenkatalog (☞ Kap. 10.3.1–10.3.5).

10.3.1 Kenntnisse aktualisieren

Für viele Menschen hat die Blasenentzündung den Stellenwert einer banalen Erkältung: „Ich habe mir die Blase erkältet", ist eine gängige Redewendung. Selbst beim Pflegepersonal findet sich diese verharmlosende Sicht. Dies erklärt vielleicht die Leichtfertigkeit, mit der eine Zystitis häufig in Kauf genommen wird, und warum sie oft so wenig ernst genommen wird, wenn sie eingetreten ist.

Häufig zu beobachtende Fehler sind:
- zu leichte Bekleidung bei der Mobilisation oder beim Sitzen am Tisch,
- zu seltenes Wechseln der Inkontinenzversorgung,
- Vernachlässigung der korrekten Waschrichtung bei der Intimwäsche,
- Anwendung von Sitzbädern (z. B. zur Behandlung von inguinaler Intertrigo oder Sakraldekubitus),
- Nichtbeachtung der Hygienevorschriften beim Katheterisieren,

- prophylaktische Anwendung von desinfizierenden Verbänden im Zusammenhang mit transurethralen oder suprapubischen Blasenkathetern.

10.3.2 Patienten informieren und motivieren

Dem Patienten muss die Bedeutung der Zystitisprophylaxe für die Gesunderhaltung von Nieren und ableitenden Harnwegen deutlich werden. Er muss insbesondere die Zusammenhänge von Intimhygiene, Trinkverhalten und Zystitisentstehung erkennen. So bekommt er Anstöße für eigenverantwortliches Handeln.

Gesprächsinhalte
- Was ist eine Zystitis?
- Wodurch entsteht eine Zystitis?
- Welches Verhalten fördert die Entwicklung einer Zystitis?
- Welche Maßnahmen können die Entwicklung einer Zystitis verhindern?
- Welche Maßnahmen sind für diesen speziellen Patienten sinnvoll?
- Welche Maßnahmen kann der Patient selbstständig durchführen?

10.3.3 Flüssigkeitszufuhr steigern, Urinausscheidung anregen und Harn ansäuern

Warnung
Ein forcierter Harnfluss ist einerseits ein probates Mittel zur Zystitisprophylaxe. In bestimmten Fällen aber kann eine erhöhte Flüssigkeitszufuhr oder eine Anregung der Urinausscheidung kontraindiziert sein, z. B. bei Herz- und Niereninsuffizienz, Hypertonie, bei Ödemen und Aszites. Eine Abstimmung der geplanten Maßnahme mit dem Arzt ist deshalb zwingend notwendig.

Merke
Die Flüssigkeitszufuhr und die Urinausscheidung muss bilanziert werden. Bei unausgeglichener Bilanz ist der Arzt zu informieren.

Flüssigkeitszufuhr steigern

Patienten mit normaler Nahrungsaufnahme trinken mindestens 1,5 Liter; besser sind 2 Liter und mehr. Patienten mit verringerter Nahrungsaufnahme sollten mindestens 2 Liter trinken. Dies gelingt am besten, wenn folgende Hinweise beachtet werden:

- Lieblingsgetränke erfragen und anbieten,
- Getränke variieren, zu jeder Mahlzeit ein anderes Getränk anbieten, Getränkeauswahl ermöglichen,
- Suppen zu den Mahlzeiten anbieten,
- Mahlzeiten durch flüssigkeitsreiche Speisen ergänzen, z.B. Obst, Kompott, Joghurt, Quark, Speiseeis, Götterspeise, Rote Grütze, Melone,
- Speisen mit viel Sauce anrichten.

Urinausscheidung anregen

- Diurese anregende Nahrungsmittel anbieten, z.B. Spargel, Weintrauben, Birnen.
- Diurese anregende Tees verabreichen, z.B. Tees von Bärentraubenblättern, Birkenblättern, Brennnessel, Goldrute oder Wacholder.

Harn ansäuern

Viele Harnwegsinfekte auslösende Keime können im sauren Milieu nur schwer oder gar nicht überleben. Das Ansäuern des Harns kann also eine Maßnahme zur Zystitisprophylaxe darstellen.
Gut geeignet ist die vermehrte Zufuhr von Vitamin C, am besten in natürlicher Form als Zitrusfrüchte oder Fruchtsaft. Auch Preiselbeeren enthalten viel Vitamin C. Die tägliche Gabe von 400 ml Preiselbeersaft wird empfohlen.

Merke
Unter Umständen ist die Verwendung von Vitamin C-Tabletten preisgünstiger und auch unproblematischer in der Applikation als frisches Obst oder Saft. Zu bedenken ist aber, dass frische Früchte und Obstsäfte zusätzlich ein großes Angebot an gesunden Be-

standteilen bieten, z. B. Mineralien, Spurenelemente, weiter Vitamine und Ballaststoffe.
Bei inkontinenten Patienten kann durch eine Harnansäuerung besonders durch Zitrusfrüchte oder Orangensaft die Entstehung von inguinaler Intertrigo gefördert werden.

Empfehlungen
Bei bettlägerigen Patienten ggf. Trinkhilfen, z. B. Schnabelbecher oder Trinkhalme, anbieten (☞ Kap. 12.3.3).
Trinken die Patienten gerne einmal eine Flasche Bier, ist nichts dagegen einzuwenden, wenn keine Kontraindikation besteht.

10.3.4 Intimhygiene verbessern

Eine optimale Intimpflege ist für das Pflegepersonal eine Selbstverständlichkeit, dennoch kommt es immer wieder zu Fehlern aus Gedankenlosigkeit oder Zeitdruck. Besonders häufig ist die Intimhygiene auch deshalb unzureichend, weil der geschwächte oder in seiner Beweglichkeit behinderte Patient versucht, sich noch weitgehend selbst zu versorgen.
Auch wenn der Patient von Familienangehörigen gepflegt wird, kann es vorkommen, dass die Intimpflege aus falsch verstandenem Schamgefühl mangelhaft ist.

Merke
Dem Patienten und den pflegenden Angehörigen gegenüber hat die Pflegekraft Aufgaben der Gesundheitserziehung zu übernehmen. Mit Takt und Fingerspitzengefühl, aber auch mit der notwendigen Offenheit, muss sie die Prinzipien der Intimhygiene vermitteln.
- Genital- und Analbereich nach jeder Stuhl- und Urinausscheidung waschen.
- Genitalbereich von vorn nach hinten waschen.
- Getrennte Waschlappen und Handtücher für den Anal- und Genitalbereich benutzen.
- Waschlappen und Handtücher mindestens täglich wechseln.
- Täglich frische Unterwäsche anziehen, beschmutzte Unterwäsche oder Inkontinenzeinlagen sofort wechseln.

10.3.5 Den Einsatz von urinableitenden Systemen infektionsarm gestalten

⚡ Warnung

Der Blasenkatheter, insbesondere der transurethrale Verweilkatheter, stellt eine Infektionsquelle dar. Durch den Reiz, den der Katheter auf die Urethraschleimhaut ausübt, wird diese zur vermehrten Sekretion angeregt. Es bildet sich eine „Schleimstraße" zwischen Katheter und Schleimhaut vom Meatus urethrae bis zur Blase. Auf dieser „Schleimstraße" wandern Keime in die Blase ein. Wurde der Katheter unter sterilen Kautelen gelegt und wird die Intim- und Katheterpflege optimal durchgeführt, erreichen die Keime nach fünf Tagen die Blase, bei weniger positiven Voraussetzungen geht dieser Vorgang schneller.

Das Auftragen von desinfizierenden Salben auf den Meatus urethrae verzögert die Keiminvasion in die Blase nicht, kann aber zu erheblichen Schleimhautirritationen führen.

Bei einer suprapubischen Blasendrainage kann die Blase bis zu vier Wochen infektionsfrei gehalten werden.

💡 Merke

Der Einsatz eines Katheters sollte die Ausnahme bleiben. Es ist nicht zwingend notwendig, dass jeder betagte bettlägerige Patient einen Blasenverweilkatheter erhält. Zur Dekubitusprophylaxe ist kein Katheter notwendig (☞ Kap. 2). Eine Urininkontinenz muss eingehend diagnostiziert und dann nach Möglichkeit therapiert werden.

Empfehlungen

Wenn auch die Verordnung eines Katheters Sache des Arztes ist, können Sie versuchen, die Verordnung zu verhindern. Schlagen Sie dem Arzt alternative Pflegemaßnahmen vor, bevor er einen Katheter verordnet hat.

Ist der Einsatz eines Blasenverweilkatheters unumgänglich, drängen Sie auf die Anlage einer suprapubischen Blasendrainage.

Alternativen zum Dauerkatheter

- Kondomurinale einsetzen

- sie sollten von einer männlichen Pflegekraft angelegt werden,
- korrekte Größe auswählen,
- für freien Urinablauf sorgen: Ableitungssystem unter Blasenniveau,
- beim Wechsel auf Hautirritation am Präputium und Schleimhautreizungen an der Glans achten.

- Inkontinenzeinlagen oder Inkontinenzhosen verwenden
  - jeweils die Inkontinenzversorgung auswählen, die mit dem geringsten Volumen noch ausreichenden Schutz bietet,
  - nach jedem Wasserlassen sofort die Vorlage wechseln,
  - Inkontinenzversorgungen ohne Plastikfolie bevorzugen.
- Intermittierendes Katheterisieren
  - Anstelle eines kurzfristigen Dauerkathetereinsatzes sollte die Harnblase besser mehrmals täglich mit einem Einmalkatheter entleert werden.
- Liegezeit des Dauerkatheters verkürzen
  - Indikation für den Verweilkatheter täglich kritisch überprüfen
  - bei verbesserter Mobilität, gesteigerter Kooperationsbereitschaft und verbesserter Bewusstseinslage die Notwendigkeit des Blasenverweilkatheters in Frage stellen.

10.4 Kontinenztraining

Merke
Kontinenztraining sollte bei jedem inkontinenten Patienten durchgeführt werden, bei dem die Differenzialdiagnostik Aussicht auf Erfolg verspricht. Bei einem zystitisgefährdeten Patienten ist das Training zusätzlich wichtig.

Das Kontinenztraining besteht aus Toiletten- und Blasentraining.

- *Toilettentraining*
  Das Urinausscheidungsverhalten des Patienten wird ermittelt.
  - Den Patienten nach Möglichkeit zur Mitarbeit motivieren. Er sollte sich melden, sobald er Harndrang verspürt oder wenn er bemerkt, dass die Einlage nass ist.

- Ist der Patient nicht zur Mitarbeit in der Lage, muss das Pflegepersonal die Inkontinenzeinlage in kurzen Intervallen kontrollieren.
- Auf einem Dokumentationsbogen wird eingetragen, zu welchen Zeiten der Patient Nahrung und Flüssigkeit zu sich genommen hat und wann er Urin und Stuhl ausgeschieden hat.

Auswertung des Dokumentationsbogens:
- Die erste Auswertung kann bereits nach zwei bis drei Tagen vorgenommen werden.
- Alle Ausscheidungen, die eine Regelmäßigkeit erkennen lassen, werden markiert: z. B. Ausscheidungen zu gleichen Tageszeiten, in gleichen Abständen zur Nahrungs- oder Getränkeaufnahme oder nach besonderen Situationen wie Visite oder Besuchszeit.

Umsetzung der Beobachtungen:
- Die Auswertung des Dokumentationsbogens wird im Pflegeteam und nach Möglichkeit mit dem Patienten besprochen.
- Zu den im Dokumentationsbogen markierten Zeiten wird dem Patienten das Ausscheiden in die Urinflasche, die Bettpfanne, den Nachtstuhl oder die Toilette ermöglicht.
- Das Ausscheidungsverhalten sollte noch weiter beobachtet werden, um nicht erfasste Ausscheidungszeiten noch nachträglich zu berücksichtigen.

- *Blasentraining*
Als zweiten Schritt auf dem Weg zu einer normalen Urinausscheidung sollte nach dem Toilettentraining das Einüben der Blasenfunktion angeschlossen werden. Mithilfe des während des Toilettentrainings erstellten Dokumentationsbogens werden sinnvolle Zeiten der Urinausscheidung festgelegt. Anschließend wird durch kontinuierliches Herauszögern der Urinausscheidung das Füllungsvermögen der Blase stetig vergrößert, sodass der Patient bis zu den angestrebten Ausscheidungszeiten kontinent bleiben kann.

11 Sturzprophylaxe

11.1 Sturzursachen und gefährdete Patienten

Die Sturzhäufigkeit ist in stationären Einrichtungen (Krankenhäuser, Alten- und Altenpflegeheime) größer als allgemein angenommen wird. Betroffen sind vorwiegend ältere Patienten (über 65 Jahre). In dieser Altersgruppe stürzen statistisch gesehen über 50 % der Patienten bzw. Heimbewohner einmal pro Jahr. Es wäre aber nicht korrekt, das Lebensalter als Ursache für die Sturzhäufigkeit anzusehen; alte Menschen entwickeln effektive Strategien zur Kompensation der altersbedingten Einschränkungen. Erst wenn zum hohen Alter krankheitsbedingte Einschränkungen und Funktionsausfälle hinzu kommen, steigt die Sturzhäufigkeit signifikant.

Merke
Eine plötzlich auftretende Häufung von Stürzen muss als Symptom eines Krankheitsgeschehens gewertet werden und fordert die Einleitung von Diagnosemaßnahmen.

Folgende Erkrankungen können bei älteren Menschen zur Sturzneigung führen:

- *Beeinträchtigungen des Bewegungsapparates*
  - Osteoporose, Osteomalazie,
  - Arthrose, Arthritis,
  - Muskelatrophie,
  - Deformitäten, z. B. Exostosen, Hallux valgus.

- *Neurologische Ausfälle*
  - Paresen und Plegien, z. B. bei Apoplexie,
  - Gangstörungen, z. B. bei Demenzen und Morbus Parkinson,
  - sensible und sensorische Störungen, z. B. bei Diabetes mellitus.

- Multiple Sklerose
- Polyneuropathie
- *Herz-, Kreislauferkrankungen*
  - Gleichgewichtsstörungen, z. B. bei zerebralen Durchblutungsstörungen,
  - Kreislaufversagen, z. B. bei Herzinsuffizienz, Herzinfarkt, Herzrhythmusstörungen, Nebenniereninsuffizienz,
  - Hypotonie, z. B. bei Dehydratation, Elektrolytverlusten, Arteriosklerose, Orthostasesyndrom.
- *Sehstörungen*
  - mangelnde Sehschärfe,
  - fehlende hell-dunkel-Adaption,
  - Gesichtsfeldeinschränkungen.
- *Bewusstseinsstörungen*
  - qualitative Bewusstseinsstörungen, z. B. bei psychiatrischen Erkrankungen,
  - quantitative Bewusstseinsstörungen, z. B. bei Apoplexie und Hirnblutungen.

Auch Medikamente können bei älteren Menschen zur Sturzneigung führen, z. B.:
- Psychopharmaka werden bei mangelnder Leberfunktion nur verzögert ausgeschieden, dies kann zur Kumulation führen. Eine übermäßige Sedierung ist die Folge.
- Psychopharmaka wirken bei degenerativen zerebralen Veränderungen verstärkt. Unruhe, Zittern und Gleichgewichtsstörungen sind häufig die Folgen, die zu Stürzen führen können.
- Antihypertensiva wirken verstärkt, da die Gegenregulation durch den Baroreflex häufig fehlt oder gestört ist. Es kommt zu Stürzen durch hypotone Kreislaufsituationen.

Teufelskreis

Erleidet ein älterer Mensch einen Sturz, womöglich mit einer gravierenden Verletzung, z. B. Schenkelhalsfraktur, entsteht daraus häufig eine bleibende Bewegungseinschränkung und die Angst vor einem erneuten Sturz. Beides führt zu Gangunsicherheit und

```
        Verletzung
      ↗         ↘
  Sturz        Bewegungs-
    ↑          einschränkung
    |               ↓
Gangunsicherheit ← Angst
```

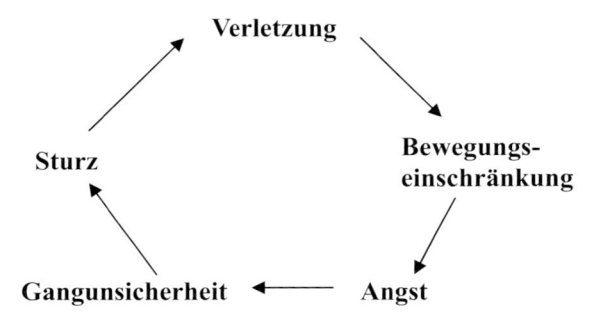

Abb. 11.1: Der Teufelskreis eines Sturzes

damit zu einem erhöhten Sturzrisiko. Dieser Prozess mündet in einen Circulus vitiosus, einen Teufelskreis (☞ Abb. 11.1).
Auch in der Umgebung des Patienten sind mögliche Ursachen für Stürze zu finden.

- *Beschaffenheit der Verkehrswege*
  – Türschwellen,
  – Dehnungsfugen auf Fluren,
  – schadhafte oder rutschende Bodenbeläge,
  – glatte und rutschige Oberflächen,
  – herumstehende Pflegeutensilien,
  – ungesicherte Treppen.

- *Lichtverhältnisse*
  – fehlende Notbeleuchtung,
  – zu schwache Leuchtkörper in den Lampen,
  – dunkle Gänge und Ecken,
  – schlecht erreichbare Lichtschalter.

- *Kleidung*
  – rutschende, schlappende Schuhe,
  – zu lange Kleidung, z. B. Morgenmantel, Schlafanzugshose.

- *Hilfsmittel*
  – fehlende Handläufe im Zimmer und auf den Fluren,
  – fehlende Haltegriffe im Bad und auf der Toilette,

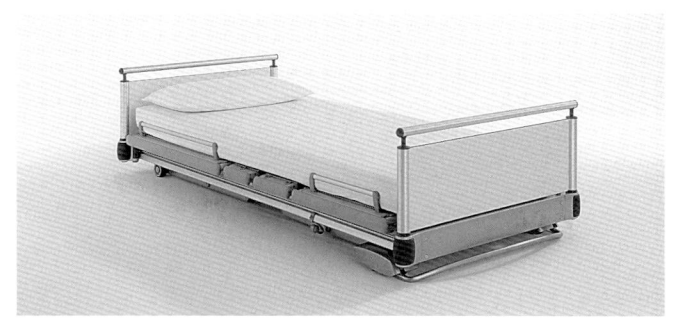

Abb. 11.2: Der Einsatz extrem absenkbarer Betten, z. B. Völker Niedrigstbett, kann die Sturzprophylaxe unterstützen (Völker AG).

- nicht angepasste oder defekte Gehhilfen,
- nicht standsichere Sitzgelegenheiten, z. B. defekte Feststellbremsen am Nachtstuhl,
- hohe Betten,
- Fixierungseinrichtungen, z. B. Bettgitter, Gurte.

- *Pflegeverhalten*
  - Stress und Zeitdruck wird z. B. durch ungeduldiges Verhalten gegenüber den Patienten weitergegeben,
  - langes Warten auf das Pflegepersonal, z. B. zum Toilettengang,
  - Patienten werden durch Einschränkung des Bewegungsradius immobil gemacht,
  - Alleinlassen in fremder Umgebung,
  - Patient kann sich nicht melden, z. B. Klingel nicht in Reichweite.

11.2 Erkennen gefährdeter Patienten

Aus den oben aufgelisteten Sturzursachen lassen sich sturzgefährdete Patientengruppen bestimmen.

Dazu gehören Patienten und Heimbewohner, die älter als 65 Jahre sind, mit:
- Stürzen in der Anamnese
- Erkrankungen des Bewegungsapparates
- neurologischen Erkrankungen
- Herz-Kreislauf-Erkrankungen
- Sehstörungen
- Bewusstseinsbeeinträchtigungen

Merke
Da die Ursachen für eine Sturzgefährdung sehr komplex sind, gibt es keine praktikable und aussagekräftige Skala zur Einschätzung einer Sturzgefährdung. Vielmehr müssen die Pflegepersonen in den Stand versetzt werden, Risikofaktoren frühzeitig zu erkennen und zu gewichten.

11.3 Maßnahmen zur Sturzprophylaxe

Zielsetzungen

- Die Sturzgefährdung wird frühzeitig erkannt.
- Der Patient weiß über seine Gefährdung und die Ursachen Bescheid.
- Der Patient kennt Vermeidungsstrategien und arbeitet im Rahmen seiner Möglichkeiten mit.
- Umgebungsbedingte Sturzursachen werden erkannt und ausgeschaltet.
- Sturzentschärfende Hilfsmittel und Maßnahmen werden eingesetzt.

11.3.1 Kenntnisse aktualisieren

Die Sturzprophylaxe ist eine relativ neue Prophylaxe, die meisten Pflegekräfte haben dieses Thema in ihrer Ausbildung noch nicht behandelt. Umso wichtiger ist es, sich im Eigenstudium das notwendige Wissen und die Kenntnisse anzueignen, um dem Patien-

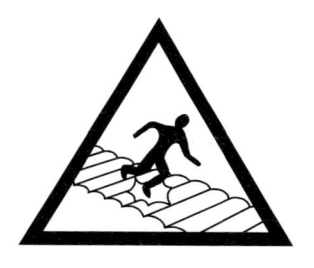

Abb. 11.3: Sturzsymbol

ten/Bewohner Stürze ersparen zu können. Da die Diskussion um wirksame sturzprophylaktische Maßnahmen erst am Anfang steht, bleibt es dem Pflegepersonal überlassen, sich möglichst umfassend zu informieren und selbst zu entscheiden, was zur Sturzprophylaxe geeignet ist und was nicht. Das Personal übernimmt somit eine große Verantwortung. Eine Reflexion der Wirkung mit sorgfältiger Dokumentation kann dabei helfen, die Maßnahmen und deren Wirkung zu objektivieren.

Empfehlungen
Das Deutsche Netzwerk für Qualitätsentwicklung in der Pflege (DNQP) hat einen Expertenstandard zur Sturzprophylaxe vorgelegt (☞ www.dnqp.de).
An den in diesem Standard geforderten Fähigkeiten und Fertigkeiten kann sich ein Fortbildungsprogramm für Pflegepersonen orientieren.

11.3.2 Sturzgefährdung in den Aufnahme- und Informationsprozess integrieren

Die Frage nach einem Sturzrisiko, dem Grad und der Art der Gefährdung muss bereits in der Pflegeanamnese bei der Aufnahme des Patienten gestellt werden. Es ist wichtig, die Sturzgefährdung in der Pflegedokumentation nicht nur zu nennen, sondern detailliert zu beschreiben und als wichtigen Punkt für die Pflegeplanung zu markieren.

Alle an der Betreuung des Patienten Beteiligten müssen über das Sturzrisiko informiert werden. Zur Erinnerung bei der Betreuung des sturzgefährdeten Patienten können Aufkleber mit einem Sturzsymbol am Patientenbett oder dem Nachttisch angebracht werden (☞ Abb. 11.3). Alle Mitarbeiter, die in der Nähe eines sturzgefährdeten Patienten zu tun haben, z.B. auch das Reinigungspersonal, müssen instruiert sein, auf gefährliche Situationen zu achten und sich entsprechend zu verhalten.

11.3.3 Patienten informieren und motivieren

Gesprächsinhalte
- Wie kommt es krankheitsbedingt zu Stürzen?
- Welche äußeren Bedingungen können die Sturzgefahr erhöhen?
- Welche Maßnahmen sind geeignet, um Stürze zu vermeiden?
- Wie können Stürze glimpflich ablaufen?
- Wie kann sich dieser spezielle Patient/Bewohner vor Stürzen schützen?

11.3.4 Mobilität erhalten

Bettlägerigkeit und die Einschränkung des Bewegungsradius fördern die Immobilität des Patienten. Aus Immobilität wiederum entstehen *Risikofaktoren* für Stürze.
- Muskelatrophie
- Kontrakturen
- orthostatische Kreislaufstörungen
- Gleichgewichtsstörungen

Häufig ist es das Pflegepersonal selbst, die Krankenhausroutine und die räumliche Situation, die den Patienten zur Immobilität zwingen.
- Der Patient muss jederzeit damit rechnen, vom Arzt, dem Pflegepersonal oder anderen Therapeuten „benötigt" zu werden. Terminabsprachen mit dem Patienten gibt es nicht. Er muss also immer in der Nähe sein.

- Attraktive Freizeitangebote sind selten: Der Patient verbringt die meiste Zeit in seinem Zimmer und im Bett.

Es liegt nicht in der Macht des Pflegepersonals, alle Einschränkungen des Patienten aufzuheben. Mit etwas Fantasie und gutem Willen lässt sich jedoch einiges zur *Erhaltung der Mobilität* der Patienten tun.

- Den Patienten über seine Termine informieren und diese auch einhalten. Dem Patienten in der übrigen Zeit „frei geben". Um das zu erreichen, ist meist ein Überzeugungs- und Erziehungsprozess bei Ärzten und Funktionspersonal nötig.
- Nach Absprache mit dem Patienten und seinem Arzt Bewegungsaktivitäten in den Tagesablauf einplanen. Besonders geeignet sind Aktivitäten in der Gruppe, z. B. mit Musik, im Bewegungsbad oder außerhalb des Hauses. Ein besonderer Anreiz kann die Einbeziehung von Ehepartner oder anderen Angehörigen sein.
- Attraktive Aufenthaltsräume, Terrassen, Sitzgruppen oder Leseecken locken den Patienten aus seinem Zimmer.

Merke
Bei der Auswahl von geeigneten Maßnahmen sollte man sich von langweiligen und monotonen Übungen verabschieden. Spaß an der Aktivität erhöht den Effekt.

Aktivitäten, die das Gleichgewichtsgefühl fördern, sind zur Sturzprophylaxe besonders geeignet. Übungen wie Einbeinstand oder Gehen auf einer Linie sind weniger sinnvoll. Tanzen, Wurfübungen und Tai Chi sind nachweislich bessere Methoden.
Gezielt und bewusst durchgeführte Gehübungen erhalten die Kraft der Beinmuskulatur und wirken dadurch sturzprophylaktisch.
Geeignet ist auch das Gehen in verschiedenen Geschwindigkeiten oder zügiges Gehen mit Richtungs- und Schrittwechseln, u. U. mit Zusatzaufgaben wie Tragen, Werfen, Fangen, Übersteigen von Hindernissen und Tanzschritten.
Krafttraining führt zur Kräftigung des gesamten Halteapparates und kann ebenfalls helfen, Stürze zu vermeiden. Belastungsfähigkeit vorausgesetzt, sind Übungen mit elastischen Bändern, Gewichtswesten und -manschetten und auch mit Kraftmaschinen

sinnvoll. Zu beachten ist, dass es sich nicht um Bodybuilding zur Erlangung der maximalen Kraft handelt; die Trainingsbelastung darf nur langsam gesteigert werden und einen individuell angemessen Grad nicht übersteigen.

11.3.5 Mobilität wiederherstellen

Ist ein Patient bereits immobil, ist es ein vorrangiges Pflegeziel, die Mobilität wieder herzustellen. Ein individuell auf den Patienten abgestimmtes, stufenweise aufbauendes Mobilisierungsprogramm muss geplant, mit Arzt und physiotherapeutischer Abteilung abgesprochen und durchgehalten werden.

Das ganze Spektrum der Mobilisierung kann hier zur Anwendung kommen.

- Förderung von Körperwahrnehmung und Gleichgewicht durch basale Stimulation:
    - somatische Anregung mit bewusstem Körperkontakt, z.B. bei Pflegemaßnahmen durch Massagen und Streichungen,
    - vestibuläre Anregung durch Lageveränderungen und Gleichgewichtsübungen.
- passive, assistive, aktive, resistive Bewegungsübungen, z.B. auch im Bett,
- Gymnastik auf der Bettkante oder auf einem Stuhl,
- Gehtraining, von wenigen Schritten um das Bett bis hin zu Spaziergängen in die Krankenhausumgebung.

11.3.6 Hilfsmittel einsetzen

Schuhe

Das wichtigste Hilfsmittel für das sichere Gehen sind die Schuhe. Sie müssen einige Grundvoraussetzungen erfüllen:
- gute Passform und fester Sitz,
- kleiner Absatz oder Keilsohle,
- rutschsichere Sohle, abgestimmt auf die Umgebung des Patienten.

Achtung
- Bei Patienten mit schlurfendem Gang kann eine gleitfähige Schuhsohle sinnvoll sein.
- Patienten, die nachts aufstehen, können während der Nacht Socken mit Anti-Rutsch-Sohle tragen.
- Auf Teppichboden ist auch gegen Barfuß laufen nichts einzuwenden.

Gehhilfen

Gehhilfen vermitteln dem Patienten eine gewisse Sicherheit, ein besseres Gleichgewichtsgefühl durch vergrößerte Standfläche und eine Entlastung, z. B. bei Erkrankungen des Bewegungsapparates. Nicht selten sind erst durch den Einsatz von Gehhilfen Bewegung in einem größeren Radius und damit auch Sozialkontakte möglich. Gehhilfen, die eine echte Unterstützungsfunktion haben, müssen beidseitig benutzt werden, da eine einseitig genutzte Gehhilfe die Gangphysiognomie verfälscht.

Umgang mit Gehhilfen

- *Auswahl der richtigen Gehhilfe*: Jede Gehhilfe muss den individuellen Bedürfnissen des Patienten gerecht werden. Mit der Auswahl steht und fällt der Erfolg des Einsatzes einer Gehhilfe. Arzt, Physiotherapeut und das Pflegepersonal müssen die Auswahl gemeinsam mit dem Patienten treffen. Dabei gilt es, folgende Fragen zu beantworten: Welche Ressourcen des Patienten können unterstützt werden, welche Defizite sollen kompensiert werden, für welche Einsätze ist die Gehhilfe vorgesehen?
- *Anpassen der Gehhilfe*: Alle Gehhilfen müssen an die Körpergröße des Patienten angepasst werden. Dazu gibt es meist einfache Verstellmechanismen. Die Gehhilfe ist korrekt eingestellt, wenn der Patient aufgestützt gerade steht, das heißt, keine Beugung im Hüftgelenk erfolgt und die Wirbelsäule aufgerichtet ist.

⚡ Achtung

Bei Patienten mit Haltungsschäden muss von dieser Prämisse abgewichen werden. In diesen Fällen muss die Gehhilfe so eingestellt werden, dass sie die tatsächliche Körperhaltung unterstützt.

- *Anleitung zum Gebrauch von Gehhilfen*: Der Patient darf mit der Gehhilfe erst dann alleine oder in der Obhut von Angehörigen gelassen werden, wenn er den Umgang beherrscht. Eine Erklärung der Gehhilfe und deren Funktion alleine genügt nicht. Der Patient muss so in den Gebrauch der Gehhilfe eingewiesen werden, dass er unter Aufsicht trainieren kann und Fehler von Fachleuten korrigiert werden.
- *Kontrolle auf Schäden*: Eine beschädigte und nicht funktionsfähige Gehhilfe stellt für den Patienten eine Gefahr dar. Schäden, z. B. an den Gummikappen, den Plastikteilen, wie Handgriffen oder Armstützen, den Verstellmechanismen oder den Bremseinrichtungen, müssen fachmännisch behoben werden. Im Zweifelsfalle muss der Patient eine neue Gehhilfe bekommen. Eine provisorische Reparatur, z. B. mit Heftpflaster, ist verboten.

⚡ Achtung

Nicht ordnungsgemäß angepasste, falsch eingesetzte oder beschädigte Gehhilfen erhöhen die Sturzgefahr.
Im Folgenden werden die wichtigsten Gehhilfen erklärt.

- *Gehstöcke*

Sie sind in unterschiedlichen Ausführungen mit verschiedenen Zusatzeinrichtungen in Gebrauch: Einrichtungen zur Längenverstellung, unterschiedliche Handgriffe, mehrere Beine, als Dreipunkt- oder Vierpunktstock, mit Gummikappe als Rutschsicherung für glatten Untergrund oder mit einer Metallspitze für natürliche Böden.

- *Gehstützen*

Sie sind als Unterarmgehstützen oder, für Patienten mit reduzierter Kraft in den Armen, als Achselgehstützen im Gebrauch. Zur Längeneinstellung steht der Patient in Schrittstellung, die Gehstütze wird neben den Vorfuß des vorderen Fußes gestellt. Der Handgriff wird so eingestellt, dass er sich in Höhe des Handgelenks befindet. Die Unterarmstütze sollte ca. drei Querfinger

unterhalb des Ellenbogens enden. Bei der Achselgehstütze sollte das Achselstück direkt in der Achsel anliegen (Schulter nicht hochziehen).
Je nach therapeutischer Zielsetzung muss der Patient den Ein-, Zwei- oder Dreipunktgang erlernen.

- *Gehbock*

Hierbei handelt es sich um eine Stützapparatur, die wie eine Reling vor dem Patienten steht, auf die er sich aufstützen kann. Der Gehbock ist nur für sehr kurze Gehstrecken geeignet.

Es gibt die folgenden zwei Ausführungen:
Gehbock als starre Ausführung: Der Patient muss das Gerät jeweils anheben, nach vorn setzten und kann dann einen Schritt hinterher machen. Diese Fortbewegungsart erfordert einige Kraft vom Patienten, außerdem ist der Bewegungsablauf unphysiologisch.
Gehbock als bewegliche Ausführung: Parallel zur physiologischen Schrittfolge wird einmal die linke, dann die rechte Seite des Gehbocks vorgeschoben. Dies erfordert eine hohe Koordinationsleistung vom Patienten.

- *Rollator*

Der Rollator ist eine vierrädrige Gehhilfe mit je einem Stützgriff links und rechts. Der Patient schiebt den Rollator vor sich hin und folgt ihm in physiologischer Schrittfolge. Die Geschwindigkeit wird vom Patienten selbst bestimmt. Den Vorwärtsschub muss er durch Betätigung der Handbremsen regulieren. Ausgestattet mit großdimensionierten Rädern und Ballonbereifung ist der Rollator auch für die Benutzung im Freien geeignet.
Patienten, die die Regulation mittels Handbremse nicht leisten können, können Rollatoren benutzen, die statt der hinteren Räder gummibewehrte Kufen besitzen, die den Vorwärtsdrang mindern.

- *Eulenburger*

Hierbei handelt es sich um einen Gehwagen mit vier Rädern und Achselstützen. Der Apparat ist für Patienten geeignet, die ihre Beine nur eingeschränkt belasten können, die aber noch über genug Kraft in den Armen und dem Schultergürtel verfügen, um sich mithilfe der Achselstützen und durch Aufstützen der Hände aufrecht zu halten. Im Eulenburger können die Beine entlastet und physiologische Bewegungsabläufe geübt werden.

11.3.7 Umgebungsbedingungen verbessern

In der Regel stürzen Patienten in stationären Einrichtungen aus folgenden Gründen:
- Weil sie keine Möglichkeiten haben, sich abzustützen. Zu Hause waren es die Patienten gewohnt, sich durch die Wohnung zu bewegen, indem sie sich von Möbelstück zu Möbelstück „vorwärtshangelten".
- Weil sie häufig Orientierungsdefizite haben. Zu Hause fand sich der Patient „blind" zurecht. Nun ist ihm die Umgebung fremd. Besonders im Halbschlaf oder der Aufwachphase unterlaufen ihm Fehler, er sucht gewohnheitsgemäß dort eine Stütze, wo er sie zu Hause immer fand.
- Weil die Patienten krankheitsbedingt desorientiert sind und ihre Fähigkeiten falsch einschätzen bzw. nicht bewusst handeln. So kann es passieren, dass gehunfähige Patienten sogar Bettgitter überwinden und dann stürzen.

Geeignete Maßnahmen

Für genügend Licht sorgen

Für eine Orientierung in fremder Umgebung ist ein guter Überblick nötig. Die übliche Nachtbeleuchtung in den Krankenzimmern reicht für sturzgefährdete Patienten jedoch nicht aus. Sie muss deshalb ergänzt werden.
- Lampen, die das gesamte Zimmer vom Fußboden bis in ca. 1 Meter Höhe ausleuchten,
- Lampen, die dort angebracht sind, wo der Patient sich aufstützen kann, z. B. Fensterbank, Sessel, Tisch, Beginn des Handlaufs,
- damit das Licht nicht die ganze Nacht brennen muss, können Bewegungssensoren zum Anschalten der Beleuchtung sinnvoll sein. Bei besonders gefährdeten Patienten sollten die Bewegungssensoren zusätzlich mit einer Alarmeinrichtung am Nachtwachenplatz gekoppelt sein.

Für geeignete Halt- und Stützmöglichkeiten sorgen

Der sturzgefährdete Patient muss sich in jeder Situation aufstützen und festhalten können.

- Deshalb müssen überall, wo sich der Patient aufhält, Handläufe angebracht werden: Neben dem Patientenzimmer, auf der Toilette, im Bad und auf dem Balkon oder der Terrasse. Handläufe und Griffe müssen so angebracht sein, dass der Patient sie ohne Mühe erreichen kann.
- Im Notfall greift der Patient nach allem, was in seiner Nähe ist. Bett, Nachttisch, Sessel und Tisch müssen deshalb fest angebracht sein und dürfen nicht wegrollen. Besonders freistehende Nachttische mit ausgeklappter Tischfläche stellen eine Gefahr für den Patienten dar, der sich darauf abstützen will.

Achtung
Bettgitter sind zur Sturzprophylaxe kaum geeignet. Sie bergen sogar zusätzliche Verletzungsgefahren für den desorientierten, sturzgefährdeten Patienten.

Empfehlungen
Zur Überwachung stark sturzgefährdeter Patienten können so genannte Sensor- oder Bewegungsmatten eingesetzt werden. Sie reagieren auf Druckerhöhung oder/und Bewegungen. Als Unterlage beim bettlägerigen Patienten oder als Matte unter den Füßen eines sitzenden Patienten melden sie jeden Aufstehversuch. Da der Einsatz solcher Hilfsmittel eine weitgehende Kontrolle des Patienten darstellt, sollen Sie dies im therapeutischen Team thematisiert und mit dem Patienten und dessen Angehörigen abgesprochen haben.

11.3.8 Medikamentenauswahl und -dosierung planen

Sobald ältere Menschen Medikamente einnehmen, die ihre Reaktionsfähigkeit oder ihre Mobilität einschränken (z. B. Sedativa, Hypnotika, Psychopharmaka, Antihypertonika), müssen sie gezielt auf eine mögliche Sturzgefährdung hin beobachtet werden.

Auf eine mögliche Überdosierung dieser Medikamente weisen folgende Symptome hin:
- erhöhte Schläfrigkeit,
- verwaschene Sprache,
- Inaktivität,
- Verwirrtheit und Desorientiertheit,
- Unruhe, ungezielte Aktionen.

Bei Verdacht auf eine Überdosierung müssen die Beobachtungen dem Arzt mitgeteilt werden. Alte Menschen kommen häufig mit einer Minimaldosierung aus.

Durch Laxanzienabusus kann eine Kausalkette angestoßen werden:
Durch einige Laxanzien, z. B. Sennaeextrakt, Faulbaumextrakt, Bisacodyl und Natriumpicosulfat wird mit der Wassereinschwemmung in den Darm auch Natrium vermehrt ausgeschieden. Zur Erhaltung des Elektrolytgleichgewichtes wird Kalium aus den Körperzellen ins Plasma abgegeben. Die dadurch verursachte Hypokaliämie hat unter anderem Muskelschwäche zur Folge. Eine Muskelschwäche der Skelettmuskulatur wiederum führt zur Gangunsicherheit und Sturzneigung.

11.3.9 Bodenpflege als Sturzprävention

Patienten mit starken Bewusstseinseintrübungen oder Verwirrtheitszuständen reagieren auf Fixierungen meist mit gesteigerter Unruhe, Abwehr und Aggression. Ein Mittel, eine Fixierung zu vermeiden und dennoch die Sturzgefahr zu minimieren, kann die Bodenpflege sein.
Zur Bodenpflege wird ein Patientenzimmer leer geräumt oder ein Behandlungsbereich abgetrennt. Das Patientenzimmer wird mit begehbaren Matratzen ausgelegt. Judo-Trainingsmatten sind sehr geeignet, sie können aus mehreren Einheiten passend zusammengefügt werden und sind abwaschbar. Die Bettstatt bildet eine dickere Schaumstoffmatratze. Die Bodenpflege ermöglicht dem Patienten eine relativ große Bewegungsfreiheit und vermindert gleichzeitig die Verletzungsgefahr.

Durch zusätzliche Polster an der Matratzenkante kann ein sogenanntes Bettnest oder Pflegenest gebildet werden. Das Herunterrollen von der Matratze kann dadurch verhindert werden. Zu beachten ist aber, dass zusätzliche Polster auch Stolperfallen darstellen können.

Merke
Die eigentliche Bodenpflege ist ein anspruchsvolles Bezugspflegekonzept, die Sturzprophylaxe stellt nur einen Aspekt aus der Gesamtmaßnahme dar.

Achtung
Kann eine Sturzgefährdung des Patienten nicht mit anderen legalen Mitteln vermieden werden, muss der Einrichtungsträger eine Sitzwache zur Verfügung stellen. Im Unterlassungsfall handelt es sich um ein Organisationsverschulden, für das er nach § 823 BGB haftet (KG Berlin vom 20.01.2005 – 20 U 401/01).

11.3.10 Passive Schutzmaßnahmen

So genannte Hüftprotektoren, die in erster Linie entwickelt wurden, um Sturzfolgen gering zu halten, können auch sturzprophylaktisch wirken. Bei ängstlichen Patienten (häufig sind es solche Patienten, die gerade ein Sturzerlebnis hinter sich haben) kann ein Hüftprotektor ein Sicherheitsgefühl vermitteln. Dadurch bewegt sich der Patient wieder entspannter, das Sturzrisiko wird geringer.

Hüftprotektoren gibt es in folgenden Varianten:

- aus unterschiedlichen Materialien
  - Schalen aus Kunststoff,
  - Polster aus Schaumstoff,
  - Polster aus Kork.
- in verschiedenen Ausführungen
  - fest in die Unterhose eingearbeitet,
  - zum Einstecken in aufgenähte Taschen,
  - integriert in einen leichten Gürtel, der über der Unterwäsche getragen wird.

11.3.11 Dokumentieren und Analysieren von Stürzen

Wenn es dennoch zu einem Sturz gekommen ist (ein Restrisiko bleibt auch bei guter Sturzprophylaxe), muss das Pflegepersonal versuchen, das Unglück zu analysieren. Mit so gewonnenen Erkenntnissen kann die Sturzprophylaxe für diesen Patienten zukünftig noch individueller gestalten werden. Aber auch die Risikoerkennung bei anderen Patienten kann so optimiert werden. Ein Sturzprotokoll ist für diese Analyse sehr hilfreich. Antworten auf folgende Fragen sollten darin enthalten sein:

- Zeitpunkt des Sturzes?
- Ort des Sturzes?
- Aktivitäten vor dem Sturz?
- Psychisches und physisches Befinden vor dem Sturz?
- Sturz-Ablauf?
- Pflegeplanung und durchgeführte Pflegemaßnahmen bis zum Sturz?

12 Dehydratationsprophylaxe

12.1 Entstehung einer Dehydratation

Terminologie und Definition
Dehydratation – Verminderung der Körperflüssigkeiten: Der Begriff ist zusammengesetzt aus dem lateinischen Wortteil de ≅ von/weg und dem griechischen Wortteil hydr ≅ Wasser. Abnahme der extrazellulären, intravasalen und intrazellulären Körperflüssigkeiten durch gesteigerte Ausscheidung und/oder verminderte Flüssigkeitsaufnahme.

Einteilung und Ursachen der Dehydratation

- *Isotone Dehydratation*

Durch Erbrechen, gesteigerte Diurese, Durchfall, Blutverlust und unzureichende Flüssigkeits- und Natriumaufnahme fehlt Körperflüssigkeit und Natrium in der typischen extrazellulären Zusammensetzung.

- *Hypertone Dehydratation (Exsikkose)*

Durch Fieber, Diabetes mellitus, Diabetes insipidus und Verdursten geht dem Organismus freies Wasser verloren. Da der Natriumbestand nicht vermindert wird, kann es zu erhöhten Natrium-Plasmawerten kommen.

- *Hypotone Dehydratation*

Durch gestörte Osmoregulation, ungenügende Natriumaufnahme, Zufuhr von freiem Wasser (hypotone Infusionslösungen), Nebenniereninsuffizienz, Verbrennungen, Schwitzen, Laxanzienabusus. Es kommt zu Wasser- und Natriummangel.

Merke
Mit pflegerischen Mitteln, z. B. der Krankenbeobachtung, ist eine Unterscheidung der einzelnen Dehydratationsarten kaum mög-

lich, zumal häufig unterschiedliche Ursachen zugrunde liegen. So kann ein Patient z. B. von einem Diabetes mellitus, einem Laxanzienabusus und einer verminderten Flüssigkeitsaufnahme betroffen sein.

Da aber sowohl für die gezielte Prophylaxe als auch für die Therapie der Dehydratation genaue Kenntnisse über die Art der Dehydratation notwendig sind, ist neben der Krankenbeobachtung auch die Bestimmung der Elektrolyte im Blut notwendig.

Klinisches Erscheinungsbild

- *Hautturgor*
  - Die Spannung und Elastizität der Haut ist vermindert.
  - Abgehobene Hautfalten bleiben stehen und glätten sich nicht spontan wieder (Runzeln der Altershaut können eine Dehydratation vortäuschen. Bei adipösen Patienten kann die Hautfaltenbildung trotz bestehender Dehydratation fehlen).

- *Ausgetrocknete Schleimhäute*
  - Alle Schleimhäute trocknen aus, es kommt zu Schleimhautläsionen und Juckreiz.
  - Besonders augenfällig sind die Veränderungen an der Zunge und der Mundschleimhaut: fehlende Benetzung mit Speichel, borkige Beläge, Einrisse.
  - Die ausgetrocknete Zungen- und Mundschleimhaut erschwert die Bewegungen der Zunge, dadurch kommt es zu Artikulations- und Schluckschwierigkeiten.

- *Verminderte Flüssigkeitsausscheidung*
  - Bei einer fortgeschrittenen Dehydratation verringert sich die Urinausscheidung (Oligurie, Anurie).
  - Der Urin ist konzentriert und hat ein Spezifisches Gewicht von > als 1025.
  - Auch über den Darm wird weniger Flüssigkeit ausgeschieden, sodass eine Obstipation entstehen kann.

- *Verminderter Flüssigkeitsanteil im Blut*
  - Der Hämatokritwert ist erhöht (♀ > 47 %, ♂ > 54 %).
  - Der Blutdruck ist erniedrigt, die Pulsfrequenz erhöht.

- *Gewichtsverlust*
  - Der Organismus eines erwachsenen Menschen besteht zu ca. 60 % aus Wasser. Ein Wasserverlust kann daher beträchtliche Gewichtsverluste verursachen.
- *Bewusstseinsminderungen*
  - quantitative Bewusstseinsstörungen, z. B. Benommenheit, Somnolenz, Sopor, Koma,
  - qualitative Bewusstseinsstörungen, z. B. Orientierungsstörungen, zeitlich, örtlich, situativ und zur Person; Aufmerksamkeits- und Konzentrationsstörungen; Denkstörungen bis hin zu Halluzinationen.

Achtung
Besonders bei alten Menschen entwickelt sich eine Dehydratation schleichend über einen längeren Zeitraum. Die Symptome werden häufig erst wahrgenommen, wenn es bereits zur Dekompensation kommt. Auch werden die Symptome oft irrtümlich der Primärerkrankung zugeordnet, und die Dehydratation wird übersehen.

Entstehungsfördernde Umstände

Das Ziel einer prophylaxeorientierten Pflege ist es, die Manifestation der Dehydratation durch frühzeitiges Handeln zu verhindern. Dazu sind Kenntnisse über die vielfältigen Symptome sowie über mögliche Entstehungsmechanismen und Risikofaktoren nötig.

Folgende Umstände können die Entstehung einer Dehydratation fördern:

- Alte Menschen haben ein eingeschränktes Durstempfinden.
- Verwirrte Patienten und Demente vergessen zu trinken.
- Patienten mit einer Harninkontinenz versuchen weniger zu trinken, um den unwillkürlichen Harnabgang zu vermindern.
- In ihrer Bewegungsfähigkeit eingeschränkten oder immobilen Patienten fällt es schwer, sich der bereitgestellten Getränke zu bedienen.

- Patienten mit Schluckstörungen oder Schmerzen beim Schlucken reduzieren das Trinken auf ein Mindestmaß.
- Patienten mit hohem Fieber schwitzen viel Flüssigkeit aus und sind oft zusätzlich zu schwach, um genügend zu trinken.
- Patienten mit einem ungenügend eingestellten Diabetes mellitus haben eine ausgeprägte Polyurie.
- Patienten mit Diuretika- und/oder Laxanzientherapie verlieren sowohl Flüssigkeit als auch Elektrolyte über die forcierte Ausscheidung.

12.2 Erkennen gefährdeter Patienten

Anhand der Umstände, die eine Dehydratation fördern, wird jede erfahrene Pflegeperson frühzeitig eine Dehydratationsgefährdung erkennen und Prophylaxen einleiten können. Zusätzlich stehen mit der Flüssigkeitsbilanzierung und der regelmäßigen Überprüfung des Körpergewichts objektive Methoden zur Verfügung, um eine sich anbahnende Dehydratation zu erkennen.

Flüssigkeitsbilanzierung – Ein- und Ausfuhrkontrolle

Unter Flüssigkeitsbilanzierung wird die Erfassung aller Flüssigkeiten verstanden, die innerhalb von 24 Stunden (in Ausnahmefällen 12 Stunden) aufgenommen und ausgeschieden werden.

Zur Bestimmung der Flüssigkeitsaufnahme werden folgende Mengen berücksichtigt:
- die oral zugeführte Trinkmenge,
- die parenteral zugeführten Flüssigkeitsmengen, z. B. über Infusionen,
- die über Nährsonden oder Fisteln zugeführten Flüssigkeitsmengen,
- 0,6 Liter Flüssigkeit als Bestandteil der festen Nahrung bei normaler Kost,
- 0,4 Liter Oxidationswasser aus Stoffwechselprozessen.

Zur Bestimmung der Flüssigkeitsausscheidung wird berücksichtigt:
- die ausgeschiedene Urinmenge,
- über Sonden und Drainagen sowie bei Punktionen abgeleitete Flüssigkeiten,
- Erbrochenes,
- Blutungen,
- 0,8 Liter Flüssigkeit als Ausscheidung durch die Ausatmungsluft und über die Haut,
- 0,2 Liter Flüssigkeit als Bestandteil des festen Stuhlgangs,
- bei Fieber 500 ml je 1°C Temperaturerhöhung.

Mögliche Ergebnisse der Flüssigkeitsbilanzierung:
- ausgeglichene Bilanz – die Einfuhr entspricht der Ausfuhr,
- positive Bilanz – die Einfuhr übersteigt die Ausfuhr,
- negative Bilanz – die Ausfuhr übersteigt die Einfuhr (Dehydratationsgefahr).

Angestrebte Flüssigkeitszufuhr bei ausgeglichener Bilanz

Säuglinge	–	ca. 1000 ml
Kinder (bis 10 J.)	–	ca. 1000 bis 2000 ml
Jugendliche (bis 19 J.)	–	ca. 2700 ml
Erwachsene (bis 55 J.)	–	ca. 2500 ml
Senioren	–	ca. 1500 bis 2000 ml.

12.3 Maßnahmen zur Dehydratationsprophylaxe

Zielsetzungen

- Die Dehydratationsgefahr wird frühzeitig erkannt.
- Der Patient ist über die Gefahren der Dehydratation informiert.
- Der Patient ist motiviert, im Rahmen seiner Fähigkeiten aktiv an der Vermeidung einer Dehydratation mitzuarbeiten.
- Die Flüssigkeitszufuhr ist dauerhaft optimiert.
- Risikofaktoren sind ausgeschaltet oder minimiert.

Aus dieser Zielsetzung ergibt sich für das Pflegepersonal ein Maßnahmenkatalog (☞ Kap. 12.3.1–12.3.6).

12.3.1 Kenntnisse aktualisieren

Die Grundkenntnisse der Dehydratationsprophylaxe, nämlich die speziellen Aspekte der Krankenbeobachtung und das Wissen um die Notwendigkeit einer ausreichenden Flüssigkeitsaufnahme, sind beim Pflegepersonal i. d. R. bekannt. Woran es hingegen häufig fehlt, ist die bewusste Umsetzung dieses Wissens im täglichen Pflegealltag. In der Pflegeanamnese finden sich häufig Angaben zur Dekubitus-, Pneumonie- und Thrombosegefährdung, die Dehydratationsgefahr wird dagegen oft selbst bei älteren Menschen übersehen oder für nicht so wichtig angesehen. Ein Umdenken ist hier also dringend notwendig.
Ist die Gefahr der Dehydratation erkannt, tut sich häufig ein noch größeres Problem auf. Der Patient, insbesondere der ältere Patient, hat große Probleme, die notwendige Flüssigkeitsmenge aufzunehmen. Aufgabe des Pflegepersonals ist es in diesem Fall, geeignete Wege zu finden, das angestrebte Ziel zu erreichen. An dieser Aufgabe scheitern viele Pflegende, sei es, weil sie Probleme haben, den Patienten zu motivieren, sei es, weil sie nicht in der Lage sind, das Flüssigkeitsangebot attraktiv zu gestalten.
Eine gezielte Beschäftigung mit diesen Themen, z. B. durch eine innerbetriebliche Fortbildung, ist mit Sicherheit sinnvoll.

12.3.2 Patienten informieren und motivieren

Gesprächsinhalte
- Welche Aufgaben erfüllt das Wasser im Organismus?
- Welche Störungen können die Folge eines Flüssigkeitsmangels sein?
- Worin besteht bei dem jeweiligen Patienten die Gefahr einer Dehydratation?
- Welche Maßnahmen können eine Dehydratation vermeiden?
- Wie können wünschenswerte Maßnahmen auf die Bedürfnisse dieses Patienten abgestimmt werden?

- Was kann der Patient selbst zur Dehydratationsprophylaxe beitragen?

12.3.3 Institutions- und krankheitsbedingte Dehydratation ausschließen bzw. vermindern

Viele Patienten würden gerne trinken, wenn sie denn könnten. Häufig sind schon einfache Maßnahmen geeignet, um dem Patienten die Situation zu erleichtern.

- Der Patient, der aufgrund seiner Krankheit oder seiner Konstitution nicht selbstständig trinken kann oder dem es unmöglich ist, die angebotenen Getränke zu erreichen, darf nicht das Gefühl bekommen, das Pflegepersonal zu belasten.
  Eine Lösung kann in diesen Fällen folgendermaßen aussehen: Dem Patienten wird nicht einfach das Angebot gemacht, dass er klingeln soll, wenn er durstig ist. Er wir vielmehr damit beauftragt, für einen Teil der Behandlung Mitverantwortung zu übernehmen, indem er zu den vorher bestimmten Zeiten durch Klingeln an die fällige Flüssigkeitsaufnahme erinnert.
- Muss ein Patient im Liegen trinken oder ist er ungeschickt in der Handhabung (z. B. durch Tremor), sollte das Trinkgefäß einen Deckel haben. Zusätzlich hilfreich sind Mundstücke mit integriertem Rückschlagventil: Das Getränk fließt nur dann, wenn der Patient saugt. Häufig ist selbstständiges Trinken bereits durch die Verwendung eines Trinkhalms möglich.
- Angebotene Getränke müssen bereits Trinktemperatur haben. Wenn sie erst kalt werden müssen, hat der Patient in der Zwischenzeit wahrscheinlich seine Mahlzeit beendet und verzichtet u. U. auf das verspätete Getränk.
- Portioniert verpackte Kaffeesahne, Zitrone, Süßstoff oder Zucker lassen sich oft nur mit Mühe öffnen. Damit der Patient sein Getränk nicht stehen lässt, nur weil er ihm nicht die gewohnte Geschmacksrichtung geben kann, muss das Pflegepersonal auch an das Öffnen denken oder Alternativen anbieten.
- Getränke, die neben dem Kopfteil des Bettes stehen, kann ein in der Bewegung eingeschränkter Patient kaum erreichen. Las-

sen Sie den Patienten aus seiner momentanen Lage heraus die Hand ausstrecken. Dort wo sich die Hand befindet, sollte das Getränk stehen.
- Kooperativen Patienten kann eine Selbstversorgung, z. B. aus einem Patientenkühlschrank oder aus Thermoskannen, angeboten werden.
- Einem Patienten, der nicht genügend Kraft zum Nachfüllen seines Trinkgefäßes hat, kann ein Getränkespender angeboten werden, aus dem er sein Getränk zapfen kann (z. B. über einen Hahn).
- Der Mensch ist ein Ästhet. Es ist ungleich verlockender, aus einem sauberen ansprechenden Trinkgefäß zu trinken als aus einem verfärbten Plastikbecher. Mehrmals täglich müssen die Trinkgefäße deshalb gegen saubere ausgetauscht werden.

Krankheitsbedingte Ursachen für eine Dehydratation sind durch pflegerische Maßnahmen nicht so leicht zu beeinflussen. Doch auch hier gibt es Ansatzmöglichkeiten.

- Ein Patient mit Schmerzen hat in der Regel wenig Lust zu essen und zu trinken. Nach Absprache mit dem Arzt kann das Pflegepersonal schmerzlindernde Maßnahmen anwenden, z. B. Lagerung, Anwendung von Kälte oder Wärme, Umschläge, Wickel, Packungen, Entspannungsmaßnahmen, Ablenkung usw. In den Phasen relativer Schmerzlosigkeit können dann vermehrt Getränke angeboten werden. Vielleicht kann der Arzt Schmerzmittel zum Auflösen in Flüssigkeit verordnen.
- Viele Patienten mit Harninkontinenz reduzieren ihre Trinkmenge willentlich, um länger trocken zu bleiben. Auch wenn diese Vorgehensweise verständlich ist, ist sie dennoch höchst ungesund, da dehydratationsauslösend. Zusätzlich wird der Urin konzentrierter, und die Intertrigogefahr erhöht sich. Über diese Zusammenhänge muss der Patient informiert werden. Unterstützend ist die Inkontinenzversorgung zu optimieren und das Blasen- bzw. Toilettentraining zu intensivieren.
- Schlecht eingestellte Diabetiker leiden unter einer Polyurie, die wiederum für die Dehydratation verantwortlich sein kann. Aufgabe des therapeutischen Teams (Arzt, Pflegende, Diätassistenten) ist es, eine optimale Einstellung des Diabetes zu

gewährleisten. Der Patient muss zur Mitarbeit motiviert werden. Aufgaben, die der Patienten nicht oder noch nicht leisten kann, z. B. Insulininjektion, Broteinheit- und Jouleberechnung, müssen durch das Pflegepersonal sichergestellt werden.
- Bei desorientierten Patienten, z. B. auch im Fieberdelir, liegt die ganze Verantwortung für die ausreichende Flüssigkeitszufuhr bei den Pflegenden. Durch ein effektives Flüssigkeitsmanagement (☞ Kap. 12.3.5) kann eine Dehydratation vermieden werden.

12.3.4 Flüssigkeitsangebot verbessern und den individuellen Bedürfnissen anpassen

Jeder Patient ist eher bereit, zusätzliche Flüssigkeit aufzunehmen, wenn er Getränke angeboten bekommt, die seinem Geschmack entsprechen. Besonders wichtig ist dies bei älteren Menschen, da sie oft ein sehr eingeschränktes Durstgefühl haben und sich dadurch quasi gegen ihr Bedürfnis zwingen sollen, mehr zu trinken. Die erste und grundlegende Maßnahme muss es daher sein, vom Patienten zu erfahren, welche Vorlieben und Trinkgewohnheiten er hat. Kann er diese Angaben nicht selbst machen, können Angehörige und Bekannte des Patienten eventuell weiterhelfen.

Eine breite Angebotspalette an Getränken sollte selbstverständlich sein: Mit einem Standardangebot ist dem Problem erfahrungsgemäß nicht beizukommen. Grundsätzlich muss die Bereitschaft bestehen, auch spontane Wünsche der Patienten möglichst schnell zu erfüllen. Hier muss u. U. erst die Krankenhaus- und Heimleitung überzeugt werden.

Auch eher ungesunde Getränke, wie z. B. Cola oder Limonade und auch Bier, können nach einer Schaden-/Nutzenabwägung erlaubt sein.

Hilfreich sind weitere Informationen
- Getränkevorlieben zum Frühstück, Mittagessen, Nachmittagskaffee, Abendbrot.
- Wie bevorzugt der Patient diese Getränke (Temperatur, Zusätze, Konzentration)?

- Welche Säfte verträgt bzw. mag er, bevorzugt er Mischungen, z. B. mit Mineralwasser?
- Hat er besondere Trinkgewohnheiten, z. B. Wasser zum Mittagessen oder ein Bier zum Abendbrot?
- Ist er es gewohnt, etwas zu trinken wenn er nachts aufwacht?

Die Informationen müssen dokumentiert und der Patientenakte beigefügt werden.
Für Patienten, denen es schwer fällt, die notwendige Flüssigkeitsmenge durch Trinken aufzunehmen, kann der Flüssigkeitsanteil bei den Mahlzeiten erhöht werden.

- Viele Menschen sind Suppenfreunde. Wird ein abwechslungsreiches Suppenangebot zu den Mahlzeiten und auch zwischendurch bereitgestellt, kann dadurch bereits ein großer Teil der geforderten Flüssigkeitsmenge abgedeckt werden.
- Soßen sind ebenfalls Flüssigkeitslieferanten. Sie können geschmacklich gut variiert werden und sollten zu jedem Mittagessen reichlich gereicht werden.
- Auch der Nachtisch muss als Flüssigkeitsquelle genutzt werden. Früchte mit Saft, Kefir, Joghurt und Puddings gibt es in unbegrenzten Geschmacksrichtungen.

12.3.5 Flüssigkeitsaufnahme optimieren

Um eine ausreichende Flüssigkeitsaufnahme auch bei Patienten mit einem Trinkdefizit zu gewährleisten, muss dieser Aspekt in die gesamte Pflegeorganisation integriert werden. Eine geplante und dokumentierte Pflege im Rahmen eines Bezugspflegesystems bietet dafür die besten Voraussetzungen.

- Aufbauen einer tragfähigen professionellen Beziehung zum Patienten und dessen Angehörigen.
  – das Problem der Dehydratation mit dem Patienten und ggf. mit seinen Angehörigen besprechen,
  – Möglichkeiten der Eigenhilfe und unterstützender Faktoren (z. B. Getränkevorlieben) abklären,
  – Patienten und Angehörige zur Unterstützung und Mithilfe befähigen, z. B. durch Information und Anleitung.

- Gewährleisten einer kontinuierlichen und gezielten Krankenbeobachtung.
  - Flüssigkeitsbilanzierung durchführen und in einer Verlaufskurve dokumentieren,
  - Haut und Schleimhäute beobachten,
  - Körpergewicht messen und in einer Verlaufskurve dokumentieren,
  - Bewusstseinslage beurteilen,
  - Kreislaufparameter überwachen.
- Planen von Pflegezielen
  - Flüssigkeitszufuhr auf konkret definierte Mengen steigern,
  - Ursachen für Flüssigkeitsverluste beseitigen.
- Auswählen von Pflegemaßnahmen in Absprache mit dem Arzt und dem Patienten.
  - Pflegemaßnahmen (☞ z. B. Kap. 12.3.3 und 12.3.4) mit dem Arzt besprechen, krankheitsbedingte Kontraindikationen abklären, Kompatibilität zur ärztlichen Therapie herstellen,
  - Pflegemaßnahmen mit dem Patienten und ggf. dessen Angehörigen besprechen. Für Pflegemaßnahmen, denen der Patient nicht zustimmen kann, Alternativen suchen.
- Einbeziehen anderer Mitarbeiter, z. B. Küche, Diätassistentin, und Pflegeteam.
  - Pflegeziele und geplante Maßnahmen mit allen an der Pflege Beteiligten besprechen,
  - Anregungen und Bedenken in die weiteren Überlegungen einbeziehen.
- Führen und Auswerten der Dokumentationen.
  - Ergebnisse der Flüssigkeitsbilanz auf einer gesonderten Kurve mit Soll- und Istwerten eintragen,
  - Ergebnisse der Körpergewichtsmessungen auf einer gesonderten Kurve eintragen,
  - Ergebnisse der Krankenbeobachtung und der ärztlichen Diagnostik, z. B. Laborwerte, zusammenführen und auswerten, u. U. gemeinsam mit dem Arzt,
  - Pflegeergebnisse mit den Pflegezielen in relativ kurzen Zeitintervallen (bei hoher Dehydratationsgefahr täglich) vergleichen.

12.3.6 Infusionen

Kann die Dehydratation nicht mit pflegerischen Mitteln reduziert werden, wird der Arzt prophylaktisch eine Infusionstherapie verordnen.

Die pflegerischen Aufgaben sind:
- Vorbereitung der Infusionslösungen,
- Auswechseln von Infusionen,
- Auswechseln der Zuleitungssysteme,
- Überwachung der Einflussgeschwindigkeit,
- Beobachtung des Patienten, z. B. Kreislauf, Allgemeinbefinden,
- Beobachtung und Pflege der Venenpunktionsstelle, ggf. Verbandwechsel.

13 Desorientierungsprophylaxe

13.1 Entstehung von Desorientiertheit

Terminologie und Definition
Desorientiertheit oder auch Verwirrtheit: Ein sehr vielschichtiger Symptomenkomplex mit Störungen in der Wahrnehmung von Ort, Zeit und der eigenen Person. Es kommt zu Gedächtnisstörungen und Störungen des Denkens bis hin zu Halluzinationen.

Einteilung und Ursachen der Desorientiertheit

- *Akute Desorientiertheit*
  – besonders bei älteren Menschen in Lebenskrisen (z. B. Krankenhauseinweisung, Umzug aus der eigenen Wohnung in eine Alteneinrichtung, Tod des Ehepartners),
  – durch Dehydratation und Elektrolytverschiebungen (☞ Kap. 12)
  – durch Vergiftungen, z. B. Arzneimittelüberdosierung, Alkoholmissbrauch, Drogenkonsum, Narkoseüberhang,
  – durch Stoffwechselstörungen, z. B. infolge von Infekten und Fieber, bei Nierenversagen, bei entgleistem Diabetes mellitus,
  – durch Minderung der zerebralen Sauerstoffversorgung, z. B. bei Hypotonie, Herzinsuffizienz, Lungenerkrankungen und bei Störungen des Erythrozyten-Haemoglobin-Systems.

- *Chronische Desorientiertheit*
  – durch Alzheimer-Demenz,
  – durch vaskuläre Demenz,
  – durch Mischformen beider Demenzarten.

Klinisches Erscheinungsbild

Das klinische Erscheinungsbild kann sehr stark variieren. So kann sich eine akute Desorientiertheit, z. B. bei einem Durchgangssyndrom nach einer Narkose, als eine vorübergehende, leichte Verwirrtheit von nur ein paar Stunden herausstellen. Eine Alzheimer Demenz dagegen ist eine ausgeprägte irreversible Persönlichkeitsstörung, bei der der Patient den Bezug zur Umwelt und zu sich selbst vollständig verliert. Alle Zwischenstufen sind möglich.

Häufig vorkommende Symptome

- Der Patient leidet unter Vergesslichkeit:
  - Er verlegt Gegenstände und findet sie nicht wieder.
  - Begonnene Sätze führt er nicht zu Ende.
  - Aufforderungen kommt er nicht nach.
  - Namen, Ortsbezeichnungen und Daten fallen ihm nicht mehr ein.
  - Er erkennt Personen nicht wieder.
- Der Patient kommt mit den örtlichen Gegebenheiten nicht mehr zurecht:
  - Er weiß nicht, wo er sich befindet.
  - Er findet die Wege (z. B. zur Toilette oder zu seinem Zimmer) nicht mehr.
  - Er verirrt sich/läuft weg.
- Der Patient verliert den zeitlichen Bezug:
  - Er kann Zeiträume nicht mehr abschätzen. Mit Zeitangaben (z. B. „in 5 Minuten", „in 2 Stunden", „vor 10 Minuten") kann er nichts mehr anfangen.
  - Er vergisst die Uhrzeit, das Datum, die Jahreszeit.
  - Es kommt zu Störungen des Tag-Nacht-Rhythmus: Der Patient verschläft am Tage viele Stunden, wird dafür aber nachts aktiv.
- Der Patient verliert den Bezug zur eigenen Person:
  - Er weiß nichts mehr über seine persönliche Lebensgeschichte.
  - Er verliert früher erlernte Fähigkeiten und Fertigkeiten.
  - Er weiß nicht mehr, wer er ist und wie er heißt.

Merke

Desorientierte Menschen fühlen sich häufig unverstanden und können mit Ärger, Wut, Aggressivität oder auch mit Rückzug, Depression und Trauer reagieren.

Möglichkeiten der pflegerischen Prophylaxe

Prophylaktisch können Pflegende nur bei akuter Desorientiertheit erfolgreich sein. Eine chronische Desorientiertheit kann auch mit pflegerischen Mitteln heute noch nicht verhindert werden. Die folgenden Kapitel beziehen sich deshalb ausschließlich auf die *akute Desorientiertheit*.

Entstehungsfördernde Umstände

Um Desorientiertheit gar nicht erst entstehen zu lassen, dürfen die Pflegenden nicht auf das Auftreten von Symptomen warten. Darin besteht die Kunst und der Wert der Prophylaxen, die Gefahr zu erkennen, ehe sie sich manifestiert.
Um diese Kunst zu beherrschen, ist es notwendig, Entstehungsmechanismen und Risikofaktoren zu kennen.

Folgende Umstände können die Entstehung einer Desorientiertheit fördern:

- Dehydratation (☞ Kap. 12)
- Lebenskrisen, insbesondere bei älteren Menschen, z. B.
    - durch eine plötzliche Krankenhauseinweisung, bei der für den älteren Menschen keine Möglichkeit zur Vorbereitung bleibt,
    - durch eine nicht gewünschte Umsiedlung in eine Altenpflegeeinrichtung,
    - durch den Tod des Lebenspartners oder eines sehr nahestehenden Verwandten (häufig bei Alleinstehenden).

Merke
Lebenskrisen führen besonders dann zu Desorientiertheit, wenn der alte Mensch mit der Situation alleine bleibt und niemanden mehr hat, der ihn unterstützen kann.

- Desorientiertheit durch Krankheitsgeschehen, z. B.
    - Durch Hypotonie, Herzinsuffizienz, Lungenerkrankungen und bei Störungen des Erythrozyten-Haemoglobin-Systems kann es zu einer Minderversorgung mit Sauerstoff im Gehirn kommen.

- Durch Niereninsuffizienz (Coma uraemicum) wird der Organismus mit giftigen Abbauprodukten, die nicht mehr ausgeschieden werden können, überschwemmt.
- Bei fieberhaften Erkrankungen kann es zu Flüssigkeits- und Elektrolytverlusten kommen (☞ Kapitel 12). Bei sehr hohem Fieber kann es beim Erreichen der Fieberhöhe zum Fieberdelir kommen.
- Bei einem entgleisten Diabetes mellitus kommt es durch die Polyurie zu großen Flüssigkeitsverlusten (☞ Kapitel 12).

13.2 Erkennen gefährdeter Patienten

Um die Gefahr einer Desorientiertheit frühzeitig zu erkennen, sind die Pflegenden fast ausschließlich auf ihre Kenntnisse über die fördernden Umstände und Risikofaktoren angewiesen. Allein die Dehydratation lässt sich auch mit objektiven Methoden nachweisen und einschätzen (☞ Kap. 12).
Besonders bei älteren Menschen muss deshalb in der Pflegeanamnese und im Gespräch gezielt nach diesen fördernden Umständen und nach Risikofaktoren gesucht werden.

13.3 Maßnahmen zur Desorientierungsprophylaxe

Zielsetzungen

- Die Desorientierungsgefahr wird frühzeitig erkannt.
- Der Patient ist über die Gefahren der Desorientiertheit informiert.
- Der Patient ist motiviert, im Rahmen seiner Fähigkeiten aktiv an der Vermeidung der Desorientiertheit mitzuarbeiten.

- Der Patient erfährt Unterstützung zur Krisenbewältigung.
- Orientierende Maßnahmen werden konsequent beachtet.
- Risikofaktoren sind ausgeschaltet.

Aus dieser Zielsetzung ergibt sich für das Pflegepersonal ein Maßnahmenkatalog (☞ Kap. 13.3.1–13.3.6).

13.3.1 Kenntnisse aktualisieren

Besonders die Aktualisierung der Kenntnisse in den folgenden drei Bereichen ist von Bedeutung: Als erstes ist das Krisenmanagement zu nennen. Ein Thema, das in den pflegerischen Ausbildungsgängen häufig vernachlässigt wird. Inhalte der Pädagogik, Psychologie und Trauerarbeit müssen dazu aufgefrischt werden. Des Weiteren sind Kenntnisse in der speziellen Pflege, u. a. bei Lungen- und Nierenerkrankungen sowie bei Störungen der zerebralen Sauerstoffversorgung zu rekapitulieren. Außerdem sollten sich die Pflegekräfte bewusst machen, wie sie dem Patienten die Orientierung durch ihr eigenes Verhalten erleichtern oder erschweren können.

13.3.2 Patienten informieren und motivieren

Gesprächsinhalte
- Die Krisensituation und die daraus entstehenden Emotionen.
- Lebensgestaltende Möglichkeiten trotz Krise.
- Welche krankheitsbedingten Gegebenheiten können eine Desorientiertheit hervorrufen?
- Welche Maßnahmen können einer krankheitsbedingten Desorientiertheit vorbeugen?
- Wie können wünschenswerte Maßnahmen auf die Bedürfnisse des Patienten abgestimmt werden?
- Was kann der Patient selbst zur Vermeidung einer Desorientiertheit beitragen?

13.3.3 Krisenmanagement

In Krisensituationen wird es ganz offensichtlich, das Sorgen für Menschen ist keine Aufgabe für Einzelkämpfer. Auch keine Berufsgruppe im Krankenhaus oder in einer Altenhilfeeinrichtung kann für sich in Anspruch nehmen, für die Krisenbewältigung alleine zuständig zu sein. In die Krisenbearbeitung müssen alle einbezogen werden. Ausgangspunkt, Zentrum und Ziel ist aber immer der Patient, der die Krise durchlebt.
Krisenbewältigung ist eine professionelle Aufgabe. Mit Handlungen aus dem Stehgreif wird man dem Patienten und seiner Situation nicht gerecht. Das therapeutische Team (inklusive Ärzte und Psychologen) muss deshalb in Fortbildungen auf solche Krisensituationen vorbereitet werden.
Prädestiniert für die Koordination der Krisenarbeit ist in aller Regel die Bezugspflegeperson, sie kennt den Patienten am besten, sie besitzt sein Vertrauen und die Übersicht über alle therapeutischen Ansätze.
Um Lebenskrisen mit dem Patienten optimal erarbeiten zu können, ist die Schaffung bestimmter äußerlicher Voraussetzungen sehr förderlich:
- ein Raum mit ansprechender Atmosphäre für Gespräche mit dem Patienten/Angehörigen,
- eine Pflegeperson, die als „Springer" in Bereitschaft ist, falls die Bezugspflegeperson z. B. während einer Krisensituation intensiver gefordert ist und ihren übrigen Aufgaben nicht nachkommen kann,
- Möglichkeit der Supervision, um die unvermeidlichen Belastungen der Beteiligten bearbeiten zu können.

13.3.4 Krisenintervention

Die erste Voraussetzung für eine erfolgreiche Patientenbegleitung im Krisenfall ist die Akzeptanz der Lebenskrise. Hilflose und mit der Situation überforderte Mitarbeiter versuchen oft unbewusst, die Lebenskrise zu verharmlosen. Sprüche, die auf diese Defizite hinweisen, sind z. B.:

- So schlimm wird es schon nicht werden.
- So wie Sie gebaut sind, schaffen Sie das mit links.
- Es wird nichts so heiß gegessen wie es gekocht wird.
- Andere haben das auch geschafft.
- Machen Sie sich nur keine Sorgen, wir sind ja auch noch da.

Eine andere Art, der Auseinandersetzung mit der Krise aus dem Weg zu gehen, ist Aktionismus. Pflegepersonen, die zu dieser Vermeidungsstrategie neigen, stürzen sich mit Elan in die Optimierung der somatischen Pflege. Enttäuscht und frustriert müssen sie jedoch erkennen, dass Ihnen ihr Arbeiten nicht gelohnt wird, weder durch pflegerische Erfolge noch durch Dankbarkeit vonseiten des Patienten.

Wichtig ist die Annahme des Patienten mit seiner Krise. Die patientenzentrierte Gesprächsführung oder besser, das patientenzentrierte Zuhören, ermöglicht es dem Patienten, den Weg zu seiner Krise zu finden. Erst wenn die Krise nicht mehr geleugnet wird, kann mit ihrer Aufarbeitung begonnen werden. Das Anbieten fertiger Lösungsstrategien ist genauso falsch wie der Verweis auf die Unlösbarkeit – „Da ist nichts zu machen, damit müssen Sie sich einfach abfinden. Machen Sie das Beste daraus".

Den Pflegenden muss bewusst sein, dass die Krisenbewältigung einen Prozess darstellt, der seine Zeit braucht. Diese Zeit muss dem Patienten eingeräumt werden. Druck von außen ist kontraindiziert. Unter Umständen wird den Pflegenden in dieser Zeit viel Geduld und noch mehr Verständnis abverlangt. Die Auseinandersetzung mit Lebenskrisen kann erhebliche emotionale Reaktionen beim Patienten hervorrufen (z. B. Verweigerung, Aggressivität, Wut, Depressivität, Trauer).

Ebenfalls muss den Pflegenden bewusst sein, dass dieser Prozess nicht geradlinig vorwärts schreitet. Es kommt immer wieder zu Rückschritten und Stagnation. Nicht allen Patienten gelingt es, diesen Prozess bis zum positiven Ende durchzuarbeiten.

Dr. Elisabeth Kübler-Ross und andere haben im Sterbeprozess typische Phasen ausgemacht, die bei unheilbar Kranken auf dem Weg zu ihrem Tod immer in ähnlicher Art auftreten. Vergleichbare Phasen sind auch bei Patienten, die eine Lebenskrise durchzustehen haben, zu beobachten.

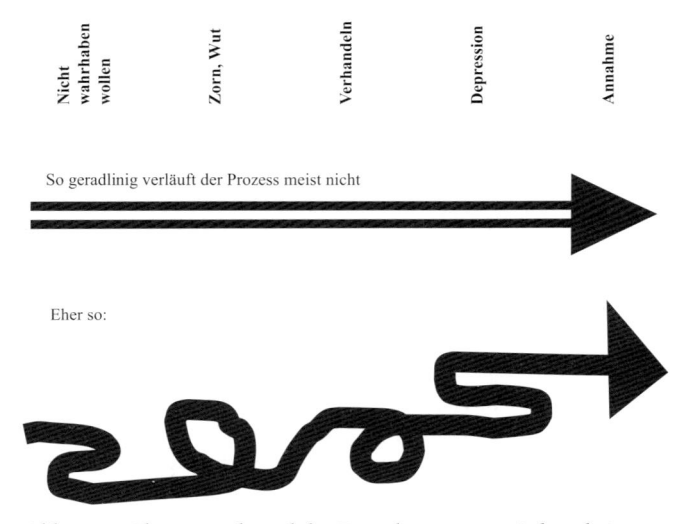

Nicht wahrhaben wollen   **Zorn, Wut**   **Verhandeln**   **Depression**   **Annahme**

So geradlinig verläuft der Prozess meist nicht

Eher so:

Abb. 13.1: Phasen während der Bewältigung von Lebenskrisen

13.3.5 Krankheitsbedingte Risikofaktoren ausschließen bzw. vermindern

Desorientiertheit, die als Folge einer organischen Grunderkrankung auftritt, kann nur dadurch vermieden werden, dass die jeweilige Therapie gewährleistet bzw. durch die Pflegenden unterstützt wird.

- *Herz- und Kreislauferkrankungen*
  - körperliche Schonung gewährleisten oder Belastungstraining nach Mobilisationsplan (z. B. nach Herzinfarkt),
  - Einnahme der spezifischen Medikamente, ggf. auch Sauerstoffgabe gewährleisten,
  - Flüssigkeits- und Salzzufuhr, z. B. bei Herzinsuffizienz, reduzieren.

- *Chronische Niereninsuffizienz*
  - exakte Flüssigkeitsbilanzierung und Gewichtskontrolle durchführen,
  - je nach Krankheitsverlauf (Urinausscheidung, Blutdruck, Ödeme) Flüssigkeits- und Kochsalzzufuhr regeln,
  - eiweiß-, kalium- und phosphatarme Ernährung sicherstellen,
  - Einnahme der Medikamente gewährleisten; auf Anzeichen einer Überdosierung achten (verminderte Ausscheidung über die Nieren).
- *Fieberhafte Erkrankung, Diabetes mellitus*
  (☞ Kap. 12)

13.3.6 Orientierendes Verhalten umsetzen

In der Desorientierungsprophylaxe geht es nicht darum, bereits verwirrten Patienten Orientierungshilfen anzubieten. Vielmehr sollen die Patienten den Bezug zur Realität behalten. Dies geschieht durch orientierendes Verhalten und dadurch, dass alles unterlassen wird, was den Patienten verwirren könnte.

Orientierung an Personen

An erster Stelle muss hier der menschliche Bezug genannt werden. Mit der Unterstützung einer vertrauten Person lässt sich ein fremdes Umfeld meist ohne Überforderung ertragen. In Kinderkrankenhäusern kann deshalb ein Elternteil zusammen mit dem jungen Patienten aufgenommen werden. Wenn es in der Geriatrie auch nicht praktikabel ist, eine Vertrauensperson des alten Menschen mit aufzunehmen, so sollte es zumindest möglich sein, eine Vertrauensperson eng und zeitlich unbegrenzt in die Pflege einzubeziehen. Steht keine Vertrauensperson aus dem Umfeld des Patienten zur Verfügung, muss eine Pflegeperson schnellstmöglich Kontakt mit dem Patienten aufnehmen und mit der Umsetzung der Bezugspflege beginnen.
Für den Patienten ist es vorteilhaft, wenn er sich auf möglichst wenige Personen einstellen muss. Das Schichtsystem in den Einrichtungen ist für die Desorientierungsprophylaxe deshalb unge-

eignet. Der Teildienst, bei dem sich die Bezugspflegeperson sowohl am Vormittag als auch nachmittags und abends um den Patienten kümmern kann, ist besser geeignet. Der aus der Soteria bekannte 48-Stunden-Dienst wäre auch einer Überlegung wert.
Muss die Bezugspflegeperson wechseln (freies Wochenende, Urlaub), sollte die neue Pflegekraft dem Patienten durch die abzulösende Pflegeperson vorgestellt werden. Wünschenswert ist eine gemeinsame Betreuung des Patienten für mindestens ein paar Stunden vor der Dienstübergabe.

Angst auslösende Situationen entschärfen

Viele Situationen, die für die Pflegenden normal und alltäglich geworden sind, sind besonders für ältere Menschen sehr beeindruckend und können Angst auslösen. Dazu gehören Visite, Untersuchungen, besonders invasive und solche mit großem Geräteaufwand, Operationen und Verlegungen.
In jedem Fall ist es wichtig, den Patienten über die bevorstehende Situation zu informieren. Sinnvoll kann es auch sein, dass der Patient z. B. die Untersuchungsräume besichtigt und auch das Personal kennen lernt. Der beteiligte Arzt sollte sich Zeit für eine Vorstellung auf der Station in der schon vertrauten Umgebung des Patienten nehmen. Sehr hilfreich für den Patienten ist es, wenn ihn seine Bezugspflegeperson begleiten und während der Maßnahme betreuen kann.

Persönlichkeit des Patienten wahren

Das Gefühl, entmündigt und allem wehrlos ausgeliefert zu sein, darf beim Patienten erst gar nicht aufkommen. Ganz bewusst müssen seine Persönlichkeitsrechte gewahrt werden:

- vor dem Betreten des Patientenzimmers immer anklopfen,
- den Patienten mit „Herr" oder „Frau", Familiennamen und „Sie" anreden,
- eine allgemein verständliche Ausdrucksweise benutzen, Krankenhausjargon vermeiden,
- bei Anzeichen von Unverständnis Geduld bewahren und Information wiederholen,

- dem Patienten eine Chance geben, das Gesagte aufzunehmen, ihn nicht mit Informationen überhäufen,
- jede Maßnahme ankündigen und erläutern,
- Wünsche des Patienten nach Möglichkeit erfüllen,
- Privatsphäre und Schamgefühl achten,
- nach Möglichkeit das Tragen von Privatbekleidung fördern.

Allgemeine orientierungserhaltende Maßnahmen

- Darauf achten, dass Brillen und Hörgeräte in Ordnung sind und dass der Patient sie tatsächlich benutzt.
- Darauf achten, dass die Uhr des Patienten richtig geht und der Kalender das aktuelle Datum zeigt.
- Patienten auf Veränderungen der Zimmerbelegung hinweisen und neue Patienten vorstellen.
- Patienten, wenn möglich, nicht verlegen, sondern ihn in seiner gewohnten Umgebung lassen.
- Bewegungsradius des Patienten dosiert steigern; ihn nicht unvorbereitet in unbekannte Räumlichkeiten bringen.
- Patienten durch Gespräche, Zeitung und durch dosiertes Fernsehen (z. B. Nachrichten) am Tagesgeschehen teilnehmen lassen.

14 Infektionsprophylaxe

14.1 Übersicht und Begriffsbestimmung

Terminologie und Definition
Infektion: aus dem Lateinischen: inficere ≅ hineintun. Übertragung, Anhaften und Eindringen von Mikroorganismen, z. B. Viren, Bakterien, Pilze oder Protozoen in einen Organismus.

Nosokomialinfektion: aus dem Griechischen: nosokomeion ≅ Krankenhaus.
Infektion durch ansonsten banale Keime, die infolge mangelnden Hygienebewusstseins des Personals und durch die typische Krankenhausorganisation verbreitet werden. Durch unkritische Anwendung von Antibiotika und Fehler bei der Desinfektion sind Nosokomialkeime zunehmend resistent gegen Antibiotika und Desinfektionsmittel.
Die häufigsten Erreger von nosokomialen Infektionen sind: *Staphylococcus aureus* und die gramnegativen Stäbchenbakterien *Escherichia coli, Pseudomonas, Klebsiella, Proteus* und *Enterobacter*, Pilze und Viren.
In Deutschland erkranken jährlich 450 000 bis 900 000 Patienten im Krankenhaus an Infektionen, bis zu 40 000 sterben daran. 30 % der nosokomialen Infektionen könnten durch konsequente Krankenhaushygiene vermieden werden (Quelle: Institut für Krankenhaushygiene Gießen).

Staphylokokken
Bei vielen Menschen gehören Staphylokokken zur normalen Flora der Nasenschleimhaut und werden durch Tröpfcheninfektion beim Husten, Niesen und Sprechen übertragen. Bei einigen sog. Keimstreuern ist auch die Haut besiedelt. Die Infektion ist über abgeschilferte Hautschuppen möglich. Besonders betroffen sind Patienten mit Psoriasis oder Neurodermitis.

Staphylokokken bleiben umhüllt von Schmutz im trockenen Zustand überlebens- und infektionsfähig, aber auch in mit Nährstoffen angereicherten Flüssigkeiten überleben sie.

Gramnegative Stäbchenbakterien
Diese Keime kommen beim Menschen in der Darmflora oder auch in der Natur als Bestandteil des normalen Keimspektrums vor. Im Krankenhaus können sie sich überall dort ansiedeln, wo es feucht ist. Sie werden deshalb auch Nass- oder Pfützenkeime genannt. Auf trockenen Flächen können sie nicht überleben.

Pilze
Pilze oder deren Sporen finden sich auf verdorbenen Lebensmitteln, Pflanzen und in der Außenluft. Gefährdet sind insbesondere abwehrgeschwächte Patienten und Patienten unter Antibiotikatherapie.

Viren
Im Krankenhaus erworbene Infektionen durch Viren sind in der Hauptsache Hepatitis B und C. Die Infektion mit HI-Viren ist auch heute noch eine große Ausnahme.

Ziel der Infektionsprophylaxe ist:
1. die Infektionswege zu unterbrechen und gleichzeitig die Bildung von resistenten Hospitalkeimen zu vermeiden,
2. die Abwehrkraft der Patienten zu stärken.

14.2 Infektionswege unterbrechen

Infektionswege können durch folgende Maßnahmen unterbrochen werden:

- hygienisches Verhalten
- Sauberkeit und Reinigung
- Desinfektion
- Sterilisation
- Isolation

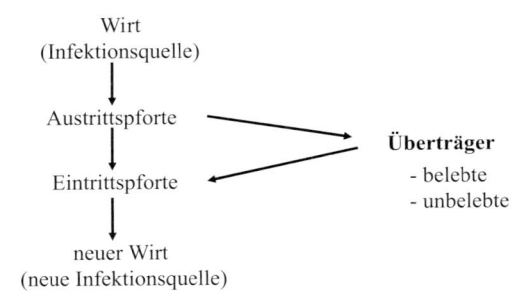

```
Der direkte Infektionsweg         Der indirekte Infektionsweg

              Wirt
        (Infektionsquelle)
              ↓
        Austrittspforte  ─────────→   Überträger
              ↓                        - belebte
        Eintrittspforte ←──────────    - unbelebte
              ↓
           neuer Wirt
      (neue Infektionsquelle)
```

Abb. 14.1: Infektionswege

14.2.1 Hygienisches Verhalten

Durch angemessenes hygienisches Verhalten kann ohne großen Aufwand und mit geringen Kosten der größte Effekt erzielt werden. Auch alle anderen hygienischen Maßnahmen sind nur dann von Erfolg gekrönt, wenn sie unter Beachtung hygienischer Verhaltensvorschriften durchgeführt werden.

Maßnahmenkatalog

- *Allgemeine hygienische Gesichtspunkte bei der Arbeit berücksichtigen*
  – längere Haare zu einem Zopf zusammenbinden oder eine Kopfhaube tragen,
  – keinen Schmuck an Händen, Unterarmen und Dienstkleidung tragen, Schmuck im Gesicht oder an den Ohren kann zudem eine Verletzungsgefahr darstellen,
  – Fingernägel müssen kurz und rund gefeilt sein.

- *Schutz- bzw. Dienstkleidung unter hygienischen Gesichtspunkten einsetzen*
  – Die Dienstkleidung muss glatt sein, sie darf keine Rüschen, Biesen, Steppnähte oder aufgesetzte Taschen haben.

- Die Dienstkleidung muss nach Beendigung des Dienstes in einen Wäschesack abgelegt werden. Im Spind darf nur saubere unbenutzte Dienstkleidung aufbewahrt werden, – und zwar getrennt von der Straßenkleidung.
- Keine Strickjacken über der Dienstkleidung tragen!
- Schutzschürzen oder Überziehkittel nur für die Dauer der Maßnahme tragen, die einen besonderen Schutz notwendig macht, z. B. Einläufe, Ganzwaschungen, Bad, Speisen vorbereiten und austeilen. Direkt im Anschluss an die Maßnahme wird der zusätzliche Schutz entsorgt.
- Ist direkter manueller Kontakt mit infektiösem Material notwendig oder zu befürchten, müssen Schutzhandschuhe getragen werden.
- Während der Maßnahmen, bei der der Patient einer besonderen Infektionsgefahr ausgesetzt ist, muss sterile Schutzkleidung getragen werden.
- Offensichtlich kontaminierte Schutz- oder Dienstkleidung sofort wechseln.
- Die Dienstkleidung soll durch das Reinigungsverfahren der Krankenhauswäscherei so keimarm werden, dass von ihr keine Infektionsgefahr mehr ausgehen kann.
- Dienstschuhe ausschließlich während des Dienstes tragen. Günstig sind wasch- oder abwaschbare Schuhe.

Merke
Dienstkleidung, die in einer handelsüblichen Waschmaschine gewaschen wird, z. B. privat, muss bei mindestens 95° C gewaschen werden können.

- *Schmutzwäsche und Abfälle hygienisch entsorgen*
  - Entsorgungsbehälter in einen Ständer mit Deckel einhängen,
  - Entsorgungsbehälter mindestens einmal täglich zur Abholung bereitstellen, auch wenn sie noch nicht voll sind,
  - infektiöse Wäsche oder Abfall besonders kennzeichnen,
  - das zu entsorgende Gut ausschließlich in den dafür vorgesehenen Behältern entsorgen, Behältnisse nur an den dafür ausgewiesenen Orten zwischenlagern,
  - Schmutzwäsche oder Müll nicht nachträglich manuell sortieren,

- unnötigen Kontakt mit Schmutzwäsche oder Abfällen vermeiden.

- *Hygienisch arbeiten*
  - zuerst die sauberen Arbeiten, dann die mit Kontaminationsgefahr verbundenen Arbeiten erledigen; Pflegehilfsmittel eindeutig zuordnen, z. B. ein Verbandwagen für die Versorgung aseptischer Wunden, ein zweiter Wagen für die septischen Wunden,
  - Vorbereitungen ausschließlich auf sauberen, bei Bedarf desinfizierten Arbeitsflächen erledigen,
  - kontaminierte Plätze, z. B. Waschbecken, Bett, Stühle und Fußboden, nicht zur Ablage von Pflegeutensilien benutzen,
  - Aufwirbeln von Staub, z. B. beim Betten, vermeiden,
  - kontaminiertes Material körperfern tragen, nicht zwischenlagern, direkt entsorgen.

Merke
Nicht in allen pflegerischen Arbeitsbereichen sind Hygienevorschriften gleichermaßen sinnvoll. So kann z. B. bei der Pflege psychisch Kranker oder in der Altenpflege häufig auf das Tragen von Dienst- und Schutzkleidung verzichtet werden.

14.2.2 Sauberkeit und Reinigung

Wenn auch die Reinigung auf den Stationen von speziellem Personal durchgeführt wird, liegt die Verantwortung für die Sauberkeit im gesamten Stationsbereich doch bei der leitenden Pflegekraft. Darüber hinaus kann die Reinigung des patientennahen Bereichs, z. B. Nachttisch, Bett, Schrank, in das Aufgabengebiet der Pflege fallen. Ebenso die Reinigung der bei der Pflege verwendeten Utensilien und Einrichtungen, z. B. Waschbecken, Wanne, Waschschüssel, Schienen usw.

Flächenreinigung

Es gilt der Grundsatz: „Dort wo Staub und Schmutz ist, dort sind Krankheitserreger".

Mit dem Entfernen von Staub und Schmutz werden also auch die Krankheitserreger reduziert.

Die Reinigung genügt zur Keimreduktion
- wenn vom Patienten keine besondere Infektionsgefahr ausgeht (er hat z. B. keine Infektion, ist nicht inkontinent)
- wenn der Patient über eine normale Abwehrlage verfügt.

Bei einigen Flächen, z. B. Fußböden, kann auch durch weiterführende Maßnahmen wie Desinfektion keine dauerhafte Keimreduktion herbeigeführt werden, eine regelmäßige gründliche Reinigung ist dann ausreichend. Für Sterilräume wie z. B. Operationssäle gelten spezielle Regeln.

Merke
Zur Vermeidung von Staub- und damit Keimaufwirbelung muss die Reinigung im Pflegebereich feucht bzw. nass geschehen. Zur Beseitigung von Staub ist auch der Einsatz von statisch aufgeladenen „Staubfängern" möglich.

Händereinigung

- *Indikation*
  In vielen Fällen genügt das Händewaschen, eine Händedesinfektion ist nicht in jedem Fall notwendig, z. B.
  – nach dem Toilettengang,
  – nach dem Naseputzen,
  – vor der Speisenverteilung,
  – vor Kontakten mit nicht besonders abwehrgeschwächten Patienten,
  – nach Kontakten mit Patienten, von denen keine besondere Infektionsgefahr ausgeht.

- *Durchführung*
  – Hände mit Seife oder Syndets aus einem Spender unter fließendem Wasser waschen,
  – Hände mind. 30 Sekunden lang waschen, dabei Fingerkuppen, Fingerzwischenräume und Daumenbeuge bewusst einbeziehen,
  – Fingernägel eventuell mit einer Nagelbürste reinigen,
  – Hände mit Einweghandtuch aus dem Spender abtrocknen.

Merke
Durch korrektes Händewaschen können die Anflugkeime (transiente Keime) nahezu 100 %ig entfernt werden.

Empfehlung
Durch häufiges Händewaschen wird die Haut entfettet und aufgeschwemmt. Sorgen Sie unbedingt für eine Rückfettung, z. B. mit pH-neutralen Hautcremes.

Warnung
Auch bei Patienten, von denen keine besondere Infektionsgefahr ausgeht, reicht das Händewaschen *nicht* aus, nachdem ein Kontakt mit Körperausscheidungen und Blut anzunehmen ist, z. B. bei der Mundpflege, Waschen des Intimbereichs, Hilfestellung bei der Ausscheidung usw.

14.2.3 Desinfektion

Desinfektion heißt, Keime auf einer Fläche oder auf einem Gegenstand soweit zu reduzieren, dass keine Infektionsgefahr mehr besteht.
Thermische Desinfektionsverfahren werden z. B. für Beatmungszubehör in der Anästhesie oder beim Auskochen von Säuglingsflaschen und -saugern angewandt. Die Desinfektion mit ultraviolettem Licht findet man nur noch selten, z. B. in Schleusen oder Säuglingsstationen. Eine Luftdesinfektion mittels Filtration kann in Operationssälen, Intensiveinheiten und Laminar-flow-Einheiten angewandt werden. Im Pflegebereich beschränkt sich die Desinfektion weitgehend auf die chemische Desinfektion.

Hygienische Händedesinfektion

- *Indikationen*
  - zur Durchführung steriler Arbeiten, z. B. Richten von Injektionen und Infusionen,
  - vor Kontakt mit abwehrgeschwächten Patienten,
  - vor Arbeiten an Körperzugängen und -ableitungen,

- vor der Versorgung von Wunden (bei ausgedehnten Wunden kann eine chirurgische Händedesinfektion notwendig sein),
- nach direktem und indirektem Kontakt mit Patienten, von denen eine Infektionsgefahr ausgeht,
- nach Kontakt mit Körperausscheidungen, z. B. Sputum, Stuhl, Urin, Blut, Wundsekret,
- nach der Entsorgung von infektiösen oder potenziell infektiösen Materialien.

- *Durchführung*
Zur hygienischen Händedesinfektion werden ca. 3–5 ml eines alkoholischen Desinfektionsmittels systematisch auf die Hände verteilt und verrieben, bis die Hände wieder trocken sind (☞ Abb. 14.2).

Warnung
Es muss unbedingt gewartet werden, bis die Hände trocken sind, da die Keime vorher nicht sicher abgetötet sind. Die Trocknungszeit z. B. durch Schütteln der Hände zu beschleunigen heißt, die desinfizierende Wirkung zu unterbinden.

Merke
- Das Desinfektionsmittel sollte dem Spender ohne Handkontakt entnommen werden. Geeignete Spender können per Fuß oder Ellenbogen bedient werden.
- Grobe Verschmutzungen können vor der Händedesinfektion z. B. mit Zellstoff abgewischt oder abgewaschen werden.
- Zur Beseitigung der abgestorbenen Keime und zur mechanischen Reduzierung von Sporen können die Hände im Anschluss an die Desinfektion gewaschen werden. Berührungen mit dem Wasserhahn oder dem Handtuchspender müssen aber vermieden werden.

- *Geeignetes Vorgehen*
  - Hände desinfizieren,
  - Wasserhahn mit Einweghandtuch öffnen,
  - Flüssigseife einem Spender entnehmen (kein Handkontakt),
  - Hände waschen,
  - Hände mit Einweghandtuch trocknen,
  - das gleiche Handtuch zum Schließen des Wasserhahns benutzen.

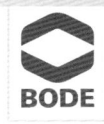

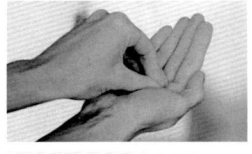

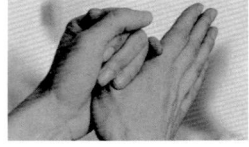

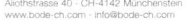

Abb. 14.2: Hände-Desinfektion
         (Bode Chemie GmbH & Co., Hamburg)

Merke

Die Händedesinfektion in sechs Schritten nach der EN 1500 wurde konzipiert, um in der Erforschung von Händedesinfektionsmittel ein einheitliches Vorgehen für valide Testungen einzuführen. Später wurde diese Händedesinfektion nach EN 1500 in die Krankenpflege übernommen. Obwohl die Praxistauglichkeit nie überprüft wurde, erlangte diese Desinfektionsmethode Standardcharakter.

In einer im April 2008 beim DGKH-Kongress vorgestellten Studie (http://www.biomedcentral.com/1471-2334/8/149) wurde dies erstmals nachgeholt, mit dem Ergebnis, dass die Händedesinfektion nach EN 1500 als unzureichend eingestuft werden muss. Es ergeben sich auch bei korrekt durchgeführter Desinfektion besonders im Bereich des Daumens und des Handrückens regelmäßig große Benetzungslücken.

Weiter hat die o. g. Studie ergeben, dass immer dann, wenn Pflegepersonen aufgefordert wurden, ohne Beachtung der sechs-Schritt-Methode ihre Hände vollständig mit Desinfektionsmittel zu benetzen, die Ergebnisse nahezu optimal waren.

Aus diesen Erkenntnissen heraus wird in der Studie die sogenannte „eigenverantwortliche Einreibemethode" empfohlen. Die Pflegeperson sorgt eigenverantwortlich für eine vollständige Benetzung der Hände mit Desinfektionsmittel. Nur die Daumenregion und die Fingerspitzen werden noch zusätzlich behandelt (☞ Abb. 14.2).

Merke

Wasserhähne mit Fußschalter oder Lichtschranke lassen sich hygienisch einwandfreier bedienen.
Zum Trocknen der Hände kein Heißluftgebläse benutzen. Keime werden im Luftstrom nicht sicher abgetötet und massenhaft auf die Hände gepustet.

Empfehlung

Händedesinfektionsmittel belasten Ihre Haut, darin enthaltene Hautpflegekomponenten sind nicht ausreichend. Sie sollten deshalb für die Hautpflege immer eine gute Handcreme in der Kitteltasche haben. Gemeinschaftstiegel sind unhygienisch.

Flächen- und Inventardesinfektion

- *Indikationen*
  - Arbeitsfläche zur Vorbereitung von Injektionen, Infusionen,
  - Arbeitsfläche zur Durchführung von aseptischen Arbeiten, z. B. Katheterisieren, Verbandwechsel,
  - Flächen und Inventar nach potenzieller oder offensichtlicher Kontamination mit pathogenen Keimen, z. B. Badewanne, Waschschüssel, Steckbecken, Urinflaschen, Fußboden, Bettgestelle usw.,
  - alle Flächen und alles Inventar in der Umgebung von hochgradig infektionsgefährdeten Patienten, z. B. auf einer Isolierstation.

- *Herstellung von Desinfektionslösungen*
  Für die Flächendesinfektion im Patientenbereich sind wegen der geringeren Geruchsbelästigung aldehydfreie Desinfektionsmittel vorzuziehen, im Küchenbereich werden wegen der geringeren Toxizität quartäre Ammoniumverbindungen bevorzugt.
  Vor der Anwendung eines Desinfektionsmittels müssen die Herstellerangaben bekannt sein.

- *Wichtige Angaben sind*
  - Wirkungsspektrum (Angabe, gegen welche Keime das Desinfektionsmittel wirkt): bakterizid: tötet Bakterien ab, viruzid: tötet Viren ab, virustatisch: inaktiviert Viren, fungizid: tötet Pilze ab, sporizid: tötet Sporen ab, tuberkulozid: tötet Tuberkelbakterien ab),
  - Dosier- bzw. Konzentrationsvorschriften,
  - Einwirkzeiten,
  - Gefahrenhinweise.

- *Vorbereitungen*
  - Materialien bereitstellen: graduiertes Gefäß, z. B. Eimer; Messbecher mit ml- bzw. ccm-Einteilung; Desinfektionsmittelkonzentrat,
  - für die Desinfektionsmittellösung benötigte Menge Wasser und Desinfektionsmittelkonzentrat errechnen oder von einer entsprechenden Tabelle ablesen.

Berechnungsbeispiel zur Herstellung von Desinfektionslösungen

1. gewünschte Menge der Desinfektionslösung in ml angeben
2. durch 100 dividieren
3. mit gewünschter Konzentration in Prozent multiplizieren
4. Ergebnis = benötigte Menge des Desinfektionsmittelkonzentrats
5. errechnete Menge des Desinfektionsmittelkonzentrats von der gewünschten Gesamtmenge abziehen = notwendige Menge Wasser

Rechenbeispiel für 5 Liter einer 2,5 %igen Desinfektionsmittellösung:

1. Rechenschritt

$$\frac{5000 \text{ ml} \times 2,5}{100} = 125 \text{ ml Desinfektionsmittelkonzentrat}$$

2. Rechenschritt

$$\begin{array}{r} 5000 \text{ ml} \\ - 125 \text{ ml} \\ \hline 4875 \text{ ml Wasser} \end{array}$$

Zur Herstellung von 5 Liter einer 2,5 %igen Desinfektionsmittellösung werden also 4875 ml (4,875 Liter) Wasser und 125 ml Desinfektionsmittelkonzentrat benötigt.

– Schutzmaßnahmen ergreifen: für gute Lüftung sorgen; Schutzhandschuhe anziehen, je nach Herstellervorschrift auch Mundschutz und Schutzbrille; Gummi- oder Plastikschürze anziehen.

- *Durchführung*
  – errechnete Menge an kaltem Wasser in das Gefäß einfüllen,
  – errechnete Menge des Desinfektionsmittelkonzentrats dem Wasser zugeben, vorsichtig mischen, Spritzer vermeiden,
  – Gefäß mit Desinfektionsmittellösung beschriften: Name des Desinfektionsmittels, Konzentration, Datum und Uhrzeit der Herstellung.

Merke

Manche Hersteller bieten Desinfektionsmittelflaschen mit integriertem Dosiersystem an. Diese Dosierhilfen ersparen das Abmessen des Konzentrats. Gleichzeitig besteht aber bei ungenauer Handhabung oder bei nicht mehr ausreichender Füllung der Flasche die Gefahr einer Fehldosierung.

Hilfreich sind auch in Plastikfolie eingeschweißte Desinfektionsmittelportionen. Sie sind in der Regel für vier oder acht Liter einer Standardlösung für die Infektionsprophylaxe ausgelegt. Der Portionsbeutel muss nur aufgeschnitten und in das Wasser gegeben werden.
Um die Lösung kenntlich zu machen genügt es, den leeren Beutel in den Eimer zu legen. Eine zusätzliche Beschriftung ist dann nicht nötig.
Desinfektionsmittel-Mischvorrichtungen, die direkt mit der Wasserleitung verbunden sind, erleichtern die gesamte Herstellung der Desinfektionsmittellösung. Nach Einstellen der benötigten Konzentration kann die Lösung in jeder gewünschten Menge entnommen werden. Um einen sicheren Betrieb zu gewährleisten, müssen diese Geräte regelmäßig gewartet und überprüft werden.
Manche Krankenhäuser verfügen über eine spezielle Desinfektionsmittelleitung. Die Lösung wird zentral in großer Menge vorbereitet und kann auf den Stationen direkt entnommen werden. Der Nachteil ist, dass die Dosierung auf der Station nicht dem jeweiligen Bedarf angepasst werden kann. Wird eine andere Dosierung benötigt, muss die Lösung individuell, wie oben beschrieben, hergestellt werden.
Die gesamte Anlage muss regelmäßig gewartet und überprüft werden. Es sind Fälle bekannt, in denen sich ein pathogener Keim im Leitungssystem eingenistet hat, nachdem er gegen das Infektionsmittel resistent geworden war. Er wurde als Hospitalkeim also bei jeder Desinfektion verbreitet.

Warnung

Die Industrie bietet Kombinationen von Reinigungs- und Desinfektionsmittel an, sog. Desinfektionsreiniger. Es ist jedoch nicht erlaubt, selbstständig Desinfektionsreiniger herzustellen, indem etwa ein Desinfektionsmittel mit einem Reinigungsmittel gemischt wird. Die Wirkung des Desinfektionsmittels kann dadurch vermindert oder sogar aufgehoben werden. Außerdem besteht die Gefahr einer chemischen Reaktion, wodurch gesundheitsgefährdende Dämpfe entstehen können.

- *Überdosierung*
  Beinhaltet die Desinfektionsmittellösung einen zu hohen Anteil des Desinfektionsmittelkonzentrates, bestehen folgende Gefahren:
  – Es entstehen gesundheitsschädigende Dämpfe, die zu Verätzungen der Atemwege führen können, wenn sie eingeatmet werden.
  – Oberflächen, die mit einem überdosierten Desinfektionsmittel behandelt werden, können dauerhaft geschädigt werden.
  – Direkter Hautkontakt mit der benetzten Fläche kann zu Verätzungen führen.

- *Unterdosierung*
  Beinhaltet die Desinfektionsmittellösung einen zu geringen Anteil des Desinfektionsmittelkonzentrats, bestehen folgende Gefahren:
  – Pathogene Keime werden nicht abgetötet, die Infektionsgefahr besteht weiterhin.
  – Pathogene Keime kommen in Kontakt mit dem Desinfektionsmittel, ohne abgetötet zu werden, sie können ihren Stoffwechsel umstellen und werden resistent gegen dieses Desinfektionsmittel. In der Folgezeit vermehren sich diese Keime ungehindert und führen zum infektiösen Hospitalismus.

- *Wischdesinfektion*
  – Neuere Forschungen der National University of Ireland berichten von Bakterien, die durch Gewöhnung an Desinfektionsmittel Resistenzen gegen Antibiotika entwickeln, ohne je mit dem Antibiotikum in Kontakt gekommen zu sein.
  – Handschuhe und ggf. Schutzschürze anziehen,
  – die zu desinfizierende Fläche frei räumen,
  – die Desinfektionsmittellösung mithilfe eines Tuchs satt auf die gesamte Fläche auftragen,
  – Einwirkzeit abwarten.

- *Sprühdesinfektion*
  – im Patientenbereich sparsam benutzen, nur dort anwenden, wo das Tuch nicht hingelangt, z. B. an Rädern von Betten, Infusionsständern, Nachtstühlen usw.,
  – Einatmen des versprühten Desinfektionsmittels vermeiden.

⚡ Warnung

Um Wasserflecken z. B. auf verchromten Flächen zu vermeiden, wird das Desinfektionsmittel häufig abgewischt, bevor es eintrocknet. Mit dieser Methode wird die Einwirkzeit verkürzt, die Keime werden nicht abgetötet. Auch dadurch wird also der Hospitalismus gefördert.

💡 Merke

Bei Versprühen von Desinfektionsmittel in größerem Ausmaß, z. B. in der Bettenzentrale, muss ein Atemschutzgerät getragen werden.

Instrumentendesinfektion

Zur Vorbereitung für die Sterilisation wird das benutzte Instrumentarium häufig auf der Station desinfiziert.

- *Herstellen der Desinfektionsmittellösung* (☞ s. o.)
  Ausschließlich spezielle Instrumentendesinfektionsmittel benutzen.

- *Vorgehen*
  – Benutztes Instrumentarium auf möglichst kurzem Weg in ein Desinfektionsbad legen. Es empfiehlt sich, bereits auf dem Verbandwagen ein Gefäß mit Desinfektionslösung bereit zu stellen. Die zweitbeste Lösung ist, benutztes Instrumentarium am Krankenbett zu sammeln und anschließend in ein Desinfektionsbad zu legen.
  – Das Instrumentarium muss vollständig mit Desinfektionslösung bedeckt sein. Notfalls können leichte Gegenstände, die oben schwimmen, mit einem Metallsieb beschwert werden.
  – Sicherstellen, dass auch die zuletzt zugegebenen Instrumente für die gesamte Dauer der Einwirkzeit in der Desinfektionslösung verbleiben.
  – Es empfiehlt sich, mit zwei Desinfektionsbädern zu arbeiten, z. B.
    1. Desinfektionsbad: Von 8 bis 18 Uhr mit Instrumenten befüllen, von 18 bis 22 Uhr Einwirkzeit.
    2. Desinfektionsbad: Von 18 bis 8 Uhr mit Instrumenten befüllen, von 8 bis 10 Uhr Einwirkzeit.

- Verbliebene Verunreinigungen beseitigen, dabei Handschuhe tragen, das Instrument ggf. einer zweiten Desinfektion zuführen.
- Je nach Organisation und Absprache mit der Zentralsterilisation Instrumente abspülen, trocknen, auf Funktionsfähigkeit und Beschädigungen überprüfen, einpacken und an die Zentralsterilisation weitergeben.

Warnung
Auf keinen Fall darf benutztes Instrumentarium vor der Desinfektion gereinigt werden, auch wenn es noch so verschmutzt ist. Die Infektionsgefahr wäre zu groß.

14.2.4 Sterilisation

Die Sterilisation wird in den Krankenhäusern in speziell dafür ausgerüsteten Abteilungen, den Zentralsterilisationen, durchgeführt. Das Pflegepersonal hat mit dem eigentlichen Sterilisationsvorgang nichts zu tun, muss aber den hygienisch einwandfreien Umgang mit dem sterilisierten Material sicherstellen.

Sterilgut beim Empfang bzw. Einräumen kontrollieren:
- Ist die Verpackung unbeschädigt?
- Ist der Indikationsstreifen eindeutig dunkel verfärbt?
- Ist das Sterilisationsdatum oder Ablaufdatum angegeben?

Merke
Wasserkränze auf einer Papierverpackung gelten als Beschädigung. In diesem Fall besteht der Verdacht, dass die Verpackung nass war. Nasse Verpackungen sind nicht keimdicht.

- *Sterilgut lagern*
  - Lagerung trocken, kühl, staubfrei,
  - in einem geschlossenen Regal oder Schrank,
  - das frische Sterilgut hinter das ältere einsortieren,
  - für den Gebrauch nur die voraussichtlich notwendige Menge entnehmen,
  - offene Zwischenlagerung auf der Station vermeiden, geschlossenen Verbandwagen für die Zwischenlagerung nutzen,

- nicht benötigtes Sterilgut nicht ins Lager zurücklegen, sondern im geschlossenen Zwischenlager belassen und baldmöglichst verbrauchen.

- *Sterilgut zum Gebrauch vorbereiten*
  - Arbeitsfläche desinfizieren,
  - Hände desinfizieren,
  - sterile Unterlage ausbreiten oder sterile Verpackungsinnenseite als Unterlage nutzen,
  - Sterilgutverpackung erst unmittelbar vor Benutzung öffnen,
  - Sterilgut aus der Verpackung auf eine sterile Unterlage fallen lassen, mit sterilen Handschuhen oder steriler Kornzange aus der Packung entnehmen.

Merke
Wird die Sterilisation im Ausnahmefall auf der Station vom Pflegepersonal durchgeführt, sind folgende Punkte zu beachten:
- Vorschriften des Medizinproduktegesetzes zur Betreibung des Geräts müssen genau beachtet werden.
- Ein Sterilisator darf nur nach vorheriger Geräteeinweisung bedient werden.
- Kenntnisse müssen zu folgenden Punkten vorhanden sein:
  - Welche Materialien können in diesem Gerät sterilisiert werden?
  - Wie müssen die Materialien verpackt sein?
  - Wie muss das Gerät vorbereitet werden?
  - Wie muss das Gerät mit dem zu sterilisierenden Gut bepackt werden?
  - Mit welchen Temperaturen arbeitet das Gerät?
  - Über welchen Zeitraum müssen bestimmte Temperaturen einwirken?
  - Wann darf das Gerät nach dem Sterilisationsvorgang geöffnet werden?

14.2.5 Isolation

Wird die Isolation konsequent durchgeführt, ist sie eine sehr effektive Maßnahme, um Infektionswege zum Patienten oder von ihm ausgehend zu unterbrechen. Je nach Virulenz des Erregers und Situation des Patienten kann die Einrichtung einer Standardisolierung, einer strikten Isolierung oder einer Umkehrisolierung (Schutzisolation) sinnvoll sein.

Standardisolierung

Die Standardisolierung wird häufig bei Patienten mit weniger gefährlichen Infektionen und geringem Ansteckungspotenzial durchgeführt. Dies können Patienten mit infizierten Wunden, mit infizierten Hauterkrankungen oder banalen Infekten sein. Der Patient kann auf der Normalstation weiter behandelt werden.

Zusätzliche Maßnahmen
- Unterbringung in einem Einzelzimmer.
- Der Patient darf das Zimmer nicht verlassen und keinen Besuch von Mitpatienten empfangen.
- Besuch durch Angehörige, besonders von Kindern, muss mit dem Arzt abgesprochen werden.
- Der Patient wird nach den nicht infizierten Patienten versorgt.
- Das Pflegepersonal muss Schutzmaßnahmen ergreifen: je nach Erregerart z. B. Mundschutz, Schutzkleidung und Handschuhe.
- Beim Verlassen des Zimmers ist eine Händedesinfektion durchzuführen.

Strikte Isolierung

Eine strikte Isolierung wird bereits bei Verdacht auf eine übertragbare Infektionskrankheit notwendig, wie z. B. offene Tbc, Tollwut, Diphtherie. Es müssen alle Maßnahmen der Standardisolierung beachtet werden.

Zusätzliche Maßnahmen
- Unterbringung in einem Zimmer mit Schleuse.
- Beim Betreten des Zimmers muss Schutzkleidung, ggf. auch Mundschutz und Handschuhe getragen werden.
- Jegliche Schutzkleidung muss vor Verlassen der Schleuse dort entsorgt werden.

Umkehrisolierung

Eine Umkehrisolierung wird bei Patienten durchgeführt, die vor den Krankheitserregern der Umgebung geschützt werden müssen. Dazu gehören z. B. Patienten mit einer Immunschwäche oder Autoimmunerkrankung sowie Patienten, die Verbrennungen erlitten haben oder eine Knochenmarktransplantation hinter sich haben.
Es müssen alle Maßnahmen der strikten Isolierung beachtet werden. Dabei ist zu bedenken, dass es bei der Umkehrisolation darauf ankommt, keine Krankheitserreger zum Patienten zu bringen. Bereits banale Erreger können bei einem abwehrgeschwächten Patienten lebensbedrohliche Infektionen auslösen.

Zusätzliche Maßnahmen

- *Umgebungskeime reduzieren*
  - Der Kontakt mit dem Patienten ist auf ein Minimum zu reduzieren; soweit der Patient dazu in der Lage ist, führt er Pflege- und Reinigungsmaßnahmen selbstständig durch. Ärztliche und pflegerische Maßnahmen sind zu koordinieren und zeitlich zusammen zu legen, um ein häufiges Betreten des Zimmers zu vermeiden.
  Besuch kann reglementiert oder ganz untersagt werden. Kontakt mit Angehörigen ist dann nur über ein Sichtfenster und über eine Sprechanlage möglich.
  - Die Einrichtung des Zimmers muss gut desinfizierbar sein. Potenzielle Keimträger wie z. B. Pflanzen und Stoffvorhänge sind verboten.
  - Das Zimmer und alle Einrichtungsgegenstände sind täglich zu desinfizieren.
  - Die Kleidung, Leib- und Bettwäsche des Patienten muss kochfest und desinfizierbar sein. Alles wird täglich gewechselt.
  - Um den Keimeintrag über die Nahrung zu verhindern, ist Rohkost (auch Salat und Obst) verboten. Auch Milchprodukte aus nicht pasteurisierter Milch sowie Schimmelkäse und Joghurt sind nicht erlaubt.

- *Körpereigene Keime reduzieren*
  - Der Patient muss sich täglich von Kopf bis Fuß mit einer desinfizierenden Seife oder Lotion waschen. Wenn möglich,

soll der Patient duschen. Um feuchte Kammern zu vermeiden, ist gründliches Abtrocknen wichtig. Die Haut ist mit rückfettenden Wasser-in-Öl-Emulsionen zu pflegen. Genital- und Analbereich werden mit schleimhautdesinfizierenden Sprays behandelt.
- Die Mundpflege muss täglich mehrmals mit desinfizierendem Mundwasser und antimykotischen Lösungen durchgeführt werden.
- Zur Reinigung nach dem Stuhlgang muss der Patient Handschuhe tragen. Seine Hände muss er sowohl nach dem Stuhlgang als auch nach dem Wasserlassen desinfizieren.
- Es kann notwendig sein, mit Antibiotika und Antimykotika eine Darmdekontamination durchzuführen.

14.3 Die Abwehrkraft der Patienten stärken

Möglichkeiten, die Abwehrkraft des Patienten zu stärken, sind:

- Ernährung
- Mobilisation
- psychische Unterstützung

14.3.1 Ernährung

Für die Infektionsprophylaxe ist ein guter Ernährungszustand wichtig. Es gelten die Regeln der ausgewogenen Ernährung, besonders auch die ausreichende Flüssigkeitszufuhr (ca. 1,5 bis 2 Liter). Die Ernährung des infektionsgefährdeten Patienten muss dem Krankheitsbild angepasst sein, daher ist der Arzt einzubeziehen.

Allgemeine Regeln
- Wunschkost
  Der Patient muss beraten werden, dabei ist eine Diätassistentin hilfreich.
- 5–6 kleine Mahlzeiten über den Tag verteilen.

Kleine Mahlzeiten belasten den Organismus weniger, die Inhaltsstoffe können besser aufgeschlossen und resorbiert werden.
- Vitaminreiche Kost
  Die Vitaminzufuhr kann durch viel Obst, Obstsäfte und Gemüse gesteigert werden. Eine Ergänzung durch Vitaminbonbons oder -tabletten ist ebenfalls möglich.
- Eiweißreiche Kost
  Eiweiß wird zum Aufbau der Zellen des Abwehrsystems benötigt. Eine Anreicherung der Mahlzeiten z. B. durch Milch, Quark, Joghurt oder Eierspeisen ist günstig. Auch Getreideprodukte und Fleisch liefern Eiweiß.
- Reich an Spurenelementen
  Spurenelemente sind essenziell, sie müssen dem Organismus zugeführt werden. Sie werden als Biokatalysatoren zum Aufbau von Hormonen und Enzymen benötigt.

Bei Patienten mit reduziertem Allgemeinzustand zusätzlich beachten:
- Leichte, Magen und Darm nicht belastende Kost
  - Milchprodukte
  - Eierspeisen
  - Fleisch vom Geflügel, Kalb, Lamm, Rind
  - magerer Fisch, z. B. Kabeljau, Schellfisch, Seezunge, Scholle, Heilbutt, Hecht, Zander, Forelle
  - Kartoffeln als Püree, gekocht oder gedünstet
  - junges Gemüse: z. B. Spargel, Blumenkohl, Spinat, Karotten, feine Erbsen.
- schonende Zubereitung, damit die Nähr- und Inhaltsstoffe der Nahrung weitestgehend erhalten bleiben und die Speisen leicht verdaulich werden.
  - Dünsten
  - Dämpfen
  - Kochen
  - Grillen ohne Fett
  - Garen in Alufolie

14.3.2 Mobilisation

Jede Art von Bewegung, die den Patienten nicht überfordert, ist zur Infektionsprophylaxe geeignet. Besonders günstig wirken sich Aufenthalte an der frischen Luft aus.
Die Mobilisation muss dem Allgemeinbefinden angemessen sein: Bewegungsübungen im Bett, Mithilfe bei Pflegemaßnahmen und Durchführung der Eigenpflege bis hin zu Spaziergängen, Gymnastik und Sport können dazugehören. Diese Maßnahmen fördern Kreislauf, Atmung, Verdauungsvorgänge und dadurch indirekt auch die körpereigene Infektabwehr.

14.3.3 Psychische Unterstützung

(☞ Kap. 2.3.3)

14.4 Der Resistenzentwicklung von Krankheitserregern vorbeugen

Viele Erreger nosokomialer Infektionen erweisen sich in zunehmendem Maße als resistent. Insbesondere trifft das auf Staphylococcus aureus, Escherichia coli, Pseudomonas aeruginosa und Enterokokken zu.
Die Resistenz kann sich gegen Antibiotika und Desinfektionsmittel richten. Bis auf wenige Ausnahmen werden Resistenzen durch fehlerhaften Einsatz von Antibiotika und Desinfektionsmittel von Ärzten und vom Pflegepersonal oder auch von den Patienten selbst erzeugt.

14.4.1 Ursachen

Bei Antibiotika:
- Routinemäßige Antibiotikumgabe zur Infektionsprophylaxe, z. B. bei der Versorgung mit Harnwegskathetern oder Ernährungssonden,

- Antibiotikumeinsatz bei Bagatellinfektionen,
- vorzeitiger Abbruch der Antibiotikumtherapie,
- Unregelmäßige Antibiotikumeinnahme.

Bei Einsatz von Desinfektionsmittel:
- Unterdosierung von Desinfektionsmittellösungen,
- zu kurze Einwirkzeit,
- unvollständige Benetzung des zu desinfizierenden Gutes,
- unreflektierter Einsatz von Desinfektionsmaßnahmen, z. B. Flächen, von denen keine besondere Infektionsgefahr ausgeht, oder Händedesinfektionen auch nach nicht kontaminierenden Arbeiten,
- undifferenzierter Einsatz von Desinfektionsmittel, z. B. Händedesinfektionsmittel zur Flächendesinfektion.

14.4.2 Gegenmaßnahmen

Gegen die unsachgemäßen Verordnungspraktiken von Antibiotika kann das Pflegepersonal nur indirekt angehen, da die Verordnung von Antibiotika Arztsache ist. Pflegepersonen haben die Möglichkeit,
- eine unangebrachte Antibiotikumverordnung kritisch zu hinterfragen,
- Patienten über die korrekte Einnahme von Antibiotika zu informieren,
- bei Patienten auf die sorgfältige Antibiotikumeinnahme zu achten.

Häufig kann durch hygienisches Verhalten (☞ 14.2.1), durch Maßnahmen zur Reinigung und Erhalt der Sauberkeit (☞ 14.2.2) sowie durch Stärkung der Abwehrkraft des Patienten (☞ 14.3) der Einsatz von Desinfektionsmittel vermieden werden. Je weniger Desinfektionsmittel zum Einsatz kommen, umso geringer ist die Gefahr der Resistenzentwicklung.
Wenn der Einsatz von Desinfektionsmittel nicht zu umgehen ist, müssen Pflegepersonen verstärkt auf die korrekte Anwendung achten (☞ 14.2.3).

15 Deprivationsprophylaxe

15.1 Entstehung einer Deprivation

Terminologie und Definition
Der Begriff *Deprivation* stammt aus dem Lateinischen und setzt sich zusammen aus der Vorsilbe de (des) ≅ weg und dem Verb privare ≅ rauben. Man unterscheidet folgende Formen:
- *Sensorische Deprivation – Reizarmut, Verminderung von Sinneseindrücken, auch mangelnde körperliche Zuwendung,*
- *Soziale Deprivation – Mangel an familiären und persönlichen (Ein)Bindungen,*
- *Kognitive Deprivation – Mangel an geistiger Anregung und Forderung,*
- *Emotionale Deprivation – Mangelnde Gefühlswelt.*

Das Deprivationssyndrom wurde bisher eher bei hospitalisierten Säuglingen und Kleinkindern erforscht und beschrieben. Der infolge einer Krankenhausaufnahme entstehende Mangel an Zuwendung und der Verlust der gewohnten sozialen Bezüge führen u. a. zu körperlicher und psychischer Retardierung, zur Säuglingsdepression und zum psychischen Hospitalismus.

Beinahe identische Symptome können bei alten Menschen beobachtet werden, wenn sie z. B. durch eine Krankenhausaufnahme, eine Heimeinweisung oder durch Immobilität den Zugang zu ihrem sozialen Umfeld mit den gewohnten sozialen Beziehungen verlieren, ihre geistigen Potenziale nicht mehr gefragt sind und Gefühle hinter professionellem Handeln verloren gehen.

Klinische Erscheinungsbilder

Sensorische Deprivation

- verminderter Tastsinn,
- verminderte oder fehlende Geruchswahrnehmung,
- verminderte oder fehlende Geschmackwahrnehmung,

- Sehstörungen: Gesichtsfeldeinschränkungen, Adaptionsstörungen, Farbblindheit, Nachtblindheit, fehlende Sehschärfe,
- Hörstörungen: vermindertes Hörvermögen, Schwerhörigkeit, akustische Wahrnehmungsstörungen,
- gestörter kinetischer Sinn: Bewegungsstörungen, Koordinationsstörungen, Gleichgewichtsstörungen.

Soziale Deprivation

- Eigenbrödlertum, Rückzug, Kontaktarmut,
- Eigensinn, Starrsinn, Streitsucht,
- Misstrauen, Angst, Verfolgungsideen.

Emotionale Deprivation

- inkongruente Gefühlsäußerungen,
- Depression,
- Aggressionen, Autoaggressionen,
- Retardierung.

Kognitive Deprivation

- Interessenlosigkeit, Langeweile, Motivationslosigkeit,
- Vergesslichkeit,
- Konzentrationsstörungen,
- Kommunikationsschwäche.

Die Unterscheidung und Trennung der einzelnen Deprivationen ist eher theoretisch. In der Praxis bedingen Sie einander. Sensorische, soziale, emotionale und kognitive Deprivation entwickeln einen Teufelskreis, der sich bei andauernder Deprivation verstärkt und den ganzen Menschen erfasst.
Durch das Zusammenwirken mehrerer Deprivationsfaktoren kommt es im Verlauf der beschriebenen Eskalation zu einem komplexen Syndrom. Der Patient selbst empfindet es als:
- Gefühl der Gefühllosigkeit,
- schrittweisen Rückzug in sich selbst,
- Verlust der eigenen Körpergrenzen,
- Gefühl, teilweise bereits gestorben zu sein.

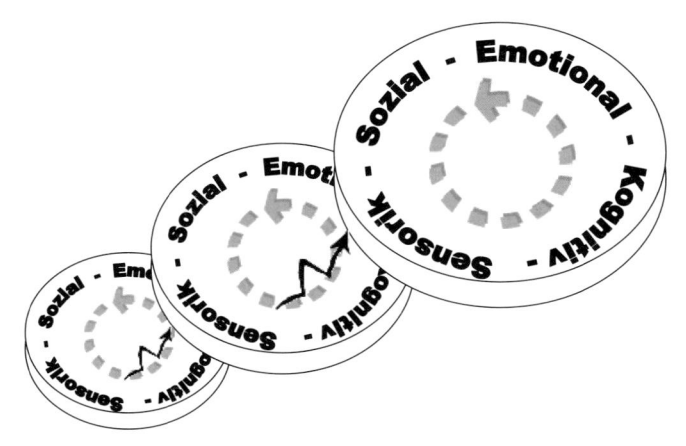

Abb. 15.1: Teufelskreis und Eskalation der Deprivation

Für die Pflege wird das Empfinden des Patienten sichtbar als:
- Desinteresse an allem, was um ihn herum geschieht,
- Kommunikationsverweigerung, Schweigen,
- Bewegungsverweigerung,
- Beschäftigen mit sich selbst, z. B. leises Singen, Summen, Klagen, Weinen,
- Wunsch zu sterben,
- stereotype Bewegungen, z. B. Nesteln, Schaukeln, wiederholtes Rufen.

Wird der Deprivation nicht entgegen gewirkt, mündet sie in akute Verwirrtheitszustände. Symptome sind:
- motorische Unruhe und körperliche Erregbarkeit,
- Denkstörungen, z. B. verlangsamt, zerfahren, unzusammenhängend,
- Sprachstörungen, z. B. wirr, verwaschen,

- Affektstörungen, z. B. Hilflosigkeit, Angst, Übererregtheit, psychomotorische Unruhe,
- quantitative Bewusstseinsstörungen, z. B. Benommenheit, Somnolenz, Stupor,
- zeitliche, örtliche, situative und autopsychische* Desorientiertheit.

* Durch Deprivation ausgelöste Halluzinationen und Illusionen. Meist Sehen von kleinen Tieren wie Käfer, Spinnen usw.

Das Deprivationssyndrom fördernde Umstände

Im sensorischen Bereich

Beeinträchtigung der Sinneswahrnehmungen, z. B. Hören, Sehen, Fühlen, Schmecken, Riechen. Durch diese sensorischen Störungen kann für den betroffenen Menschen die Kommunikation mit seiner Umgebung erschwert sein. Die Welt um ihn herum wird für ihn zunehmend unverständlicher und unbeherrschbarer. Mit den Kommunikationspartnern kommt es zu Missverständnissen, bekannte Geruchs- und Geschmackseindrücke gehen verloren, die taktile Orientierungsmöglichkeit fehlt.

Im kognitiven Bereich

Medien stehen nicht in geeigneter Form zur Verfügung, z. B. Zeitungen und Bücher mit großer Schrift; oder sie können wegen komplizierter Handhabung nicht genutzt werden. Hilfsmittel, z. B. Brille oder Hörgerät, sind nicht vorhanden oder werden nicht benutzt. Altersgerechte Bildungsangebote fehlen oder sind wegen körperlicher Handikaps nicht erreichbar. Die finanzielle Situation erlaubt keine Teilnahme an Informations- und Wissensvermittlung. Entscheidungen und Lebensplanungen werden von Pflegenden übernommen.

Im sozialen Bereich

Gesprächspartner werden im Alter selten, weil z. B. der Freundes- und Bekanntenkreis aufgrund körperlicher Handikaps nicht mehr erreichbar ist oder weil Altersgenossen bereits verstorben sind. Altersgerechte Veranstaltungen fehlen oder können, z. B. wegen körperlicher Handikaps oder der finanziellen Situation, nicht genutzt werden. Familienangehörige ziehen sich zurück, z. B. weil der Umgang mit einem in die Deprivation abgleitenden Menschen schwierig ist und Geduld verlangt.

Im Krankenhaus und in Pflegeeinrichtungen

- Auf Beeinträchtigungen der Sinneswahrnehmung wird nicht geachtet.
- Orientierungshilfen sind nicht vorhanden.
- Gewohnheiten und liebgewonnene Tagesstrukturen von Patienten und Bewohnern werden nicht berücksichtigt.
- Eine Personenorientierung ist z. B. wegen Funktionspflege nicht möglich.
- Mobilität und damit die Möglichkeit zu Sozialkontakten wird unterbunden.
- Möglichkeiten zur Kommunikation und zum Gedankenaustausch sind nicht gegeben.
- Eine bewusste und gezielte Stimulation aller Sinne wird nicht gefördert.

⚡ Achtung

Auch eine Reizüberflutung kann, besonders bei Patienten mit Bewusstseinseinschränkungen, zu Symptomen des Deprivationssyndroms führen.

- Dauerbeschallung durch Radio oder TV,
- dauernder Wechsel von Pflegepersonen, z. B. beim Funktionspflegesystem,
- dauernde unbekannte, nicht zuzuordnende mehrdeutige Geräuschkulisse, z. B. vom Stationsflur.

Risikogruppen

Menschen die Gefahr laufen, sich zu isolieren, z. B. aufgrund von:
- sensorischen Einschränkungen,
- Mobilitätseinschränkungen,
- Kontaktproblemen,
- Veränderungen im psychischen bzw. emotionalen Bereich,
- Verwirrtheitszuständen,
- biologischen, soziologischen, psychologischen Einschränkungen im fortgeschrittenem Alter.

15.2 Erkennen gefährdeter Patienten

Das Phänomen der Deprivation ist den Pflegepersonen in Krankenhäusern und Altenpflegeeinrichtungen seit langem bekannt. Jeder hat i. d. R. schon den Verfall eines alten Menschen miterleben müssen, nachdem dieser z. B. in seiner Wohnung nicht mehr zurecht kam und stationär aufgenommen werden musste. Viel zu lange wurde dieser Prozess aber als schicksalhaft angesehen. Pflegepersonen nahmen die Chance einer prophylaktischen Intervention oft aus Unkenntnis nicht wahr.

Mit den im Kap. 15.1 genannten Ursachen für eine Deprivation ist es jedoch möglich, bereits im Aufnahmegespräch gefährdete Personen zu erkennen. In allen Aufnahmebogen zur Erhebung der Patientendaten wird normalerweise nach sensorischen Einschränkungen, z. B. Fehlsichtigkeit und Schwerhörigkeit gefragt. Ebenso wird eine Sozialanamnese erhoben. Die dort gewonnen Daten müssen nun auch zusätzlich im Hinblick auf den Aspekt der Deprivation interpretiert werden. Mancherorts kann es auch notwendig sein, die Informationssammlung im Aufnahmegespräch zu erweitern. z. B. ist es sinnvoll, in der Sozialanamnese nicht nur nach Geburtsdatum, Beruf, Wohnort, Lebenspartner und Kinder zu fragen. Für die Deprivationsprophylaxe können folgende Fragen an den Patienten/Heimbewohner viel wichtiger sein:

- Welche Hobbys hat er zuletzt aktiv ausgeübt?
  – Bis wann? Warum dann nicht mehr?
- Welche Sozialkontakte bestanden?
  – Bis wann? Warum dann nicht mehr?
- Hat er eine Zeitung/Zeitschrift bezogen bzw. gelesen?
  – Bis wann? Warum dann nicht mehr?
- Welche kulturellen Angebote hat er zuletzt wahrgenommen?
  – Bis wann? Warum dann nicht mehr?

Die Frage, ob Brillenträger oder Träger eines Hörgerätes, muss ggf. ergänzt werden, z. B. durch folgende Fragen:
- Tragen Sie die Brille/das Hörgerät regelmäßig? Ggf. warum nicht?
- Wann wurden zuletzt eine Visusbestimmung bzw. ein Hörtest durchgeführt?

15.3 Maßnahmen zur Deprivationsprophylaxe

Zielsetzung

- Die Gefahr der Deprivation wird frühzeitig erkannt.
- Der Patient/Bewohner und seine Angehörigen sind über die Gefahr der Deprivation informiert.
- Der Patient/Bewohner und seine Angehörigen sind motiviert, im Rahmen ihrer Fähigkeiten aktiv an der Vermeidung von Deprivation mitzuarbeiten.
- Maßnahmen zur Verbesserung der sensorischen Reizaufnahme werden gezielt durchgeführt.
- Jeglicher Isolationstendenz wird konsequent entgegengewirkt.
- Dem Patienten/Bewohner werden gezielt für ihn verwertbare Reize, sowohl im sensorischen als auch im sozialen, emotionalen und kognitiven Bereich, angeboten.

Aus dieser Zielsetzung ergibt sich für die Pflegenden ein Maßnahmenkatalog (☞ Kap. 15.3.1–15.3.8).

15.3.1 Kenntnisse aktualisieren

Es ist zunächst wichtig, sich das ganze Spektrum der Möglichkeiten zur Stimulierung wieder bewusst zu machen. Kenntnisse der basalen Stimulation, wie sie z. B. bei Patienten mit Apoplexie oder apallischem Syndrom angewandt werden, müssen genauso rekapituliert werden wie die Vermittlung von Köpergefühl durch kinästhetische Vorgehensweise. Inhalte aus der Umgebungs- und Milieutherapie können zur Deprivationsprophylaxe genutzt werden und müssen deshalb das pflegerische Repertoire ergänzen.
Besonders zur kognitiven Stimulation ist die Auffrischung der Kenntnisse über Geragogik unabdingbar. Gedächtnistraining und Biografiearbeit sollten geübt werden.
Für Pflegepersonen ist es notwendig, auch die politischen und gesellschaftlichen Daten, Entwicklungen und Gegebenheiten aus der Lebensgeschichte ihrer Patienten/Bewohner zu kennen. Geschichtskurse, z. B. der Volkshochschule, über die Weimarer Republik, den Nationalsozialismus, den Ersten und Zweiten Weltkrieg sowie über die Nachkriegszeit können mögliche Lücken in der Allgemeinbildung schließen.

15.3.2 Patienten informieren und motivieren

Bewusstseinsklare und orientierte Patienten und Bewohner können durch Information motiviert werden, sich aktiv an der Deprivationsprophylaxe zu beteiligen.

Gesprächsinhalte
- Die Bedeutung von Sinneseindrücken (Reizen) für ein bewusstes Leben.
- Mögliche Ursachen und Gefahren der Reizverarmung.
- Welche krankheits- oder altersbedingten individuellen Gefahren für eine Deprivation bei diesem Patienten bestehen.
- Welche Maßnahmen zur Vorbeugung einer Deprivation zur Verfügung stehen.
- Wie Maßnahmen auf die individuellen Bedürfnisse des Patienten abgestimmt werden können.

- Was kann der Patient selbst zur Vermeidung einer Deprivation beitragen, wie können Angehörige oder Bekannte einbezogen werden, welche Hilfestellung kann das Pflegepersonal anbieten?

15.3.3 Seh- und Hörfähigkeit optimieren

Bei der Aufnahme eines Patienten mit Seh- oder Hörstörungen muss die Pflegeperson sich über die Versorgung mit Seh- oder Hörhilfen informieren. Eine einfache Feststellung, Brille oder Hörgerät ist vorhanden, reicht nicht aus. Es sind weitere Erkundigungen einzuziehen:
- Wann wurde der letzte Seh- bzw. Hörtest durchgeführt? Liegt die letzte Untersuchung deutlich länger als ein Jahr zurück, sollte dem Arzt eine Überweisung zum Augen- bzw. Ohrenarzt vorgeschlagen werden.
- Benutzt der Patient seine Seh- oder Hörhilfe immer? Ist das nicht der Fall, muss die Pflegeperson die Ursache dafür herausfinden.

  Brille
  – Mag er seine Brille nicht?
  – Verursacht ihm die Brille Schmerzen, z. B. Druckstellen am Ohr, an der Nasenwurzel?
  – Ist die Brillenstärke nicht ausreichend?
  – Ist die Brille beschädigt?
  – Vergisst er, wo seine Brille liegt?

  Hörgerät
  – Mag er sein Hörgerät nicht?
  – Verursacht ihm das Hörgerät Schmerzen, z. B. Druckstellen in der Ohrmuschel oder im Gehörgang?
  – Kann er trotz Hörgerät nicht besser hören?
  – Produziert das Hörgerät Nebengeräusche?
  – Funktioniert das Hörgerät richtig?
  – Ist die Batterie leer?
  – Kann er sein Hörgerät nicht selbstständig einstellen und einsetzen?

Hat die Pflegeperson die Ursache ermittelt, muss sie umgehend für Abhilfe sorgen. Dies kann bedeuten:
- eine Reparatur der Brille bzw. des Hörgerätes veranlassen,
- eine neue Brille bzw. ein neues Hörgerät verordnen lassen,
- die Handhabung des Hörgerätes mit dem Patienten üben,
- dem Patienten Unterstützung bei der Benutzung anbieten,
- den Patienten an das Tragen von Brille bzw. Hörgerät erinnern.

Merke
Optiker und Hörgeräte-Akustiker kommen in der Regel auch gerne ins Haus, bei immobilen Patienten ist das oft sehr hilfreich. Ist eine Mobilisation auch nur im Rollstuhl möglich, sollte jedoch auf die zusätzliche Stimulation durch den „Ausflug" in eine andere Umgebung und auf den Kontakt mit anderen Menschen nicht verzichtet werden.

Denken Sie daran, vorab die Frage der Kostenübernahme zu klären.

15.3.4 Sinneswahrnehmungen trainieren

Manche Patienten sind es nicht mehr gewohnt, all ihre Sinne zu benutzen. Die vernachlässigten Sinne beginnen zu verkümmern, die Funktionen lassen nach, der Patient verliert einen Teil seiner Orientierungshilfen. Desorientiertheit ist die Folge.

Für die Pflegenden ist es wichtig zu erkennen, welche Sinne vom Patienten vernachlässigt werden, um diese dann gezielt fördern und fordern zu können.

Empfehlung
Durch die geschickte Auswahl der Maßnahmen zur sensorischen Stimulation lassen sich oft mehrere positive Effekte zugleich erzielen. Das will heißen, veranlasst man den Patienten seine Blicke z. B. aus dem Fenster über die Gartenlandschaft schweifen zu lassen, kann man dies mit einer kognitiven Stimulation verbinden, indem man sich beschreiben lässt, was er sieht. Von da aus ist es nur noch ein kleiner Schritt zur Biografiearbeit. Öffnet man zu-

sätzlich das Fenster, kann der Patient auch noch akustische Eindrücke gewinnen.

Kenntnisse aus der Sozialanamnese können sehr hilfreich sein. Sensorische Stimulationen, die sich z. B. am Beruf oder Hobby des Patienten orientieren, werden eher angenommen.

Beispiele:
- Einem Gärtner macht es z. B. eher Spaß herauszufinden, wie viele verschiedenfarbige Rosen in einer Rabatte stehen.
- Ein passionierter Motorradfahrer wird Spaß dabei haben, Fahrzeuge nach dem Motorenklang zu identifizieren.

15.3.4.1 Optische und akustische Stimulation

Bei den meisten Patienten werden Gehör- und Gesichtssinn, vorausgesetzt es besteht keine krankhafte Behinderung, am wenigsten vernachlässigt. Dennoch oder gerade deshalb ist es oft am leichtesten, über diese Sinnesorgane eine Intensivierung der sensorischen Stimulation herbeizuführen.

Maßnahmen zur optischen und akustischen Stimulation

Den Patienten zum bewussteren Sehen anregen

Fordern Sie den Patienten auf, seine Umgebung gezielt zu betrachten. Fragen Sie nicht „Was sehen Sie?", sondern z. B.
- „Welche roten, blauen oder grünen usw. Gegenstände finden Sie in Ihrem Gesichtsfeld?"
- „Wie viele Personen, die hier vorbeikommen (Parkbank), tragen einen Hut, einen Schirm, eine Hose usw.?"

Empfehlung
Das Ratespiel: „Ich sehe etwas, was Sie nicht sehen, und das ist grün (rund, metallen usw.)" kann durchaus zur visuellen Stimulation genutzt werden.

Merke
Bei bewusstlosen oder bewusstseinseingetrübten Patienten sind die Möglichkeiten der visuellen Stimulation zwar sehr eingeschränkt, da aber hell/dunkel Unterschiede wahrgenommen wer-

den können, eröffnet dies die Möglichkeit, dem Patienten über deutliche Abdunkelung des Zimmers zur Nacht und deutliche Aufhellung am Morgen einen normalen Tag-/Nachtrhythmus nahe zu bringen.

Den Patienten zum bewussteren Hören anregen

Fordern Sie den Patienten auf, in seine Umgebung gezielt hinein zu hören. Fragen Sie nicht „Was hören Sie?", sondern z. B.
- „Wie viele verschiedenen Vogelstimmen (Tierstimmen, Verkehrsgeräusche usw.) können Sie ausmachen?"
- „Versuchen Sie Personen an ihren Stimmen (Schritten, Lachen usw.) zu erkennen."

Merke
Bei bewusstlosen oder bewusstseinseingetrübten Patienten stellt die akustische Stimulation neben der taktilen und kinetischen Stimulation (s. u.) die Methode mit den größten Effekten dar.
- Das direkte, an den Patienten gerichtete Gespräch ist leicht, ohne zusätzlichen Zeit- und Personalaufwand mit fast allen Pflegemaßnahmen zu kombinieren. Ein Gespräch zwischen Kollegen, über den Kopf des Patienten hinweg, ist keine geeignete Stimulation sondern trägt eher zur Verwirrung des Patienten bei.
- Musik dosiert angewandt kann eine effektive Methode sein. Wichtig ist, dass der Patient einen persönlichen Bezug zur ausgewählten Musik hat. (Lieblingslied, Ohrwurm seiner Generation usw.). Eine Dauerberieselung, z. B. durch permanent eingeschaltetes Radio, ist kontraindiziert, da eher eine Reizüberflutung entsteht, durch die einer Desorientierung Vorschub geleistet wird.
- Mittels Geräuschen lässt sich das Bewusstsein ebenfalls stimulieren. Auch hier ist der persönliche Bezug zum ausgewählten Geräusch Voraussetzung. So soll ein Motorradfan, durch Abspielen des Motorengeräuschs seines Motorrads vom Kassettenrekorder aus seiner Bewusstlosigkeit herausgefunden haben.

15.3.4.2 Taktile Stimulation

Die Wahrnehmung von Reizen über Mechano- und Thermorezeptoren der Haut geht eher unbewusst vonstatten. Erst intensivere Reize, besonders wenn sie die Schmerzschwelle überschreiten, dringen in unser Bewusstsein vor. Allerdings können wir unseren Tastsinn auch bewusst und gezielt einsetzen, um unsere Umwelt zu begreifen. Neben dieser orientierenden Funktion lassen die Sensoren der Haut uns aber auch unsere körperlichen Grenzen, unsere Hülle erfahren. Sie zeigen uns sozusagen unseren Anfang und unser Ende.

Wie sehr wir unser Tastgefühl benötigen, um uns in der Realität zurechtzufinden, zeigt die oft etwas scherzhaft gemeinte Aufforderung, „Kneif mich, ich will wissen ob ich wach bin oder träume." Pflegepersonen haben den großen Vorteil, dass der Patient es gewohnt ist, sich von ihnen berühren zu lassen. Dieser Vertrauensvorteil lässt sich nutzen, um bei dem Patienten die oben beschriebene Orientierung über taktile Reize zu erhalten oder zu stärken.

Maßnahmen zur taktilen Stimulation

Massagen

Durch Massagen aller Art können dem Patienten über die Haut Reize vermittelt werden, z. B.
- mit trockenem oder feuchtem Frotteetuch, kühl oder warm,
- mit weichen oder härteren Bürsten,
- mit den bloßen Händen, z. B. auch in Verbindung mit Einreibungen.

Empfehlungen
- Je bewusster der Patient die gesetzten Reize nachvollziehen kann, umso effektiver ist die Stimulation. Es ist deshalb wichtig, den Patienten auf die Reize vorzubereiten und sie ihm zu erklären.
- Für die stimulierenden Massagen ist keine spezielle Massagetechnik notwendig. Meist wird mit den Extremitäten begonnen und von distal nach proximal vorgegangen; am Körperstamm von oben nach unten oder kreisend.

Ausnahme: stimulierende Massagen, Waschungen oder Einreibungen nach Bobath, z. B. bei Patienten mit Hemiparese.
- Der kooperative Patient kann, nach Unterweisung durch die Pflegeperson, stimulierende Massagen teilweise selbstständig durchführen.

Den Patienten zum bewussteren Fühlen (Tasten) anregen

Fordern Sie den Patienten auf, seine Umwelt gezielt und bewusst zu erfühlen, z. B.:
- Lassen Sie den Patienten zuerst beschreiben, wie sich z. B. eine Kastanie, ein Kieselstein, ein Rosenblatt usw. anfühlen. Dann geben Sie ihm den entsprechenden Gegenstand in die Hand und bitten ihn um eine erneute Beschreibung (Oberflächenbeschaffenheit, Festigkeit, Größe, Form, Gewicht, Temperatur).
- Auch Spiele, z. B. Ertasten von Gegenständen mit geschlossenen Augen, können die Sensibilität steigern.

Merke
Bewusstlose oder bewusstseinseingetrübte Patienten verlieren sehr schnell den Bezug zu ihren Körpergrenzen, besonders wenn sie weich gelagert werden. Durch frühzeitige taktile Stimulation kann dem vorgebeugt werden. Geeignete Stimulationen sind:
- Massagen (s. o.)
- Kurzzeitige Lagerungen auf einer festeren Unterlage (auch 90°-Seitenlage). Der Patient fühlt durch sein Gewicht auf der festen Unterlage seine Körpergrenze.
- Intensiver Körperkontakt durch eine Vertrauensperson, z. B. Lebenspartner, aber auch Bezugspflegeperson:
  - in den Arm nehmen
  - auf den Schoß nehmen
  - eng umschlingen, Körper an Körper.

Achtung
Bewusstlose oder bewusstseinseingetrübte Patienten interpretieren Körperkontakte häufig als Angriff und reagieren mit mehr oder weniger gezielter Abwehr. Hier ist geduldiges und sensibles Vorgehen erforderlich (☞ Kap. 6.3.5, Tab. 6.1).

15.3.4.3 Kinetische Stimulation

Über den kinästhetischen Sinn erfahren wir unseren Körper durch Bewegung, Lage- und Gleichgewichtsveränderungen. Durch die Informationen, die über den kinästhetischen Sinn vermittelt werden, wissen wir jederzeit, auch ohne hinzusehen, wo und in welcher Position sich unsere Gliedmaßen und unser gesamter Körper befinden.

Bei immobilen Patienten sind diese Bewegungsreize eingeschränkt oder fehlen ganz. Der Patient verliert sein Körpergefühl, ja er verliert sich selbst.

Zu Beginn sind Gangunsicherheit und Sturzneigung zu beobachten, später stellt der Patient jede Bewegung ein, wird bettlägerig und zunehmend desorientiert.

Maßnahmen zur kinetischen Stimulation

Zur Mobilisation anregen

Zum Beispiel in Einrichtungen der Altenhilfe: Viele Einrichtungen bieten wenig Anreiz für ihre Bewohner, ihr Zimmer zu verlassen. Häufig unterstützen auch Pflegepersonen den Rückzug ins Zimmer oder gar ins Bett. So werden Bewohner mit Weglauftendenzen im Sessel oder im Bett fixiert; oder Bewohnern, denen es nicht gut geht, gibt man den Rat, sich doch etwas hinzulegen. Oft reichen kleine Maßnahmen, die Bewohner zu animieren, ihr Zimmer zu verlassen.

- Achten Sie darauf, dass die Bewohner Tagesbekleidung anziehen und sich gepflegt zurechtmachen. Wer sich hübsch gemacht hat, möchte auch gesehen werden.
- Schaffen Sie eine Marktplatzsituation, ein Ort, wo immer etwas los ist.
- Gestalten Sie die Flure so, dass sie neugierig machen. Bewohnern, die aus ihrer Zimmertür schauen und einen leeren tristen langen Gang vor sich sehen, kann man nicht verübeln, wenn sie lieber in ihrem Zimmer bleiben.

- Außenanlagen laden nicht schon alleine durch ihre Präsenz zu Spaziergängen ein. Tiergehege, Volieren, Ententeich und Blumengarten, besonders, wenn sie Möglichkeiten zum aktiven Tun bieten, sind dafür schon besser geeignet.

Häufig scheitern Pflegepersonen mit ihren Angeboten zum gemeinsamen Bewegen; es kommt kaum jemand. Entweder liegt das daran, dass die Bewohner sich bereits in der Deprivation befinden, oder das Angebot ist einfach zu uninteressant. Hier können oft Informationen aus der Sozialanamnese des Bewohners sehr hilfreich sein.

Ein Angebot vorzustellen, das alle anspricht, ist nicht sehr sinnvoll, da die Interessen auch bei alten Menschen zu sehr auseinandergehen. Sinnvoller sind Angebote für verschiedene Interessengruppen im Wechsel, auch wenn dann jeweils nur ein paar Interessenten teilnehmen. Die Angebote müssen auch nicht krankengymnastischen oder ergotherapeutischen Ansprüchen genügen, sondern vielmehr zu normalen Alltagsbewegungen animieren. Geeignet sind deshalb z. B.

- verschiedene Tanzveranstaltungen, die sich jeweils an Bewohner mit einer bestimmten Musikvorliebe richten (Schlager, Klassik, lateinamerikanisch usw.), aber auch die Teilnahme an Tanzkursen,
- Spiele-Nachmittage mit dem benachbarten Kindergarten,
- Schwimmen,
- Laienspielgruppe,
- Pantomime,
- Kochclub,
- Kräutergarten-Club,
- Schnittblumengarten-Club,
- Tier(Betreuung)-Partnerschaften mit dem örtlichen Tierheim.

Der Fantasie sind keine Grenzen gesetzt. Durch Recherchen in den Biografien der Bewohner lassen sich unzählige Ideen entwickeln. Natürlich sind auch die bekannteren Angebote wie Stuhlgymnastik, Spiel mit dem Ball oder Turnen auf der Matte bei Interesse geeignet.

Hilfsmittel zur Mobilisation anbieten

☞ Kap. 11.3.6 „Hilfsmittel einsetzen"

Bei der Mobilisation unterstützen

Besonders von bereits bewegungseingeschränkten Patienten/Bewohnern oder im Bewusstsein eingeschränkten Menschen kann kaum eigenständige Mobilität erwartet werden. Doch gerade für diese Menschen ist die Deprivationsprophylaxe durch kinetische Stimulation unabdingbar.

Die Pflegeperson kann je nach Situation:
- passive oder assistive Bewegungsübungen (☞ Kap. 5.3.4.2) anbieten
- durch Lagewechsel kinetische Reize vermitteln (den Patienten nacheinander, mit kürzeren, wenn notwendig auch längeren Pausen, in verschiedenste Lagen bringen).

Durchführung

Ausgehend von der Rückenlage wird der Patient in verschiedene Lagen gebracht, z. B.
- linke Seitenlage, rechte Seitenlage,
- über die linke Seite in die Bauchlage, über die rechte Seite in die Bauchlage,
- Hinsetzen, im Bett, auf die Bettkante, in den Stuhl,
- Bett mit dem Fußende herunterfahren (Patienten gegen Herunterrutschen sichern),
- Patienten vor das Bett stellen.

Sind Lagewechsel mit dem ganzen Körper für den Patienten zu anstrengend, ist auch ein Strecken der Extremitäten möglich, z. B.
- die Arme ausstrecken: über den Kopf, senkrecht nach oben, nach links, nach rechts,
- die Arme langsam kreisen lassen: links herum, rechts herum,
- die Beine ausstrecken: nach oben, nach links, nach rechts,
- das linke Bein nach rechts über das andere Bein legen und umgekehrt.

Dabei ist zu beachten:
- Die Lageänderungen müssen vom Pflegepersonal verbalisiert werden, z. B. „Jetzt rolle ich Sie über Ihre linke Körperseite auf den Bauch; und nun liegen Sie in Bauchlage".
- Dem Patienten muss Zeit gegeben werden, diese Bewegungen in Gedanken nachzuvollziehen (auch bei Bewusstlosen). Die Lagewechsel sollten langsam und mit Pausen zum Begreifen und zum Nachempfinden geschehen.
- Der Patient verbleibt kurze Zeit in der neuen Lage, dann wird er in die Ausgangslage zurückgedreht; nach einer erneuten kurzen Pause kann ein weiterer Lagewechsel erfolgen.

15.3.5 Kognitive Aktivitäten fördern

„Ich denke, also bin ich" – Wer kennt diesen Ausspruch von Descartes nicht. Weiterdenkend lässt sich interpretieren, wer keine Denkanreize mehr bekommt, verliert sich in der Deprivation. Die Stimulation der kognitiven Hirnfunktionen wie Erinnern, Denken, Beurteilen lernen sind Grundvoraussetzungen für eine bewusste menschliche Existenz. Dort, wo dem Menschen die Möglichkeit dazu vorenthalten oder gar genommen wird, wird inhuman gehandelt.

Maßnahmen zur kognitiven Stimulation

Gerade in Altenpflege- und Betreuungseinrichtungen besteht für Pflegepersonen die absolute Notwendigkeit, dem Bewohner ein kognitiv stimulierendes Umfeld zu schaffen. Möglichkeiten sind:
- kostenlose Verteilung von Tageszeitungen,
- Aufbau einer Bibliothek, auch mit Hörbüchern,
- Zugang zu Fernsehen und Radio ermöglichen,
- Teilnahme an Bildungsveranstaltungen, z. B. der Volkshochschule, ermöglichen; evtl. Räumlichkeiten für Bildungsveranstaltungen im Hause zur Verfügung stellen,
- Teilnahme am politischen Leben der Kommune, z. B. am Seniorenbeirat, ermöglichen.

- Gründung von „Clubs", z. B.
  - Tageszeitung-Diskutierclub,
  - Tagesschau, Monitor, Panorama usw. Diskutierclub,
  - Börsen-Club,
  - Politik-Club,
  - Club für Geschichte und Biografie(arbeit).

Merke
Alle diese Aktivitäten müssen, je nach Handikaps der Teilnehmer, von Pflegepersonen vorbereitet, begleitet und nachbereitet werden. Für diese Aufgaben sind auch Laienhelfer sehr gut geeignet. Bewohner, die aufgrund ihres Gesundheitszustands oder Allgemeinbefindens nicht an solchen Aktivitäten teilnehmen können, sondern z. B. bettlägerig sind, müssen vom Pflegepersonal individuelle Angebote erhalten.

Empfehlungen
So wie die oben aufgeführten Aktivitäten auch zur Förderung sozialer Kontakte (☞ Kap. 15.3.6) geeignet sind, so sind die in Kap. 15.3.6 aufgeführten Aktivitäten weitgehend auch zur kognitiven Stimulation geeignet.

15.3.6 Soziale Kontakte fördern

Der Mensch ist ein soziales Wesen. Kontakt und Austauschmöglichkeit mit anderen vermitteln ihm eine entscheidende Lebensqualität. Verliert der Mensch seine sozialen Berührungspunkte, ist der Weg in die Deprivation vorgezeichnet. Alte Menschen, ob zuhause in ihrer Wohnung, im Krankenhaus oder in Altenpflegeeinrichtungen, sind dieser Deprivation besonders ausgesetzt. Der Partner und die meisten Freunde und Bekannten sind bereits verstorben, die Kinder haben ihre eigenen Sorgen. Neue Freunde zu suchen fällt schwer, vor einer neuen Partnerschaft stehen gesellschaftliche Tabus und Rollenerwartungen. Manche Alteneinrichtungen unterstützen und forcieren durch ihre Vorgaben und Strukturen solche Vereinsamungstendenzen.
Aufgabe der Pflegenden ist es, solche in der Führung der Einrichtung begründeten Ursachen aufzudecken und zu ändern. Darüber

hinaus sind Kontaktförderungen anzubieten, die von allen Bewohnern genutzt werden können. Und endlich muss in der individuellen Pflege gemeinsam mit einzelnen Bewohnern nach Möglichkeiten für eine Intensivierung von deren sozialen Kontakten gesucht werden.

Maßnahmen zur sozialen Stimulation

Zum Beispiel in Einrichtungen der Altenhilfe.
(☞ auch Kap. 15.3.5)
- Zusammenführung der Familie
  - Mögliche Gründe für eine Entfremdung mit der Familie sind mit Fingerspitzengefühl in Erfahrung zu bringen.
  - Vorbereitende Gespräche mit beiden Seiten, um die Bereitschaft für eine Zusammenführung auszuloten und/oder dazu zu motivieren, müssen geführt werden.
  - Familientreffen müssen vorbereitet und evtl. begleitet werden. Folgetreffen müssen fest terminiert, dokumentiert und in der Pflegeplanung berücksichtigt werden.
- Wiederbelebung alter Beziehungen
  - Hier können ggf. die Kinder oder die Sozialanamnese hilfreiche Informationen liefern.
  - Bei der Suche nach „alten Bekannten" können z. B. die Heimatpfarrei, Vereinsvorstände oder kommunale Einrichtungen wie Dorfschaft oder Bürgermeister helfen.
  - Die Treffen mit „alten Bekannten" müssen vorbereitet und evtl. begleitet werden. Folgetreffen müssen fest terminiert, dokumentiert und in der Pflegeplanung berücksichtigt werden.
- Beziehungsfeindliche Strukturen in der Einrichtung beseitigen
  - Ggf. überholte Moralvorstellungen beim Personal – z. B. durch Seminare zum Thema – abbauen.
  - Ggf. überholte Moralvorstellungen bei den Mitbewohnern und Angehörigen – z. B. durch Infoveranstaltungen – abbauen.
  - Ggf. bestehende Verbote gegenseitiger Besuche auf den Zimmern zurücknehmen.

- Ggf. bestehende Verbote, sich nach einer bestimmten Uhrzeit außerhalb des Zimmers aufzuhalten, zurücknehmen.
- Beziehungsfreundliche Strukturen schaffen
  - ☞ Kap. 15.3.4.5 „Zur Mobilisation anregen" und ☞ Kap. 15.3.5 „Kognitive Aktivitäten fördern".
  - Nachbarschafts-, Dorf- oder Stadtteilfeste in der Einrichtung organisieren.
  - Partnerschaften mit anderen Alteneinrichtungen, Kindergärten, Schulen oder auch Tierpensionen schließen und pflegen.
  - Geeignete Räumlichkeiten für Aktivitäten in kleinen Gruppen schaffen.
  - Geeignete Räumlichkeiten für Zweisamkeit schaffen, z. B. auch im Freien, Lauben, Pavillons, abgeschirmte Sitzecken usw.
  - Gemischte Wohnbereiche/Stationen einrichten (Männer und Frauen im gleichen Bereich).
  - Fortbildung einer geeigneten Pflegeperson zur Fachkraft für soziale Kontakte oder Einstellen eines Sozialpädagogen zur Wahrnehmung dieser Aufgaben.

Merke
Bei bewusstlosen oder bewusstseinseingetrübten Patienten sind intensive Sozialkontakte durch häufige Besuche vom Partner, von Angehörigen oder/und intensive bezugspflegerische Betreuung notwendig. Soziale Reize müssen hier durch die Stimme und durch Körperkontakt gesetzt werden. Wie intensiv und intim die Kontakte sein können, hängt vom Vertrauensverhältnis zwischen den Beteiligten ab.

15.3.7 Emotionalität zulassen und fördern

Emotionen wie Trauer, Ärger, Wut, Angst, Scham, Einsamkeit, Freude, Zufriedenheit, Wohlbehagen, Ausgeglichenheit und Liebe empfinden zu können, macht uns unsere ganze Menschlichkeit bewusst. Werden uns diese Emotionen entzogen oder gibt es keine Auslöser mehr für Emotionen, geht ein wichtiger Teil unseres Menschseins verloren: Der Weg in die Deprivation ist vor-

gezeichnet. Pflegende gehen häufig dazu über, Emotionen bei Patienten oder Heimbewohnern als Krankheitssymptome zu interpretieren.
- Der traurige Patient/Bewohner hat Depressionen.
- Der ärgerliche und wütende Patient/Bewohner hat Aggressionen.
- Der liebende Patient/Bewohner ist senil.

Das Zulassen und Fördern von Emotionen sind wichtige Bestandteile der Deprivationsprophylaxe – dabei sind die negativ empfundenen Emotionen ebenso wichtig wie die positiv empfundenen. Bei Emotionen, die positiv auf einen wirken, fällt es Pflegenden leicht, den Patienten in seinen emotionalen Empfindungen anzunehmen. Sie können sich mit ihm freuen, seine gute Laune bestärken und seine Zufriedenheit akzeptieren. Anders sieht das bei Emotionen aus, die als negativ empfunden werden. Die Pflegenden akzeptieren diese Emotionen nicht, lassen keine Ursachen dafür gelten und reagieren oft mit dem erhobenen Zeigefinger.

Merke
„Positive" und „negative" Emotionen grundsätzlich gleich behandeln. Den Patienten/Bewohner also auch ansprechen, wenn Sie sehen, dass er sich freut, ausgeglichen ist oder sich wohlfühlt.

So wie es nötig ist, eine saubere Brille zu haben, um visuelle Reize aufnehmen zu können, so ist es notwendig, emotional klar zu sehen, um aus Emotionen ein Lebensgefühl abzuleiten. Dabei kann die Pflegeperson Hilfestellung geben.

Maßnahmen zur Stimulation von Emotionen

- Die Emotionen zulassen
  - Die Emotionen als Ausdrucksmittel des persönlichen Empfindens akzeptieren.
  - Gefühlsäußerungen nicht auf die eigene Person beziehen.
  - Gefühle nicht beschwichtigen, z. B. „Das ist doch nicht so schlimm."

- Das emotionale Verhalten nicht moralisieren, z. B. „Das gehört sich doch nicht."
- Die Emotionen bewusst machen
  - Den Patienten/Bewohner auf seine Emotionen ansprechen.
  - Ihm in einer neutralen Form zurückmelden, wie sein Verhalten auf Sie wirkt, z. B. „Ich habe das Gefühl, Sie sind im Moment sehr verzweifelt", oder „Ich kann Ihren Gefühlsausbruch nicht zuordnen, es muss Sie aber irgendetwas sehr bewegen", oder „Ihnen geht es im Moment nicht gut?!"
  - Ihn seine Emotionen verbalisieren lassen.
  - Wenn eine Gefühlswallung abgeebbt ist, das Gespräch suchen. Keine Zuhörer zulassen, angenehmes Umfeld schaffen, z. B. Gespräch bei einer Tasse Kaffee oder auf der Gartenbank.
  - Ihn bitten zu beschreiben, was in ihm vorgeht. Dabei neutral bleiben, z. B. nicht, „Was war denn eben mit Ihnen los?"
- Emotionen beim Patienten/Bewohner auslösen
  - Gezielt solche Situationen schaffen, die „positive" Emotionen auslösen, z. B.
  - Sich für seine Mitarbeit, seine Nachsicht, sein Verständnis usw. bedanken.
  - Ihn loben.
  - Ihm Anerkennung aussprechen.
  - Ihm einen Wunsch erfüllen.
  - Ihm das Gefühl von Geborgenheit vermitteln, z. B. durch eine entspannende Rückeneinreibung (☞ Kap. 3.3.5.2).
  - Dem dafür empfänglichen Patienten/Bewohner einen Kunstgenuss vermitteln, z. B. durch Musik, Kurzgeschichte, Poesie usw.

Merke
Biografiearbeit kann ein gutes Medium sein, um Emotionen zu wecken. Allerdings lässt sich nicht vorausbestimmen, ob eher negativ oder positiv empfundene Emotionen hervorgerufen werden. Eine intensive Bearbeitung aller erlebten Emotionen ist notwendig (☞ s. o. „Die Emotionen bewusst machen").

15.3.8 Umgebungs- und Milieugestaltung

(☞ auch Kap. 5.3.4.1 und Kap. 13.3.6)
Die Gestaltung von Krankenhäusern und Einrichtungen der Altenpflege wirken sich auf alle Bedürfnisbereiche (z. B. ATL/AEDL) des Menschen aus. Eine bewusste, auf Stimulation ausgerichtete Umgebungs- und Milieugestaltung kann deshalb alle unter Kap. 15.3.4–15.3.7 aufgeführten Maßnahmen zur Deprivationsprophylaxe unterstützen oder überhaupt erst möglich machen. Bei geplanten Umbauarbeiten, Renovierungen, Erweiterungen und Neubauten sollte sich das Pflegepersonal mit Nachdruck zu Wort melden und Maßnahmen zur stimulierenden Umgebungs- und Milieugestaltung einfordern.

Beispiele zur stimulierenden Umgebungs- und Milieugestaltung besonders in Wohnbereichen der Altenhilfe

- Wand-, Boden- und Deckengestaltung durch verschiedene Materialien, mit variierender Farbe und Struktur,
- Einbeziehung von Natur durch Blumen, Topfpflanzen, Wintergärten, Innenhöfe und Terrassen,
- Schmuck durch Bilder, Skulpturen, Wandteppiche, Vitrinen, Wasser-, Windspiele usw.,
- Einrichtung von Sitzgruppen und Treffpunkten,
- Schaffung von Ausblickmöglichkeiten durch Fenster nach draußen und zum Flur,
- Gestaltung von offenen, nur optisch abgetrennten Gemeinschaftsräumen,
- variierende Einrichtungsstile, z. B. die rustikale Bauernstube mit Wohnküche, die plüschige Bibliothek mit Kamin, das Lesezimmer im italienischen Landhausstil, die griechisch-römische Badelandschaft, der mittelalterliche Dorfplatz usw.,
- nach typischen Motiven gestaltete Flure, z. B. der Waldweg, die Winkelgasse, die Fachwerkstraße usw.

Entsprechend gestaltete Außenbereiche mit:
- unterschiedlichen Wegen und Plätzen,

- Blumenrabatten, Kräutergarten, Wildblumenwiese, Gemüsegarten, Wäldchen,
- Brunnen, Wasserläufen, Teichen, Vogeltränken,
- Sitzecken, Lauben, Terrassen mit ganz unterschiedlicher Möblierung,
- Tiergehegen, Volieren.

Diese Auswahl an Maßnahmen erhebt keinen Anspruch auf Vollständigkeit, sondern soll als Anregung zum Weiterdenken dienen.

16 Gewaltprophylaxe

16.1 Entstehung von Gewalt

Terminologie und Definition
Gewalt ist das, was dem von Aggression oder gefährlicher Pflege Betroffenen widerfährt. Dabei ist Gewalt die Wirkung, die eine verletzende oder die Bedürfnisse ignorierende Handlung (Aggression) gewollt oder ungewollt auf jemanden ausübt.
Aggression: Der Begriff stammt aus dem Lateinischen und leitet sich aus dem Substantiv *aggressio* $\cong$ *Angriff* ab. Mit Aggression wird ein beabsichtigtes schädigendes Verhalten beschrieben, z. B. ein Verhalten, das die körperliche Integrität oder die Rechte anderer verletzt oder deren Bedürfnisse übergeht. Aggression kann gegen andere, gegen sich selbst oder gegen Sachen gerichtet sein. Sie kann sich in aktiven Handlungen oder Unterlassungen äußern.

Gefährliche Pflege: Ein unbewusstes schädigendes Verhalten, z. B. Verletzen der körperlichen Integrität oder der Rechte anderer oder auch ein Übergehen der Bedürfnisse. Durch gefährliche Pflege erfährt der Patient dieselbe Gewalt wie durch Aggressionen.

Teufelskreis der Aggression

Aggressionen können von Personen, Strukturen oder kulturellen Gegebenheiten ausgehen. Sie bedingen sich gegenseitig und wirken verstärkend aufeinander. Es entsteht ein Teufelskreis. Der Adressat von Aggressionen erfährt Gewalt (☞ *Abb. 16.1*).

Merke
Aggressionen können auch vom Patienten ausgehen. In diesem Fall erfährt die Pflegeperson Gewalt.

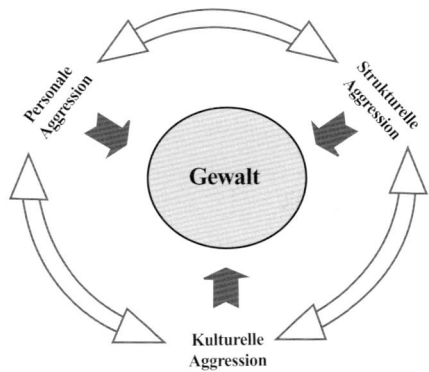

Abb. 16.1: Teufelskreis der Aggression

Personale Gewaltauslöser

Misshandlung
- Körperliche Misshandlungen: z. B. Schlagen, Treten, Kneifen, Schütteln, Über- oder Unterdosieren von Medikamenten.
- Psychische Misshandlungen: z. B. Beschimpfen, Bedrohen, Moralisieren, Einschüchtern, Isolieren, Bestrafen.
- Eigentumsentzug: z. B. Vorenthalten von Zahlungen (Rente), von Geschenken; Mitbenutzung des Eigentums (Kleidung, Möbel) durch andere.
- Einschränkung des freien Willens: z. B. Fixieren, Einsperren, zwingende Vorgabe von Tagesabläufen, Zuteilen von Zigaretten, Süßigkeiten usw., Durchführen nicht abgesprochener Pflegemaßnahmen.

Vernachlässigung
Unterlassungen, die sich nachhaltig negativ auf das Befinden des Adressaten auswirken.
- Passive Vernachlässigung: z. B. Nichterkennen von Hilfsbedürftigkeit, unzureichende Pflege, übersehen von Bedürfnissen
- Aktive Vernachlässigung: z. B. Unterlassen von angeordneten oder geplanten Pflegeleistungen; Unterlassen von erbetener Hilfe und Unterstützung; Zulassen bzw. Fördern von Verwahrlosung.

Merke
Nicht gleich jedes von der Norm abweichende Hygiene- und Ordnungsverständnis ist gleich Verwahrlosung. „Jeder Mensch hat ein Recht auf sein persönliches Chaos."

Strukturelle Gewaltauslöser

Nachhaltige negative Auswirkungen auf das Befinden von Patienten und Bewohner durch festgelegte Tagesabläufe, Vorschriften, Angebotsdefizite, räumliche Einschränkungen, Personalmangel, z. B.
- unangemessene Einschränkung einer persönlichen Tages-/Wochenplanung,
- Untersagen bzw. Nichtermöglichen von persönlichen Vorlieben und Eigenarten,
- Einschränkung von Besuch, Kontaktaufnahme und Verbindung nach außen,
- Einschränkung der Mobilität und des Mobilitätsradius,
- Verweigerung der Teilnahme an internen und externen Veranstaltungen,
- Einschränkungen der Intimsphäre,
- mangelnde persönliche Zuwendung, z. B. durch Funktionspflege,
- die Deprivation fördernde Verhaltensweisen (☞ Kap. 15).

Kulturelle Gewaltauslöser

Nachhaltige negative Auswirkungen auf das Befinden von Patienten und Bewohner durch religiös oder ideologisch einseitig geprägte Ausrichtung; durch überholtes Menschenbild, z. B. Defizitmodell, durch einseitige naturwissenschaftliche Sichtweise; z. B.
- Versagen bzw. Nichtermöglichen der Religionsausübung,
- Indoktrinierung durch Reden, Veranstaltungen und Selektion der Sozialkontakte,
- Negieren bzw. Vernachlässigen der Potenziale von Patienten und Bewohnern,
- Negieren bzw. Vernachlässigen der Ganzheitlichkeit von Patienten und Bewohnern.

Gefährliche Pflege

Nachhaltige negative Auswirkungen auf das Befinden von Patienten und Bewohnern aus Unkenntnis, Gedankenlosigkeit, Bequemlichkeit oder Überforderung, z. B.
- Anwenden von veralteten oder nachweislich schädlichen Pflegemaßnahmen,
- Vernachlässigen von indizierten Prophylaxen,
- Vergessen, Unterschlagen oder Herauszögern von notwendigen Pflegemaßnahmen,
- unkorrektes Durchführen von Pflegemaßnahmen,
- Nichtberücksichtigen von notwendigen Hygienemaßnahmen,
- Verkennen von gefährlichen Situationen oder Entwicklungen,
- Unterlassen der Pflegedokumentation und Informationsweitergabe.

Von Patienten/Bewohnern ausgehende Aggression

- Übernahme des z. B. bei Pflegepersonen beobachteten aggressiven Verhaltens,
- kultivieren eines aggressiven Verhaltens, das Vorteile verschafft, z. B. Dominanz bei den Mitbewohnern, Zuwendung durch Pflegepersonen,
- persönlichkeitsverändernde Erkrankungen führen zu mangelnder Kontrolle aggressiver Impulse,
- Angst, Panik und Verzweiflung lösen defensive Aggressionen aus,
- bei fortgeschrittener Regression kann Kontaktaufnahme oder Ausloten von Grenzen durch aggressives Verhalten geschehen,
- krankheitsbedingt, z. B. M. Alzheimer, M. Parkinson, M. Pick, Chorea Huntington, Hirnschädigungen, Alkoholabusus oder -delir, kann durch Verlust der Kontrollfunktion durch das Frontalhirn die Aggressionsbereitschaft ansteigen,
- einige Medikamente können aggressionsfördernd wirken (☞ Übersicht 16.1).

Übersicht 16.1: Aggressionsfördernde Medikamente (nach Grond 1997)

- Piracetam wie Avigilen®, Cerebroforte®, Cerepar®, Cuxabrain®, Durapitrop®, Encetrop®, Memo-Puren®, Nootrop®, Normabrain®, Novocetam®, Piracebral®, Piracetrop®, Sinapsan®.
- *Aktivierende Antidepressiva* wie Ciomipramin®, Anafranil®, Hydiphen®, Gamonil®, Nortrilen®, Pertofran®, Petylyl®, Imipramin wie Pryleugan® und Trofranil®, Noveril® und Vivalan®.
- *Testosteron* (männliches Sexualhormon) wie Andriol® und Testoviron®.
- *Schilddrüsenhormone* wie Levothyroxin in Berithyrox®, Eferox®, Euthyrox®, L-Thyroxin® und Thevier®.
- *Antiepileptika* und *Barbiturate* wie Luminal® oder Promidone wie Liskantin® und Mylepsinum® können paradoxe, d. h. aggressionssteigernde und verwirrende Wirkung entfalten. Phenytome wie Epanutin®, Phenhydan® und Zentropil® können zu erhöhter Erregbarkeit führen.
- *Parkinsonmittel* wie Levodopa®, Dopaflex® und Cromocriptin wie Kirim® oder Pravidel® können die Aggression steigern.
- *Theophyllin* wie Aerobin®, Afonilum®, Afpred® forte, Aminophyllin®, Bronchoparat®, Contiphyllin®, Cronasma®, Duraphyllin®, Etheophyl®, Euphyllin®, Euphylong®, Flui-Theophyllin®, Perasthman®, Phyllotemp®, Pulmo-Timelets®, Solosin®, Theophyllard®, Unilair®, Uniphillin®.
- *Coffein* wie Percoffedrinol® und coffeinhaltige Schmerzmittel wie Alacetan®, Azur®, CC® forte, Chephapyrin®, Coffalon®, Coffetylin®, Coffeemed®, Copyrkal®, Ditonal®, Doppel-Spalt®, DorocoffASS®, Eudorin®, Föhnetten®, Gewodin®, HA-Tabl. ®, Hermes-ASS®, Migränin®, Neopyrin® forte, Neuralgin®, Neuramag®, Neuranidal®, Novo Petrin®, Octadon®, Optalidon® N, Paracetamol® plus, Prontopyrin®, Quadronal®, Ring-N®, Rio-Josipyrin®, Saridon® neu, Titralgan®, Togal® und Toximer®.
- *Weckamine* wie AN1®, Captagon®, Risaturan®, Ritalin® und Tradon®.

- *Appetitzügler* wie Antiadipositum X 112-S®, Eventin®, Exponcit®, Fasupond®, Fenproporex®, Isomeride®, Mirapront®, Regenon®, Rondimen®, Tenuate® und Vita-Schlanktropfen® wirken wie Weckamine.
- *Metoclopramid* wie Cerucal®, DuraMCP®, Gastronerton®, Gastrosil®, Gastrotranquil®, MCP®, Paspertin® können über Angst und Unruhe die Aggressivität erhöhen.
- *Benzodiazepin-Tranquilizer* wie Adumbran®, Diazepam®, Praxiten® und *Benzodiazepin-Schlafmittel* wie Rohypnol®, Mogadan® oder Remastan® können als paradoxe Wirkung Aggressionen auslösen und bei plötzlichem Absetzen überschießende aggressive Reaktionen hervorrufen.

Risikogruppen

- Hilflose Personen, die besonders abhängig von Pflege- bzw. Betreuungspersonen sind,
- Menschen im hohen Alter,
- durch frühere Pflegeerfahrungen oder Krankenhausaufenthalte (z. B. Psychiatrie) traumatisierte Menschen,
- durch psychische Erkrankungen gehandikapte Menschen,
- Einzelgänger und Menschen mit Kontaktschwierigkeiten,
- Pflegepersonen mit Helferkomplex,
- sich selbst überfordernde oder durch die Arbeitsbedingungen oder aufgrund mangelnder Fachkompetenz überforderte Pflegepersonen.

16.2 Maßnahmen zur Gewaltprophylaxe

Zielsetzung

Für die Gewaltprophylaxe bei Patienten
- Für das Pflegepersonal sind Aggression und Gewalt kein Tabu.
- Das Pflegepersonal weiß um Aggression als mögliches, wenn auch unprofessionelles Verhalten.
- Das Pflegepersonal erkennt frühzeitig eigenes aggressives Handeln.

- Das Pflegepersonal ist motiviert, aktiv an der Vermeidung von aggressivem Verhalten mitzuwirken.
- Der Patient erhält Unterstützung zur Erklärung und Aufbereitung von Gewalterlebnissen.
- Gewalt auslösende Strukturen werden vom Pflegepersonal gezielt korrigiert.

Für die Gewaltprophylaxe bei Pflegepersonen
- Gewalteindrücke werden vom Pflegepersonal ernst genommen.
- Das Pflegepersonal erhält Unterstützung zur Erklärung und Aufarbeitung von Gewalterlebnissen.
- Die Entstehungsmechanismen selbst empfundener Gewalt werden von betroffenen Pflegepersonen aufgedeckt und können mit den Beteiligten besprochen werden.
- Gewalt auslösende Strukturen werden mit Vorgesetzten besprochen.

Aus dieser Zielsetzung ergibt sich für das Pflegepersonal ein Maßnahmenkatalog (☞ Kap. 16.2.1–16.2.5).

16.2.1 Kenntnisse erwerben oder aktualisieren

Es ist gut möglich, dass selbst jüngere Pflegepersonen während ihrer Ausbildung das Thema „Aggression und Gewalt in der Pflege" nicht behandelt haben. Erst in den letzten Jahren beginnt das Tabu auf breiter Front zu bröckeln. Heute allerdings steht jedem Interessierten eine große Auswahl an Literatur zum Thema zur Verfügung (☞ Literaturliste). Auch bieten Fort- und Weiterbildungsinstitute entsprechende Seminare an.
Insbesondere für Pflegepersonen, die Patientengruppen betreuen, die im Abschnitt „Risikogruppen" aufgeführt sind (s. o.), sind ein Literaturstudium und ergänzend die Teilnahme an einem Seminar unbedingt notwendig. Für Pflegepersonen, die in der Altenbetreuung und in der psychiatrischen Pflege tätig sind, muss dieses Thema in kürzeren Jahresabständen immer wieder aufgegriffen werden.
Die Kranken- und Altenpflegeausbildung stellt, selbst wenn sie ausgezeichnet ist, „nur" eine pflegerische Grundausbildung dar.

Die Pflegeperson, die sich nach ihrem Examen für einen bestimmten pflegerischen Bereich entschieden hat, muss sich unbedingt die dafür notwendige Fachkompetenz aneignen, um professionell arbeiten zu können. Die daraus erwachsende Souveränität im Beruf ist Grundlage für aggressionsfreien Umgang auf allen Ebenen.

Literaturempfehlungen

- Bojack, Barbara (2001): Gewaltprävention. München: Urban & Fischer
- Brandl, Katharina (2005): Möglichkeiten zur Gewaltprävention in der Altenpflege. Eine Herausforderung für die Ausbildung. Bonner Schriftenreihe. Gewalt im Alter Bd. 12. Frankfurt: Mabuse
- Buchinger, Sascha M. (2004): Gewalt in stationären Einrichtungen der Altenhilfe. Bonner Schriftenreihe Gewalt im Alter Bd. 11. Frankfurt: Mabuse
- Eastman, Mervyn (1991): Gewalt gegen alte Menschen. Freiburg: Lambertus
- Freyberg, Ricco (2007): Gewalt in der Pflege. München: GRIN
- Grond, Erich (1997): Altenpflege ohne Gewalt. Hannover: Vincentz
- Grond, Erich (2007): Gewalt gegen Pflegende: Altenpflegende als Opfer und Täter. Bern: Hans Huber
- Hamborg, Martin u. a. (2003): Gewaltvermeidung in der Pflege Demenzkranker. Stuttgart: Wissenschaftliche Verlagsgesellschaft
- Hirsch, Rolf D. (2001): Gewalt gegen pflegebedürftige alte Menschen in Institutionen. Bonner Schriftenreihe Gewalt im Alter Bd. 4. Frankfurt: Mabuse
- Meyer, Monika (1998): Gewalt gegen alte Menschen in Pflegeeinrichtungen. Bern: Hans Huber
- Neubert, Nicole (2005): Erfahrungen zu Aggression u. Gewalt in der Pflege. München: GRIN
- Panke-Kochnik, Birgit (2008): Gewalt gegen Pflegekräfte, Problematische Situationen erkennen und lösen. Frankfurt: Mabuse
- Sauter, Dorothea (1998): Gewalt in der psychiatrischen Pflege. Bern: Hans Huber

- Schneider, Cordula (2005): Gewalt in Pflegeeinrichtungen: Erfahrungen von Pflegenden. Hannover: Schlütersche
- Schulz, Peter Michael (2006): Gewalterfahrungen in der Pflege: Subjektives Erleben von Gewalt in Pflegeeinrichtungen. Frankfurt: Mabuse
- Seidel, Laura (2007): Gewalt an alten Menschen.: Entstehungsfaktoren für Gewalt an pflegebedürftigen alten Menschen. Frankfurt: Mabuse
- Steinert, Tilmann (2008): Umgang mit Gewalt in der Psychiatrie. Bonn: Psychiatrie Verlag
- Ruthemann, Ursula (1993): Aggression und Gewalt im Altenheim. Basel: Recom
- Kienzle, Theo/Paul-Ettlinger, Barbara (2001): Aggression in der Pflege. Stuttgart: Kohlhammer
- Hartdegen, Karsten (1996): Aggression und Gewalt in der Pflege. München: Urban & Fischer
- Nolting, Hans-Peter (1997): Lernfall Aggression.Hamburg: Rowohlt
- Weidner, Jens u. a. (2004): Gewalt im Griff. Bd. 1: Neue Formen des Anti-Aggressivitätstrainings. Bd. 3 (2003): Weiterentwicklung des Anti-Aggressivitäts- und Coolness-Trainings. Weinheim/München: Juventa

Für die Gewaltprophylaxe sind auch Inhalte des Kapitels zur Deprivationsprophylaxe wichtig (☞ Kap. 15).

16.2.2 Das Stationsteam zur aktiven Mitarbeit motivieren

Aggression und Gewalt müssen thematisiert werden können.
- Alle Mitglieder des therapeutischen Teams haben ein Seminar zum Thema besucht.
- Aggression und Gewalt können in Teambesprechungen offen angesprochen werden.
- Regeln zum Umgang mit Aggression und Gewalt werden regelmäßig in Qualitätszirkeln aktualisiert, dokumentiert und mit dem Team besprochen.
- Alle Teammitglieder nehmen regelmäßig an Supervisionen teil.

16.2.3 Aggression und Gewalt und deren Eskalation durch Professionalität vermeiden

Zum professionellen Umgang mit Aggression und Gewalt benötigen Pflegepersonen eine an berufsethischen Konzepten ausgerichtete persönliche Grundhaltung, die Fähigkeit zur angemessenen Kommunikation auch in schwierigen Situationen und die Fähigkeit, zwischenmenschliche Prozesse anzustoßen, zu steuern und anzunehmen.

Persönliche Grundhaltung

Gegenüber der eigenen Person
- Aggressives Verhalten ist kein geeignetes Mittel für pflegerische Interaktionen.
- Aggressionen sind zwar unangemessen, aber dennoch menschlich und können vorkommen. Man kann sich dafür entschuldigen.
- Das eigene Handeln wird immer wieder auf gewaltauslösende Wirkung hin reflektiert.
- Hinweise von Kollegen, Patienten oder deren Angehörigen auf gewaltauslösendes Verhalten werden ggf. mit fachmännischer Hilfe, z. B. einem Supervisor, bearbeitet.

Gegenüber Patienten/Bewohnern
- Persönliche Schwächen und Unzulänglichkeiten werden akzeptiert, nicht ausgenutzt oder missbilligt.
- Aggressives Verhalten von Patienten/Bewohnern wird nicht automatisch persönlich genommen.
- Aggressivem Verhalten von Patienten/Bewohnern wird mit professionellem Verstehen begegnet, nicht mit persönlicher Gekränktheit und Zurückweisung.
- Aggressives Verhalten von Patienten wird zum Anlass genommen, eigenes Verhalten zu reflektieren.

Kommunikative Kompetenz

- Aktiv zuhören können.
- Neben der verbalen Kommunikation auch alle nonverbalen Möglichkeiten beherrschen.

- Empathiefähig sein: die Perspektiven wechseln, sich in die Situation des Patienten hineinversetzen können, z. B. „Was fühlt und denkt die Person, wenn sie das tut, was sie jetzt tut?"
- In verbaler und nonverbaler Kommunikation Echtheit und Wahrheit zum Ausdruck bringen, z. B. durch Kongruenz von Gesprochenem, Mimik, Gestik, Haltung und Handlung.

Merke

Je desorientierter ein Patient ist, desto mehr wird nonverbale Kommunikation wichtig.

Soziale Kompetenz

- Allgemeine Höflichkeitsregeln selbstverständlich anwenden können.
- Den Menschen wertschätzen können, unabhängig vom Grad einer möglichen Einschränkung z. B. Impairment, Disability oder Handikap (nach WHO).
- Die korrekte Balance zwischen Nähe und Distanz austarieren können:
  – Distanz aushalten und anbieten
  – Nähe zulassen und anbieten
- Pflege unter Achtung der Privatsphäre des Patienten gestalten können.
- Pflege an den Möglichkeiten und Grenzen des Patienten ausrichten können. Keine Unter- oder Überforderung.
- Wünsche, Meinungen und Einwände von Patienten erkennen und nachfragen können. Der Patient muss sie nicht erst mit Nachdruck einfordern.
- Dem Patienten seine Grenzen so aufzeigen können, dass er sie ohne Gesichtsverlust oder das Gefühl der Niederlage akzeptieren kann.
- Patienten und Angehörigen Wertschätzung entgegenbringen und sie als kompetente Partner akzeptieren können.

Weiter ist es wichtig, Wahrnehmung und Beobachtung, die eigenen Gefühle sowie die Auswahl und Umsetzung von Pflegemaßnahmen bewusst mit professionellem Anspruch zu handhaben.

Wahrnehmung und Beobachtung

Pflegepersonen muss klar sein, dass selbst ihre professionelle Krankenbeobachtung nicht frei von Subjektivität ist. Sie müssen sich um Objektivierung bemühen.

- Fragen, die sich die Pflegeperson selbst stellt, können helfen, die Objektivität zu steigern.
  - Bewerte ich die Situation alleine aus dem Blickwinkel meiner eigenen Wert- und Normvorstellungen?
  - Kann ich unterscheiden, was Ursache und was Symptom ist?
  - Kann ich ein Problem oder einen Prozess (Teufelskreis, Eskalation) hinter dem Verhalten ausmachen?
  - Ergibt das Verhalten für den Patienten einen Sinn?
- Ein Abgleichen der eigenen Wahrnehmungen und Beobachtungen mit denen der Kollegen kann die Objektivität weiter steigern.
  - Welche Beobachtungen haben die Kollegen gemacht? Decken diese sich mit meinen Beobachtungen?
  - Zu welchen Erklärungen kommen die Kollegen? Decken sich diese mit meinen Interpretationen?
  - Können die Kollegen die Beobachtungen ergänzen und/oder weitere Gesichtspunkte beisteuern?
  - Sehen die Kollegen einen Bezug zwischen meinem Verhalten und den Aggressionen des Patienten?
- Die Pflegedokumentation und die Pflegeanamnese können weitere Informationen zur Objektivierung von Wahrnehmungen und Beobachtungen beitragen.
  - Wird in der Pflegedokumentation über ähnliche Verhaltensweisen berichtet?
  - In welchem Zusammenhang wird dort über aggressives Verhalten berichtet?
  - Lassen sich zwischen früherem und aktuellem Verhalten Parallelen erkennen?
  - Lassen sich aus den Angaben in der Pflegeanamnese mögliche Erklärungen für aggressives Verhalten ableiten, z.B. frühere Gewalterlebnisse, spezielle religiöse oder gesellschaftliche Prägung, Erkrankungen mit Aggressionssymptomen?

Eigene Gefühle

Pflegepersonen muss klar sein, dass ihr Handeln, besonders das spontane, maßgeblich von ihren Gefühlen bestimmt wird.
- Es gibt einige Gefühle, die besonders geeignet sind, Pflegepersonen zu unprofessionellem Handeln zu verleiten. Dazu gehören:
  – eigenes Gewalterleben, z. B. durch Arbeitsbedingungen, Vorgesetzte, Kollegen oder Patienten,
  – Hilflosigkeit bei Überforderung, z. B. durch Personalmangel, mangelnde Kompetenz,
  – Erschöpfung, z. B. durch Überarbeitung, Krankheit (auch ein banaler Schnupfen),
  – Frustration, z. B. durch ungerechte Behandlung, mangelnde Anerkennung,
  – Ärger, Wut, z. B. durch persönliche Angriffe von Vorgesetzten, Kollegen oder Patienten,
  – Mitleid, z. B. mit Angehörigen eines Patienten, mit Kollegen, mit sich selbst,
  – Stress, z. B. durch private Anforderungen, durch übertriebene Erwartungen von Vorgesetzten, Kollegen und Patienten. Auch durch zu hohe Erwartungen an sich selbst.
- Besonders Situationen, in denen Patienten aggressiv reagieren, müssen für die Pflegeperson Anlass sein, sich ihre eigenen Gefühle bewusst zu machen. Dann kann sie ggf. erkennen, ob nicht ihr gefühlgelenktes Verhalten Ursache und Auslöser für aggressives Verhalten des Patienten ist.

Auswahl und Umsetzung von Pflegemaßnahmen

Pflegepersonen muss klar sein, dass ihr Handeln Empfindungen von Gewalt bei Patienten auslösen kann. Pflegemaßnahmen sind deshalb so auszuwählen und zu gestalten, dass sie vom Patienten verstanden und akzeptiert werden können.
- Jede Pflegeplanung muss so lange als vorläufig angesehen werden, bis sie mit dem Patienten besprochen wurde und der Patient sich mit ihr einverstanden erklärt.
- Pflegende müssen zur Erlangung eines Pflegeziels immer mehrere unterschiedliche Pflegemaßnahmen kennen, damit sie dem Patienten Alternativen anbieten können.

- Erfahrungen des Patienten mit Pflegemaßnahmen müssen von der Pflege aufgenommen und wenn möglich berücksichtigt werden.
- Gefühle z. B. von Angst, Scham und Ekel müssen ernst genommen und verbalisiert werden, damit die Pflegenden gemeinsam mit dem Patienten einen gangbaren Weg finden können.
- Vor der Durchführung von Pflegemaßnahmen müssen diese dem Patienten in einer für ihn verständlichen Art erläutert werden.
- Während der Durchführung einer dem Patienten noch nicht geläufigen Pflegemaßnahme muss jeder Pflegeschritt angekündigt werden.
- Während der Pflegemaßnahme muss auf verbale und/oder nonverbale Abwehrsignale des Patienten geachtet und ggf. die Pflegemaßnahme geändert oder abgebrochen werden.
- Besonders bei bewusstseinseingetrübten und bewusstlosen Patienten ist ein hohes Maß an Fingerspitzengefühl und Empathie Voraussetzung, um keine Empfindungen von Gewalt beim Patienten zu provozieren (☞ Tab. 6.1: Ziele und Zielerreichung bei der Mundpflege, S. 114).

Deeskalationsstrategien

Auch noch unmittelbar zu Beginn eines aggressiven Ausbruchs können Pflegende durch gezieltes Handeln ein weiteres Hineinsteigern in die Aggression verhindern.
- Die Situation entspannen
  - Mitpatienten bzw. Mitbewohner bitten, den Ort des Geschehens zu verlassen.
  - Dem Patienten bzw. Bewohner Raum geben, mindestens 1,5–2 m Abstand halten.
  - Ihm das Verlassen des Ortes ermöglichen, nicht einsperren, nicht den Weg versperren.
  - Nicht versuchen, ihm etwas wegzunehmen.
  - Durch Gestik, Mimik und Körperhaltung entspannte Neutralität signalisieren, z. B. keine schnellen Bewegungen, dem Patienten zuwenden, Blickkontakt halten. Arme locker am Körper herunterhängen lassen.
- Mit dem Patienten bzw. Bewohner reden

- In normalem Tonfall reden.
- Den Patienten/Bewohner bitten, seinen Ärger zu benennen.
- Aktives Zuhören praktizieren.
- Gefühlen und Meinungen des Patienten/Bewohners nicht widersprechen.
- Beschimpfungen und Beleidigungen überhören.
- Verständnis für die Gefühle des Patienten/Bewohners signalisieren.
- Keine Vorwürfe machen, das Verhalten nicht bewerten, nicht diskutieren.
- Mit dem Patienten bzw. Bewohner die Situation klären
  - Beim Patienten bleiben, wenn er sich schnell beruhigt; sonst ihn für den Moment alleine lassen und ihn bitten, in einer angemessen Zeit, wiederkommen zu dürfen.
  - Dem Patienten/Bewohner die Gelegenheit geben, seinen Ärger zu erläutern, dabei die Gefühle annehmen, Verständnis für seine Wut signalisieren, seine Entgleisungen neutral behandeln, nicht verharmlosen oder gar darüber lachen.
  - Gemeinsam die Entstehungsprozesse für den Ärger aufdecken.
  - Gemeinsam Strategien entwickeln, wie solche Situationen vermieden werden können.

16.2.4 Milieugestaltung

Es ist unbestritten, dass der Mensch von seinem Umfeld beeinflusst wird – unabhängig, ob krank oder gesund. So wirkt das Milieu eines Krankenhauses oder einer Pflegeeinrichtung sowohl auf Personal als auch auf Patienten oder Bewohner. Die Wirkung kann belastend, krank machend und Gewalt auslösend sein oder auch wohltuend, motivierend, anregend und Angst lösend. Durch eine gezielte Milieugestaltung können einerseits die Bedingungen für die Berufsausübung verbessert und andererseits die Voraussetzungen für Wohlbefinden und Genesung der Patienten oder Bewohner geschaffen werden. Für beide Gruppen wird dadurch auch die Aggressionsbereitschaft gesenkt.
In der Praxis wird diesen Erkenntnissen noch viel zu wenig Rechnung getragen. Einrichtungen für alte Menschen, die z. B. einen Kindergarten oder ein Tierheim integriert haben, werden zwar

interessiert zur Kenntnis genommen, aber dann doch als exotisch abgetan. Die Einrichtung von Wohngruppen in familienähnlichen Strukturen scheitert meist am fehlenden (Fach-)Personal.

Das Leitbild

Den Ausspruch: „Wir ziehen alle an einem Strang", und die Antwort „Aber jeder in eine andere Richtung", ist in Krankenhäusern und Pflegeeinrichtungen zum geflügelten Wort der Resignation geworden. Eine gemeinsame Richtungsvorgabe, ein Leitbild, kann aus diesem Dilemma hinausführen.

Ein Leitbild wird vom Träger der Einrichtung oder von der Leitung vorgegeben und z. B. durch Seminare den Mitarbeitern nahegebracht. In berufsübergreifenden Qualitätszirkeln oder Arbeitskreisen müssen diese Leitlinien dann noch auf konkrete Fragestellungen der Praxis heruntergebrochen werden. Gewaltprophylaktische Inhalte könnten z. B. sein:

- Was bedeutet für uns Menschenwürde?
- Wie gehen wir mit dem Wunsch nach selbstbestimmtem Leben um, gehen wir z. B. auf individuelle Gewohnheiten und Bedürfnisse ein durch:
  – Änderung der Tagesstruktur?
  – Flexibilität in der Arbeitsorganisation?
  – Anpassung der Dienstplangestaltung?
- Wie gehen wir mit der Wahrheit um?
- Wie gehen wir mit schwirigen Situationen um, z. B:
  – Nahrungsverweigerung?
  – Ablehnung pflegerischer Maßnahmen?
  – Notwendige Pflegemaßnahmen verursachen große Schmerzen?
- Wie gehen wir mit Lebenskrisen des Patienten/Bewohners um, z. B.
  – Trennung vom gewohnten sozialen Umfeld,
  – Verlust von Fähigkeiten, z. B. durch Immobilität, Erblindung, Senilität, Demenz,
  – Chronische Erkrankungen, z. B. Diabetes,
  – Sterben und Tod des Partners?
  – Eigenes Sterben und eigener Tod?

Führungsstil

Der Führungsstil einer Einrichtung hat nicht nur positive oder negative Auswirkung auf das Befinden und Handeln des Personals, sondern wirkt auch weiter auf die Patienten oder Bewohner.
- Herrscht ein autoritärer Führungsstil mit dem Anspruch auf widerspruchslosen Gehorsam, so erleben die jeweils untergebenen Pflegepersonen Gewalt und neigen ihrerseits zu aggressivem Verhalten gegen ihre Untergebenen und gegen die schwächste Gruppe, die Patienten bzw. Bewohner.
- Auch die Patienten oder Bewohner reagieren auf dieses autoritäre Milieu. Zumindest diejenigen, die nicht schon resigniert und sich in ihre private Isolation zurückgezogen haben, versuchen sich mit aggressivem Verhalten gegen die erfahrene Gewalt zur Wehr zu setzen.

Zur Vermeidung von Aggressionen beim Personal und Gewalterlebnissen beim Patienten/Bewohner ist ein spezieller Führungsstil von Nöten:
- der auf Beteiligung aller Mitarbeiter an Entscheidungsprozessen setzt,
- der die Persönlichkeit des jeweiligen Gegenübers achtet,
- der die persönlichen und sozialen Bedürfnisse der Mitarbeiter berücksichtigt,
- der auf Kommunikationskultur wert legt,
- der zur Identifikation mit den Leitzielen motivieren kann.

Ausstattung

Auch die Ausstattung einer Einrichtung, sowohl die räumliche als auch die sächliche, hat negative oder positive Auswirkungen auf das Personal und die Patienten bzw. Bewohner.

Für das Personal haben folgende Aspekte positive Auswirkungen auf ihr Wohlbefinden und wirken damit gewaltprophylaktisch:
- in der Anzahl, Größe und Ausstattung ausreichende Arbeitsräume,
- in der Anzahl, Größe und Ausstattung ausreichende Sozialräume, die Abstand vom Stationsgeschehen ermöglichen,

- funktionsfähige, moderne Arbeitsmaterialien in genügender Menge,
- die Möglichkeit, räumliche und materielle Voraussetzungen für neue Pflegemethoden zu schaffen.

Für den Patienten bzw. Bewohner ist es die Unterbringung, die positive Auswirkungen auf sein Wohlbefinden haben kann. Sie wirkt dann gewaltprophylaktisch, wenn sie seinen Bedürfnissen, seiner Persönlichkeit und seinen Wünschen weitgehend entspricht.

An die relativ kurzzeitige Unterbringung in einem Krankenhaus stellt der Patient in der Regel weniger Ansprüche. Ein ausreichend bequemes und großes Bett, Stauraum für seine Kleidung, ein geräumiger Nachttisch, gut erreichbare Schalter und Klingel, ein Telefon und nicht zu viele Mitpatienten reichen schon aus.
Für den Bewohner einer Alteneinrichtung stellt sich die Situation ungleich komplexer dar.
- Er möchte seine Ansprüche an Größe, Lage, Möblierung, Ausgestaltung und evtl. Mitbewohnern berücksichtigt sehen.
- Er verlangt, seine Lebensgewohnheiten und seinen Lebensrhythmus beibehalten zu können.
- Er erwartet Möglichkeiten, seinen Hobbys und Vorlieben nachgehen zu können.

Merke
Auch der desorientierte oder demente Mensch stellt Ansprüche an seine Umgebung. Je mehr es der Pflegeperson gelingt, diese Ansprüche, z. B. durch Empathie, zu erspüren und dann auch umzusetzen, umso mehr wirkt sie gewaltprophylaktisch.

16.2.5 Selbstpflege – Psychohygiene

Pflegepersonen gehen in ihrem pflegerischen Alltag permanent bis an ihre körperlichen und psychischen Grenzen, oftmals auch darüber hinaus. Anerkennung für ihre Leistungen erfahren Pflegepersonen selten, dafür werden sie aber häufig für eine Anzahl von Unzulänglichkeiten und Problemen verantwortlich gemacht, die gar nicht in ihrem Einfluss- und Verantwortungsbereich liegen. Pflegepersonen stellen an sich den Anspruch, für den Patienten das Optimale zu erreichen. Gelingt ihnen dies nicht, z. B. wegen Personalmangels, unprofessioneller Mitarbeiter oder Organisationsdefizite der Einrichtung, stellen sie primär ihre Leistung in Frage und verdoppeln womöglich noch ihre Anstrengungen, um Defizite und Mängel anderer auszugleichen. Es ist geradezu vorprogrammiert, dass Pflegepersonen in solchen Situationen früher oder später aggressiv auf ihre Umgebung und damit auch auf die Patienten/Bewohner reagieren.

Diese Entwicklung gilt es gezielt zu durchbrechen, um erst gar kein Aggressionspotenzial entstehen zu lassen. Möglichkeiten sind:

Verbesserung der Arbeitssituation
- Solidarisierung im Pflegeteam und selbstbewusstes Einfordern der notwendigen Unterstützungen sowie objektives Aufzeigen der Schwachstellen,
- Ansprechen und Bearbeiten von Schwierigkeiten und Problemen mit Patienten und Kollegen im Pflegeteam,
- regelmäßige Teilnahme an Supervisionen.

Entwicklung eines positiven Ich-Gefühls
- Anwenden von Entspannungstechniken, z. B. Yoga, progressive Muskelrelaxation,
- Meditationsübungen, Phantasiereisen,
- Fitness, Sport und Bewegung,
- Sauna, Massagen, Kosmetik,
- Teilnahme an entsprechenden Kursen, z. B. der VHS.

Leben eines Lebens jenseits des Berufs
- Aktivierung von Hobbys,
- Wahrnehmung kultureller Angebote,
- Knüpfen sozialer Kontakte, z. B. Vereine, Clubs, Nachbarschafts-, Angehörigentreffen,
- Milieuwechsel, z. B. durch Kurzurlaube an freien Tagen oder am Wochenende, z. B. Städtereisen, Wellness- oder Kulturtage.

17 Malnutritionsprophylaxe
Prophylaxe zur Vermeidung der Unterernährung

17.1 Entstehung von Unterernährung

Terminologie und Definition

Malnutrition – Unterernährung, Fehlernährung, Mangelernährung: Der Begriff stammt aus dem Lateinischen: malus ≅ schlecht und nutritio ≅ Ernährung.

Eine mengenmäßig oder in ihrer Zusammensetzung unzureichende Nährstoffaufnahme führt bei längerer Dauer durch eine negative Energie- oder/und Nährstoffbilanz zu Mangelkrankheiten, Abmagerung und erhöhter Infektionsgefährdung.

Ursachen

Die Ursachen für eine Unterernährung können vielfältiger Natur sein. Häufig lässt sich nicht eine einzelne Störung als Ursache ausmachen, sondern mehrere Störungen ergänzen oder bedingen einander.

Als Ursache unterschieden werden:
- Mangelnde Nahrungsaufnahme, z. B. durch
  - unzureichende Versorgung mit Nahrung, z. B. bei Armut,
  - unzureichende Erreichbarkeit von Nahrung, z. B. bei alleinstehenden gebrechlichen oder retardierten Menschen,
  - Nahrungsverweigerung, z. B. aus Protest gegen Bevormundung oder Vergiftungsideen bei psychischen Erkrankungen,
  - Verlust der Lebensperspektive in Lebenskrisen, z. B. Partnerverlust, Verlust des sozialen Umfelds,
  - Schluckbeschwerden, z. B. nach Schlaganfall,
  - Krankheit; besonders bei älteren Menschen können bereits leichte Erkrankungen zur Appetitlosigkeit führen.

- Einseitige Ernährung, z. B. durch
  - geringe Flüssigkeitsaufnahme, z. B. bei vermindertem Durstgefühl im Alter,
  - Mangel an frischer vitaminreicher Kost, z. B. durch ungenügendes Angebot,
  - wenig ballaststoffreiche Kost, z. B. wegen Kauschwierigkeiten,
  - geringe Speisenvielfalt, z. B. durch eingeschränkte Einkaufs- oder Zubereitungsmöglichkeiten,
  - Unkenntnis grundlegender Ernährungsregeln.
- Gestörte Verdauung, z. B. durch
  - Bewegungsmangel,
  - ballaststoffarme Ernährung,
  - mangelnde Kau- und Speicheltätigkeit,
  - Flüssigkeitsmangel,
  - sedierende Medikamente, z. B. Neuroleptika,
  - Laxanzienabusus.
- Resorptionsstörungen, z. B. durch
  - Flüssigkeitsmangel,
  - Darmerkrankungen,
  - beschleunigte Darmpassage, z. B. durch Abführmittel,
  - verminderte Produktion von Verdauungsfermenten, z. B. Pankreassaft, Gallensäure und Darmsekreten,
  - Nahrungsmittelunverträglichkeit, z. B. Sprue.

17.2 Erkennen gefährdeter Patienten

Für die aufmerksame Pflegeperson sollte es nicht schwer sein, gefährdete Patienten frühzeitig zu erkennen. Viele der als mögliche Ursachen für eine Unterernährung genannten Parameter (siehe oben) lassen sich bereits durch eine gute und gezielte Krankenbeobachtung ausmachen. Um prophylaktisch intervenieren zu können, muss die gezielte Krankenbeobachtung möglichst früh, am besten bereits beim Aufnahmegespräch, einsetzen. Fragen nach der täglichen Trinkmenge, den Essgewohnheiten, nach Verdauungsproblemen und Medikamenteneinnahme sind heute selbstverständlicher Bestandteil der Erhebungsbogen. Darüber hinaus gilt es aber auch auf weitere indirekte Hinweise zu achten, z. B.:

- Hat der Patient Zahnprobleme oder trägt er seine Gebissprothese nicht?
- Deutet eine zu weit gewordene Bekleidung auf einen Gewichtsverlust hin?
- Lassen Zeichen der Verwahrlosung Rückschlüsse auch auf eine Fehlernährung zu?

Merke

Der MDS (Medizinischer Dienst des Spitzenverbandes Bund der Krankenkassen e.V.) verweist in seinem Abschlussbericht der Projektgruppe P 39 zur Ernährung und Flüssigkeitsversorgung älterer Menschen auf folgende Zahlen:

Prävalenz der Mangelernährung:
bei zu Hause Lebenden   5–10%,
bei in Heimen Versorgten   25–50%,
bei kranken Betagten   bis zu 60%.

17.3 Maßnahmen zur Prophylaxe der Unterernährung

Eine bereits eingetretene Mangelernährung lässt sich nur mit erheblichem Einsatz und großer Mühe beseitigen. Bei multimorbiden alten Menschen lässt sich eine manifeste Malnutrition kaum noch beseitigen. Prophylaktische Maßnahmen zu vernachlässigen wäre fahrlässig.

Zielsetzungen

- Die Gefahr der Unterernährung frühzeitig erkennen.
- Der Patient ist über gesunde, ausgewogenen Ernährung informiert.
- Der Patient ist motiviert, sich im Rahmen seiner Möglichkeiten optimal zu ernähren.
- Die notwendige Nahrungszufuhr ist sichergestellt.

Aus dieser Zielsetzung ergibt sich für das Pflegepersonal ein Maßnahmenkatalog (☞ Kap. 17.3.1–17.3.7).

17.3.1 Kenntnisse aktualisieren

Häufig herrscht auch bei Pflegepersonen die Meinung vor, „Ernähren ist doch ein alltägliches Geschehen, darüber weiß doch jeder Bescheid." Diese Haltung ist gefährlich, da sie das Thema unterschätzt und letztendlich einer der Gründe dafür ist, dass so viele, besonders ältere Menschen, an Unterernährung leiden (siehe unten). Auch wenn Ernährungsberater oder Diätassistenten zur Verfügung stehen, entbindet dies die Pflegepersonen nicht davon, sich fundierte Kenntnisse anzueignen, insbesondere um:
- gefährdete Patienten erkennen zu können,
- Fehl- und Unterernährung im Anfangsstadium diagnostizieren zu können,
- Patienten und Angehörige zur Mitarbeit motivieren zu können,
- Patienten richtig ernähren zu können.

17.3.2 Patienten informieren und motivieren

Gesprächsinhalte
- Was ist Unterernährung?
- Wodurch entsteht eine Unterernährung?
- Welches Verhalten fördert die Entstehung einer Unterernährung?
- Durch welche Maßnahmen kann eine Unterernährung verhindert werden?
- Welche Maßnahmen sind für diesen speziellen Patienten sinnvoll?
- Was kann der Patient selbstständig zur Vermeidung einer Unterernährung tun?

17.3.3 Gefahr der Unterernährung frühzeitig erkennen

Um einen aussagekräftigen Ernährungsstatus zu erheben, bedarf es auch heute noch der Kenntnisse von erfahrenen Pflegepersonen. Assessment-Skalen und objektive Messverfahren haben in der Einschätzung des Ernährungsstatus nur eine Bedeutung, wenn sie durch eine erfahrene Pflegeperson interpretiert und auf die individuelle Situation des Patienten übertragen werden. Standards zur Beurteilung von Messwerten stehen nicht zur Verfügung oder sind noch sehr umstritten.

Einschätzung des Essverhaltens

Skalen zur Beurteilung des Essverhaltens sind im englischsprachigen Raum bekannt, z. B. die Blandford Scale und die Eating Behaviour Scale. Für beide Skalen gibt es keine Aussagen über Genauigkeit und Zuverlässigkeit; in Deutschland sind sie nicht eingeführt. In der Einschätzung des Essverhaltens sollten folgende Aspekte berücksichtigt werden:
In welcher Ausprägung
- ist die Fähigkeit zur Nahrungsaufnahme eingeschränkt, z. B.
  - die manuelle Fähigkeit, die Nahrung zu zerkleinern,
  - die manuelle Fähigkeit, die Nahrung zum Mund zu führen,
  - die geistige Fähigkeit, Sinn und Notwendigkeit von Nahrung und Mahlzeit zu verstehen, z. B. bei demenziellen Erkrankungen?
- ist die Fähigkeit zur Nahrungsaufnahme eingeschränkt, z. B.
  - Kaufunktion,
  - Fähigkeit, Speise einzuspeicheln,
  - Schluckfunktion?
- ist die Bereitschaft zur Nahrungsaufnahme eingeschränkt, z. B.
  - Nahrungsverweigerung, z. B. bei Depression oder Vergiftungswahn,
  - Nahrungsvorbehalte aus religiösen Gründen, z. B. Fastenzeiten, Speisevorschriften,
  - Nahrungsverweigerung als einzig verbliebene Protestmöglichkeit,
  - Nahrungswiderwillen, z. B. bei akutem Krankheitszustand, Übelkeit, unappetitlicher Umgebung, Angst?

Zur Einschätzung des Essverhaltens gehört auch die Beobachtung:
- Wie viel der angebotenen Mahlzeit wird verzehrt?
- Welche der Speisen werden nicht oder nur eingeschränkt angenommen?

- Kann sich der Patient auf das Essen konzentrieren oder lässt er sich ablenken?
- Isst er mit Appetit oder widerwillig?

Merke
Einschätzung des Essverhaltens ist Teil der pflegerischen Sorgfaltspflicht. Auch wenn die Essentabletts nach den Mahlzeiten von Servicekräften eingesammelt werden, entbindet dies die Pflegeperson nicht davon, sich selbst ein Bild z. B. davon zu machen, was der Patient von der angebotenen Mahlzeit gegessen hat und was nicht.

Erfassung des Ernährungszustandes

Fortgeschrittene Defizite des Ernährungszustandes zu erkennen wird jeder Pflegeperson leicht fallen. Zur Prophylaxe ist es aber notwendig, bereits erste Anzeichen einer unzureichenden Ernährung zu erkennen; dazu ist es notwendig, einen Gesamteindruck des Ernährungszustandes zu gewinnen.
Beobachtungsparameter sind:
- *die Körpermasse*
  - Weist der Patient oder seine Angehörigen auf einen Gewichtsverlust hin? Kann der Gewichtsverlust ggf. beziffert werden?
  - Ist die Bekleidung zu weit geworden? Musste der Gürtel in bestimmten Zeitabständen enger geschnallt werden? Um wie viele Löcher in welcher Zeit?
- *vermindertes Unterhautfettgewebe*
  - Nimmt der Hautturgor ab?
  - Erschlaffen die Hautfalten, z. B. am Gesäß oder am Bauch?
  - Treten Knochenvorsprünge sichtbar hervor, z. B. Sitzbein, Schulterblatt, Becken?
- *schwindende Muskelmasse*
  - Verringern sich Oberarm-, Oberschenkel- und Unterschenkelumfang?
  - Werden Bewegungen, z. B. Treppensteigen, zunehmend als anstrengend empfunden?

Zusätzlich können noch eine Reihe klinischer Symptome auf eine beginnende oder manifeste Mangelernährung hinweisen, z. B.

an der Haut:	Blässe,
	Hämatome,
	Läsionen,
	trockene schuppige Haut,
	Mundwinkelrhagaden, Aphten.
Generalisiert:	Ödeme,
	Apathie, Schwäche,
	Tremor.

Merke
Obwohl eine solche Einschätzung des Ernährungszustandes alleine auf pflegerische Erfahrung basiert und subjektiven Einflüssen unterliegt, erzielen Pflegekräfte regelmäßig große Übereinstimmungen.

Nicht zuletzt wegen der einfachen Handhabung und des geringen Aufwands hat sich diese Art, einen Gesamteindruck des Ernährungszustandes zu verschaffen, bewährt. Für die Verlaufskontrolle ist dieses Verfahren weniger geeignet, da sich nicht objektivierbare Aussagen nur schwer vergleichen lassen.

Bestimmen objektivierbarer Daten

Körpergröße
Zusammen mit dem Körpergewicht stellt die Körpergröße einen grundsätzlichen Parameter zur Messung des Ernährungszustands dar und muss möglichst früh bestimmt werden. Probleme bei der Feststellung der Köpergröße ergeben sich bei Patienten mit gebeugter Körperhaltung oder Kontrakturen der unteren Extremitäten. Kann der Patient zur Feststellung der Körpergröße nicht aufrecht stehen, kann die Körpergröße auch im Liegen bestimmt werden. Durch Kontrakturen oder Beugehaltung verursachte Verkürzung der Körpergröße muss abgeschätzt und der gemessenen Körpergröße hinzugerechnet werden.

Körpergewicht
Als wichtige, aber variable Größe bei der Bestimmung des Ernährungszustandes muss das Körpergewicht wiederholt bestimmt werden. Bei nicht akut gefährdeten Patienten genügt ein monatliches Wiegen. Bei Verdacht auf Mangelernährung oder Verschlechterung des Allgemeinzustandes, z. B. durch Krankheit, muss ggf. wöchentlich gewogen werden. Für nicht mobile Patienten müssen entsprechende Waagen vorgehalten werden. Neben Sitz- und Bettwaagen gibt es auch für Patientenlifter Zusatzausstattungen zum Wiegen.

Um annähernd gleichbleibende Bedingungen für das Wiegen zu gewährleisten, sollte immer zur gleichen Zeit und unter gleichbleibenden Umständen gewogen werden, z. B. immer morgens im Schlafanzug.

Zur Beurteilung des Körpergewichtes hat sich der *Body-Mass-Index* (BMI) durchgesetzt. Leider berücksichtigt der BMI das Lebensalter und die damit verbundenen typischen Verschiebungen zwischen Körpergröße und Gewicht nicht. Um auch für ältere Patienten aussagekräftige Werte zu erhalten, hat das National Research Council (USA) so genannte „Wünschenswerte BMI-Werte" herausgegeben.

Wünschenswerte BMI Werte
(National Research Council)

Alter	BMI
19–24 Jahre	19–24 kg/m^2
25–34 Jahre	20–25 kg/m^2
35–44 Jahre	21–26 kg/m^2
45–54 Jahre	22–27 kg/m^2
55–64 Jahre	23–28 kg/m^2
> 65 Jahre	24–29 kg/m^2

⚡ Achtung

Im Unterschied zum originalen BMI geht das National Research Council bei Menschen über 65 Jahren bereits ab einem BMI Wert von < 24 kg/m² von einer Fehlernährungsgefährdung aus.
Von einem signifikanten Gewichtsverlust wird gesprochen bei einem Gewichtsverlust von:

Gewichtsverlust	*Zeitraum*	*Beispiel bei einem Ausgangsgewicht von 75 kg*
1–2 %	in 1 Woche	0,750 kg –1,500 kg
5 %	in 1 Monat	3,750 kg
7,5 %	in 3 Monaten	5,625 kg
10 %	in 6 Monaten	7,500 kg

Empfehlungen

Erst durch die regelmäßigen Gewichtsbestimmung und die gewissenhafte Dokumentation kann die Entstehung einer Mangelernährung frühzeitig erkannt werden. Aus diesem Grund empfiehlt es sich, für jeden gefährdeten Patienten eine BMI-Verlaufskurve anzulegen. Wird die Verlaufskurve nicht nur in abstrakten Zahlen, sondern auch als Diagramm dargestellt, lässt sich eine Negativtendenz auf den ersten Blick erkennen.

Hautfalten- und Armumfangmessung

Die Messung der Tricepshautfaltendicke und die Messung von Armumfängen eignen sich eher für die wissenschaftliche Erfassung von Ernährungszuständen in unterschiedlichen Populationen als für die Beurteilung einzelner Personen im pflegerischen Alltag. Da mit der Bestimmung des BMI und der Dokumentation des Gewichtsverlaufs eine ausreichend aussagefähige Methode zur Verfügung steht, kann auf die Hautfalten- und Armumfangmessung verzichtet werden.

Screening und Assessment zur Erfassung der Ernährungssituation

Teil des Expertenstandards „Ernährungsmanagement zur Sicherstellung und Förderung der oralen Ernährung in der Pflege" ist das „Instrument zur zweiphasigen Erfassung der Ernährungssituation in der stationären Langzeit-/Altenpflege".

Der erste Schritt des Verfahrens ist ein Screening, durch das alle gefährdete Personen identifiziert werden sollen. Der zweite Schritt ist ein Assessment, das ernährungsbedingte Probleme bei den gefährdeten Personen präzise benennen soll.

Die Erhebungsbögen und eine Anleitung können aus dem Internet heruntergeladen werden: www.dnqp.de anwählen, erst auf „Expertenstandards und Auditinstrumente" klicken, dann „Instrument zur pflegerischen Erfassung von Mangelernährung und deren Ursachen (PEMU)" anklicken.

17.3.4 Pflegerische Interventionen

Über gesunde und ausreichende Ernährung informieren

- Gespräche mit dem Patienten und Angehörigen führen,
- Ernährungsberatung anfordern,
- Kochkurse anbieten oder vermitteln,
- Individuelle Ernährungspläne gemeinsam mit dem Patienten erstellen.

Appetitfördernde Anreize schaffen

- Je nach Vorliebe Mahlzeiten in der Gemeinschaft oder alleine, z. B. auf dem Zimmer, anbieten,
- gewohnte Tischkultur erfragen und ermöglichen, z. B. Tischschmuck,
- Wunschkost und bekannte Speisen anbieten, z. B. Regionalküche der Heimat des Patienten,
- eigenständige Nahrungszubereitung ermöglichen oder Mithilfe anbieten.

Nahrungsaufnahme erleichtern

- Mahlzeiten in angemessener Konsistenz anbieten,
- evtl. durch Auswahl geeigneter Hilfsmittel die Nahrungsaufnahme unterstützen, z. B. Bestecke mit verdickten Griffen, rutschfeste Unterlage für den Teller usw.,
- wenn notwendig, die Nahrung anreichen, dafür genügend Zeit einplanen,
- Patienten – wenn irgend möglich – in aufrechte Sitzposition bringen.

Kau- und Schluckeinschränkungen beseitigen

- Für eine gute, situationsgerechte Mundhygiene sorgen,
- ggf. Benutzung der Zahnprothese anregen, evtl. Prothesen- und Zahnsanierung veranlassen,
- evtl. Schlucktraining durchführen (☞ Kap. 9.2.3, S. 139),
- evtl. logopädische Schlucktherapie veranlassen.

Therapiemaßnahmen kritisch hinterfragen

- Ggf. Schmerztherapie optimieren,
- Medikamente mit appetitzügelnden Nebenwirkungen ggf. umstellen lassen,
- ggf. die Notwendigkeit einer einschränkenden Diät hinterfragen,
- Notwendigkeit von Nahrungskarenzen, z. B. vor Diagnose- oder Therapiemaßnahmen, überprüfen.

Empfehlungen

Die Ernährungsberatung muss sehr individuell gestaltet werden. Die Fähigkeiten und Fertigkeiten des Patienten sind zu berücksichtigen, um ihn nicht zu über- oder unterfordern. Ein einfallsloses Austeilen noch so guter Broschüren ist nicht zielführend.

Bei der Gestaltung der Tischkultur ist nicht zwangsläufig die Vorstellung der Pflegeperson maßgebend. Auf manche Patienten wirken z. B. Tischleuchter und Vorlegeplatten eher appetithemmend. Bei ausländischen Patienten kann eine Beratung durch die

Angehörigen hilfreich sein. Unterschiedliche oder unterteilbare Speiseräume sind oft praktisch.

Bei der Auswahl geeigneter Hilfsmittel zur Nahrungsaufnahme kann die Ergotherapie sehr hilfreich sein.

Manche, besonders ältere Patienten, haben sich nie richtig mit ihrer Zahnprothese anfreunden können. Sie stellt häufig auch nach Jahren noch einen Fremdkörper da. Mancher Patient nimmt die Prothese zum Essen heraus, weil sie ihn stört. Dieses Verhalten sollte toleriert werden, da diese Patienten meist ohne Prothese besser essen.

Bei anstehenden diagnostischen oder therapeutischen Maßnahmen wird von der entsprechenden Abteilung häufig die pauschale Anordnung, nüchtern zu bleiben, ausgesprochen. Bei näherer Überprüfung ist eine Nahrungskarenz oft gar nicht notwendig oder kann eingeschränkt werden. Für das Pflegepersonal ist es hilfreich, sich entsprechende Kenntnisse anzueignen und von Fall zu Fall Absprachen mit dem Arzt herbeizuführen.

17.3.5 Den Patienten richtig ernähren

Liebe Pflegeperson, ich verzichte hier an dieser Stelle bewusst darauf, Ihnen noch einen weiteren Ernährungsratgeber an die Hand zu geben. Gerade im Punkt ausgewogene und gesunde Ernährung, sowohl für den jungen als auch für den alten Menschen, sind genügend wissenschaftlich untermauerte Ratgeber auf dem Markt. Eine Orientierung sollte nicht schwer fallen.

Einige Regeln sollten Sie aber beachten:
- Überprüfen Sie die einschlägigen Broschüren, Faltblätter oder Kopien, die in Ihrer Einrichtung gebräuchlich sind, auf Aktualität. Manchmal werden Informationsblätter kritiklos über Jahre immer wieder kopiert und an die Patienten verteilt.
- Machen Sie die Ernährung Ihres gefährdeten „Klientels", z. B. alte Menschen, an Demenzen Erkrankte, in der Mobilität Eingeschränkte oder Migranten, zum Gesprächsthema. Regen Sie Fortbildungen zu diesen Themen an.

- Besprechen Sie die Probleme der gefährdeten Patienten mit der Küchenleitung und suchen Sie gemeinsam nach individuellen Lösungen.
- Gewinnen Sie durch Ihr Engagement „Mitstreiter" bei Ihren Kollegen, in der Leitungsriege, bei den Ärzten und nicht zuletzt bei den Patienten und deren Angehörigen.

Anhang

1. Skalen zur Dekubitusprophylaxe

Norton-Skala modifiziert durch C. Bienstein u. a.

Bereitschaft zur Kooperation und Motivation		Alter		Hautzustand		Zusatzerkrankungen		Körperlicher Zustand	
voll	4	< 10	4		4	keine	4	gut	4
wenig	3	< 30	3	schuppig trocken	3	Abwehrschwäche, Fieber, Diabetes, Anämie	3	leidlich	3
teilweise	2	< 60	2	feucht	2	MS, Karzinom, erhöhter Hämatokrit, Adipositas	2	schlecht	2
keine	1	> 60	1	Wunden, Allergie, Risse	1	Arterielle Verschlusskrankheit	1	sehr schlecht	1

1. Wählen Sie die zutreffende Patientenbeschreibung (4,3,2 oder 1 Punkt) unter jeder der neun Überschriften und notieren Sie das Ergebnis mit einem wasserlöslichen Stift in das freie Feld unterhalb der Skala.

2. Addieren Sie das Ergebnis

3. Übertragen Sie das Ergebnis von der Karte in den Pflegebericht oder die Kurve. Benutzen Sie diese Tabelle wöchentlich oder immer dann, wenn sich der Zustand des Patienten und/oder die Pflegebedingungen ändern.

4. **Dekubitusgefahr besteht bei 25 Punkten und weniger,** prophylaktische Maßnahmen müssen geplant und durchgeführt werden!

Geistiger Zustand		Aktivität		Beweglichkeit		Inkontinenz	
klar	4	geht ohne Hilfe	4	voll	4	keine	4
apathisch teilnahmslos	3	geht mit Hilfe	3	kaum eingeschränkt	3	manchmal	3
verwirrt	2	rollstuhl- bedürftig	2	sehr eingeschränkt	2	meistens Urin	2
stuporös (stumpfsinnig)	1	bettlägerig	1	voll eingeschränkt	1	Urin und Stuhl	1

Braden-Skala zur Bewertung der Dekubitusrisiken

	1 Punkt	2 Punkte
Sensorisches Empfindungsvermögen Fähigkeit, adäquat auf schmerzbedingte Beschwerden zu reagieren	fehlt – keine Reaktion auf schmerzhafte Stimuli mögliche Gründe: Bewusstlosigkeit, Sedierung oder – Störung der Schmerzempfindung durch Lähmungen, die den größten Teil des Körpers betreffen (z.B. hoher Querschnitt)	stark eingeschränkt – eine Reaktion erfolgt nur auf starke Schmerzreize – Beschwerden können kaum geäußert werden (z.B. nur durch Stöhnen oder Unruhe) oder – Störung der Schmerzempfindung durch Lähmung, wovon die Hälfte des Körpers betroffen ist
Feuchtigkeit Ausmaß, in dem die Haut Feuchtigkeit ausgesetzt ist	ständig feucht – die Haut ist ständig feucht durch Urin, Schweiß oder Kot – immer wenn der Patient gedreht wird, liegt er im Nassen	oft feucht – die Haut ist oft feucht, aber nicht immer – Bettzeug oder Wäsche muss mindestens einmal pro Schicht gewechselt werden
Aktivität Ausmaß der physischen Aktivität	bettlägerig – ans Bett gebunden	sitzt auf – kann mit Hilfe etwas laufen – kann das eigene Gewicht nicht alleine tragen – braucht Hilfe, um aufzusitzen (Bett, Stuhl, Rollstuhl)
Mobilität Fähigkeit, die Position zu wechseln und zu halten	komplett immobil – kann auch keinen geringfügigen Positionswechsel ohne Hilfe ausführen	Mobilität stark eingeschränkt – bewegt sich manchmal geringfügig (Körper oder Extremitäten) – kann sich aber nicht regelmäßig allein ausreichend umlagern
Ernährung Ernährungsgewohnheiten	sehr schlechte Ernährung – isst kleine Portionen nie auf, sondern etwa nur 2/3 – isst nur 2 oder weniger Eiweißprodukte (Fisch, Fleisch) – trinkt zu wenig – nimmt keine Ergänzungskost zu sich	mäßige Ernährung – isst selten eine normale Essensportion auf, isst aber im Allgemeinen etwa die Hälfte der angebotenen Nahrung – isst etwa 3 Eiweißportionen – nimmt unregelmäßig Ergänzungskost zu sich

3 Punkte	4 Punkte
leicht eingeschränkt – Reaktion auf Ansprache oder Kommandos – Beschwerden können aber nicht immer ausgedrückt werden (z.B., dass die Position geändert werden soll) oder – Störung der Schmerzempfindung durch Lähmung, wovon eine oder zwei Extremitäten betroffen sind	vorhanden – Reaktion auf Ansprache, Beschwerden können geäußert werden oder – keine Störung der Schmerzempfindung
manchmal feucht – die Haut ist manchmal feucht und etwa einmal pro Tag wird neue Wäsche benötigt	selten feucht – die Haut ist meist trocken – neue Wäsche wird selten benötigt
geht wenig – geht am Tag allein, aber selten und nur kurze Distanzen – braucht für längere Strecken Hilfe – verbringt die meiste Zeit im Bett oder Stuhl	geht regelmäßig – geht regelmäßig 2-3 mal pro Schicht – bewegt sich regelmäßig
Mobilität gering eingeschränkt – macht regelmäßig kleine Positionswechsel des Körpers und der Extremitäten	mobil – kann allein seine Position umfassend verändern
adäquate Ernährung – isst mehr als die Hälfte der normalen Essensportionen – nimmt 4 Eiweißportionen zu sich – verweigert gelegentlich eine Mahlzeit, nimmt aber Ergänzungskost zu sich	gute Ernährung – isst immer die angebotenen Mahlzeiten auf – nimmt 4 oder mehr Eiweißportionen zu sich – isst auch manchmal zwischen den Mahlzeiten – braucht keine Ergänzungskost

	1 Punkt	2 Punkte
Zu Ernährung	oder – darf oral keine Kost zu sich nehmen oder – nur klare Flüssigkeit oder – erhält Infusionen länger als 5 Tage	oder – erhält zu wenig Nährstoffe über Sondenkost oder Infusionen
Reibung und Scherkräfte	Problem – braucht viel bis massive Unterstützung bei Lagewechsel – Anheben ist ohne Schleifen über die Laken nicht möglich – rutscht ständig im Bett oder im (Roll-)Stuhl herunter, muss immer wieder hochgezogezogen werden – hat spastische Kontrakturen oder – ist sehr unruhig (scheuert auf dem Laken)	potenzielles Problem – bewegt sich etwas allein oder braucht wenig Hilfe – beim Hochziehen schleift die Haut nur wenig über die Laken (kann sich etwas anheben) – kann sich über längere Zeit in einer Lage halten (Stuhl, Rollstuhl) – rutscht nur selten herunter

3 Punkte	
oder – kann über Sonde oder Infusionen die meisten Nährstoffe zu sich nehmen	
kein Problem zurzeit – bewegt sich im Bett und Stuhl allein – hat genügend Kraft, sich anzuheben – kann eine Position über lange Zeit halten ohne herunterzurutschen	

2. Skalen zur Pneumonieprophylaxe

Atemskala nach Christel Bienstein

	Punkte		
Bereitschaft zur Mitarbeit	0 kontinuierliche Mitarbeit 1 Mitarbeit nach Aufforderung	2 nur nach Aufforderung 3 keine	
Vorliegende Atemwegserkrankungen	0 keine 1 leichter Infekt im Nasen-/Rachen-Raum	2 Bronchialinfekt 3 Lungenerkrankung	
Frühere Lungenerkrankungen	0 keine 1 leichte, z. B. bronchopulmonale grippale Infekte 2 schwere Verläufe 3 schwere Lungenerkr. mit bleibender Atemfunktionseinschränkung		
Immunschwäche	0 keine 1 leicht (z. B. lokale Infektion)	2 erhöht 3 völlig	
Raucher/Passivraucher	0 Nichtraucher, geringfügiger Passivraucher 1 pro Tag 6 Zigaretten mit ≤ 10 mg Teer/Kondensat oder regelmäßiges Passivrauchen 2 pro Tag 6 Zigaretten mit 10–13 mg Teer/Kondensat oder regelmäßiges Passivrauchen 3 Intensives Rauchen, mehr als 6 Zigaretten mit ≥ 15 mg Teer/Kondensat oder ständ. pass. Rauchkonsum		
Schmerzen	0 keine 1 leichte Schmerzen, Dauerschmerzen 2 mäßige atmungsbeeinflussende Schmerzen 3 starke atmungsbeeinflussende Schmerzen		
Schluckstörungen	0 keine 1 bei flüssiger Nahrung	2 bei breiiger Nahrung 3 komplette Schluckstörungen, auch beim Schlucken von Speichel	
Manipulative oro-tracheale Maßnahmen	0 keine 1 Pflegemaßnahmen, z. B. Nasen- und Mundpflege 2 Oro-nasale Absaugung 3 Orale/nasale/endotracheale Absaugung ohne oder mit liegendem Tubus		
Mobilitätseinschränkung	0 keine 1 eingeschränkte Mobilität, durch	2 hauptsächlich Bettruhe 3 völlige Einschränkung	

Beruf	**0** kein lungengefährdender Beruf **1** Arbeit im lungengefährdendem Beruf für 1–2 Jahre	**2** Für 2–10 Jahre **3** >10 Jahre
Intubations-Narkose, Beatmung	**0** in den letzten 3 Wochen keine **1** kurze Intubationsnarkose (bis 2 Stunden) **2** langdauernde Intubationsnarkose (> 2 Stunden) **3** mehrere Intubationsnarkosen oder > 12 Stunden Beatmung	
Bewusstseinslage	**0** keine Einschränkung **1** leichte Einschränkung (reagiert auf Ansprache folgerichtig) **2** reagiert auf Ansprache nicht folgerichtig **3** keine Reaktion	
Atemanstrengung	**0** Zwerchfell- und Thoraxatmung ohne Anstrengung **1** Zwerchfell- und Thoraxatmung mit Anstrengung **2** Zwerchfell- und Thoraxatmung mit großer Hilfestellung **3** keine Zwerchfell- und Thoraxatmung möglich	
Atemfrequenz	**0** 14–20 Atemzüge pro Minute **1** unregelmäßige Atmung **2** regelmäßige bradypnoische oder tachypnoische Atmung **3** regelmäßige, sehr tiefe oder auch oberflächliche Atemzüge oder zwischen tachypnoisch und bradypnoisch wechselnde Atmung	
Atemdepressive Medikamente	**0** keine **1** unregelmäßige Einnahme, geringe Atemdepression **2** regelmäßige Einnahme, mäßige Atemdepression **3** regelmäßige Einnahme spezifisch atemdepressiver Medikamente (z. B. Opiate, Barbiturate)	
Summe	Bewertung: **0– 6** Punkte = nicht gefährdet **7–15** Punkte = gefährdet **16–45** Punkte = hochgradig gefährdet, manifeste Atemstörung	

Skala zur Bewertung von Pneumonierisiken (U. Bazlen)

			Punkte
Kooperationsbereitschaft	0 kontinuierlich 1 nach Aufforderung	2 widerstrebend 3 keine	
Atemwegserkrankungen	0 keine 1 banale Infekte	2 Bronchitis	
Abwehrschwäche	0 keine 1 leichte	2 erhöhte	
Rauchen	0 Nichtraucher 1 leichter Raucher	2 starker Raucher	
Atmung	0 gute Lungenbelüftung 1 zeitweise reduzierte Lungenbelüftung	2 ungenügende Lungenbelüftung	
Mobilität	0 uneingeschränkt 1 eingeschränkt	2 überwiegend Bettruhe	
oro-tracheale Manipulationen	0 keine 1 Magensonde	2 Absaugen	
Spezielle Risiken	* Medikamente mit Atemdepression (auch Sedativa und Schlafmittel) * Lungenerkrankungen und Lungenfunktionsstörungen * absolute Abwehrschwäche * exzessives Rauchen * ständige Schonatmung * ständige Bettruhe * Intubationsnarkose * Berufsausübung in lungenbelastender Umgebung		
Beurteilung:	0 - 3 Punkte nicht gefährdet 4 - 8 Punkte gefährdet 9 - 15 Punkte hochgradig gefährdet		Summe

Wird auch nur eins der "speziellen Risiken" angekreuzt, muss eine hochgradige Pneumoniegefährdung angenommen werden

3. Skalen zur Thromboseprophylaxe

Modifizierte Autar-Skala[1] zur Einschätzung des DVT-Risikos[2]

Name			
Alter		**Unfälle** (Nur präoperativ berücksichtigen)	
10–30	0	Kopf	1
31–40	1	Brust	1
41–50	2	Wirbelsäule	2
51–60	3	Becken	3
> 60	4	Untere Extremitäten	4
BM-Index		**Operationen**	
16–19	0	Kleine Eingriffe (< 30 min.)	1
20–25	1	Großer Eingriff (> 30 min.)	2
26–30	2	Großer notfallmäßiger Eingriff	3
31–40	3	Thorax-OP	3
		Bauch-OP	3
		Urologische OP	3
		Neurochirurgische OP	3
		Orthopädische OP	4
Spezielle Risikogruppen		**Risikoerkrankungen**	
Orale Kontrazeptiva		Colitis ulcerosa	1
25–35 Jahre	1	Sichelzellanämie	2
> 35 Jahre	2	Polyerythämie	2
Schwangerschaft/Kindbett	3	Hämolytische Anämie	2
		Chronische Herzerkrankung	3
Mobilität		Herzinfarkt	4
gehfähig	0	Maligne Tumore	5
Eingeschränkt (benötigt Unterstützung)	1	Varicosis	6
Sehr eingeschränkt (braucht Hilfe)	2	Frühere DVT oder CVA[3]	7
Immobil, aus dem Bett mobilisierbar	3		
Vollständig bettlägerig	4		
Pflegeperson: **Datum:**		**Summe:**	
Wenn Punkte	</= 6	**Kein Risiko**	
	7–10	**Geringes Risiko** (10 %)	
	11–14	**Mittleres Risiko** (11–40 %)	
	> 14	**Hohes Risiko** (> 40 %)	

(aus dem Englischen übersetzt vom Autor)

---

[1] Ricky Autar (Dozent der Erwachsenenpflege)
[2] DVT = Deep Vein Thrombosis (tiefe Venenthrombose)
[3] CVA = Chronic Vein Alteration = chronische Venenschädigung

Frowein-Score zur Einschätzung des Thromboserisikos

Risikofaktoren	Kategorie	Pkt	Kategorie	Pkt	Kategorie	Pkt
Gefäßwandschädigung						
Varikosis	nein	0	leicht	1	stark	4
Frühere Thrombose	nein	0	ja	4		
AVK	nein	0	Stadium I–II	2	Stadium III–IV	4
Alter	> 40	0	> 60	2	> 70	3
Hämodynamik						
Mobilität	mobil	0	teilmobil (bis ca. 12 Std./Tag)	2	immobil (länger als 72 Std. ununterbrochen)	4
Lähmungen	nein	0	Querschnittlähmung, Halbseitenlähmung	3		
Frakturen	nein	0	Unterschenkel	2	Oberschenkel	7
Stützverband	nein	0	Gehgips	3	Liegegips	7
Herzinsuffizienz	nein	0	ja	4		
Herzinfarkt	nein	0	ja	4		
Schwangerschaft	nein	0	ja	1		
postpartal	nein	0	ja	2		
Übergewicht	nein	0	> 15 % (nach Broca)	2	> 20 %	3
Blutzusammensetzung						
Schwere Entzündung	nein	0	ja	7		
Sepsis	nein	0	ja	7		
Maligner Tumor	nein	0	ja	7		
Operation	Kleine Eingriffe < 30 min	1	Allgemeinchirurgie, > 30 min	3	Malignom-OP, gr. urol., gyn. und orthop. OP	7
Schwere Verletzungen	nein	0	ja	7		
Orale Konzeption	nein	0	ja	2		
Rauchen	nein	0	ja	2		
Spaltensumme						
Gesamtsumme:						

Punkte	Thromboserisiko
0	keines
1–3	geringes
4–6	mittleres
7– maximal	hohes

AVK-Stadieneinteilung nach Fontaine:
I = beschwerdefrei bei fehlenden Fußpulsen
I = intermittierendes Hinken
III = Ruheschmerz
IV = Gewebsstörungen (Nekrose, Gangrän)

Sollgewicht nach Broca: Körpergröße (cm) – 100 = Sollgewicht (kg)

Literaturverzeichnis

Bojack, B. (2001): Gewaltprävention. München: Urban & Fischer
Eastman, M. (1991): Gewalt gegen alte Menschen. Freiburg: Lambertus
Gerli, V. et al. (1976): Hygiene im Unterricht. Ein Hilfsmittel für den Mediengestützten Unterricht. Basel: ROCOM
Grond, E. (1997): Altenpflege ohne Gewalt. Hannover: Vincentz
Hamborg, M. (2003): Gewaltvermeidung in der Pflege Demenzkranker. Stuttgart: Wissenschaftliche Verlagsgesellschaft,
Hartdegen, K. (1996): Aggression und Gewalt in der Pflege. München: Urban & Fischer
Kellnhauser, E., Schewior-Popp, S., Sitzmann, F., Geißner, U., Gümmer, M., Ullrich, L. (Hrsg.) (2004): Thiemes Pflege, 10. Aufl. Stuttgart, New York: Thieme
Kienzle, T./Paul-Ettlinger, B. (2001): Aggression in der Pflege. Stuttgart: Kohlhammer,
Menche, N. (Hrsg.) (2004): Pflege Heute, 3. Aufl. München: Urban & Fischer
Meyer, M. (1998): Gewalt gegen alte Menschen in Pflegeeinrichtungen. Bern: Hans Huber
Nolting, H.-P. (1997): Lernfall Aggression. Hamburg: Rowohlt
Ruthemann, U. (1993): Aggression und Gewalt im Altenheim. Basel: Recom
Sauter, D. (1998): Gewalt in der psychiatrischen Pflege. Bern: Hans Huber
Schröder, G. (2002): Vortrag anlässlich der KDA-Fachtagung „Nationaler Expertenstandard zur Dekubitusprophylaxe in der Pflege" vom 06.03.2002 in Köln. In: ProAlter, Sonderdruck Mai 2002, S. 4
Tideiksaar, R. (2000): Stürze und Sturzprävention. Bern: Hans Huber
Weidner, J. u. a. (2004): Gewalt im Griff. Bd. 1: Neue Formen des Anti-Aggressivitätstrainings. Bd. 3 (2003): Weiterentwicklung des Anti-Aggressivitäts- und Coolness-Trainings. Weinheim und München: Juventa
Yoneyama, Y. und O. (2002): Oral Care Reduces Pneumonia in Older Patients in Nursing Homes. Journal of the American Geriatric Association, No. 50/2002, S. 430–433

Stichwortverzeichnis

Abduktionskontrakturen 89
Abfall 199
Abflusshindernis 148
Abhusten
– aktives 67
Abklopfen 62
Abwehrkraft 215
Abwehrschwäche 43, 104
Adipositas 21, 39
Adduktionskontrakturen 89
AEDL 14
Aggression 244, 247
Air-Fluidised Betten 31
A-Lagerung 36, 54
Angehörige 28
Angiopathie 21
Angst 194
Antidekubitus-Luft-/Wechsel-
  druckmatratzen 31
Antidekubitusmatratze 32
Antikoagulanzien 75
Antithrombosestrümpfe 80 f.
Aphten 102
Applikationshilfe 81
Arterienpuls 75
Arteriosklerose 21
Aspiration 43, 135
– Prophylaxe 135
Aspirationsgefahr 109, 119
Aspirationspneumonie 135
Atemgymnastik 47
Atemübungen 47
ATL 14
ATS 80
Auflagedruck 20, 29, 31

Auflagen 45
Ausstattung 260
Ausstreichen 79
Azidose 23

Basal stimulierende Übungen 139
Bauchatmung 48
Bauchlage 35
135°-Bauchlage 35
Bauchmassage 126
Beläge 111, 113
Bereichs- oder Gruppenpflege 28
Bettlägerigkeit 131
Beugekontrakturen 89
Bewegungsübungen 77, 95
– aktive 97
– assistive 96
– passive 95
Bezug
– zeitlicher 186
Bezugs- oder Bereichspflege 24
Bezugspersonen 28
Bezugspflege 27, 193
Bilanz
– ausgeglichene 177
– negative 177
– positive 177
Blasenentzündungen 145
Blasenkatheter 147, 153
Blasentraining 154 f.
Blasenverweilkatheter 39
Blutstau 81
Bodenpflege 170
Body-Mass-Index 88, 270
Borken 111, 113

Braden-Skala 24
Brille 227
Bronchopneumonie 41 f.
Brustatmung 47
Brustauflage 61
Brustwickel 61

Candidose 103
Cystitis 145

Dampfbad 58
Darmmotorik 124, 126
Darmperistaltik 124
Deeskalationsstrategien 257
Defäkation 123
Dehnlagerungen 55
Dehydratation 173
– hypertone 173
– hypotone 173
– isotone 173
Dekubitus 20
– Entstehung 20
Dekubitusprophylaxe
– Expertenstandard 26
Dekubitus-Skalen 24
Deprivation 219
– emotionale 220
– kognitive 220
– sensorische 219
– soziale 220
Deprivationssyndrom 222
Desinfektion 202
Desinfektionslösungen 206 f.
Desinfektionsreiniger 208
Desorientiertheit 185
– akute 185
– chronische 185
Dienstkleidung 198
DNQP 26
Dokumentation 19
Drainagelagerung 63, 66
Druck 20
Druckeinwirkung 20

Druckgeschwür 20
Druckintensität 20
Druckluftinhalatoren 59
Durchatmen 47
Duschen 38
Dyspnoe 53, 56

Eigenbeweglichkeit 30
Ein- und Ausfuhrkontrolle 176
Einreibungen 45, 61
Eiweißdefizit 39
Embolie 73
Emotionalität 239
Ernährung 39
Ernährungsberatung 124
Ernährungsdefizite 39
Ernährungszustand 268
Essensreste 112
Essverhalten 267
Eulenburger 167
Evaluation der Pflege-
    ergebnisse 19
Exkremente 123
Exsikkose 121

Fachkompetenz 17
Fehlernährung 263
Fersen 30, 32
Fingertip 69
Flächen- und Inventar-
    desinfektion 206
Flächenreinigung 200
Flüssigkeitsangebot 181
Flüssigkeitsaufnahme 176, 182
Flüssigkeitsausscheidung 177
Flüssigkeitsbilanzierung 176
Flüssigkeitszufuhr 62, 150
Freilagerung 33
Führungsstil 260

Gaumensegel 141
Gehbock 167

Gehhilfen 165
- Anpassen der 165
- Gebrauch von 166
Gehstöcke 166
Gehstützen 166
Gelauflagen 31
Gesundheitserziehung 87, 152
Getränkevorlieben 181
Gewalt 244
Gewaltauslöser
- kulturelle 246
- personale 245
- strukturelle 246
Gewebeazidose 20
Giebelrohr 49
Gingivitis 102
Gleichgewichtsgefühl 163
Glossitis 102
Gradeinteilung 22

Halbmondlage 56
Halt- und Stützmöglichkeiten 169
Händesinfektion 201 f.
Händereinigung 201
Händewaschen 202
Handläufe 169
Harnableitende Systeme 147
Haut- und Gewebe-
 durchblutung 21
Hautatmung 133
Hautdefekt 22
Hautmazerationen 129
Hautpflege 38, 130, 134
Hautrötung 20, 22
Hautschutz 134
Hautturgor 174
Heparin 75
Hörgerät 227
Hospitalismus 209
Hüftprotektoren 171
Hustenanfall 68
Hyperhidrosis 130

I-Lagerung 54
Immobilität 22
Infektion 196
Infektionsprophylaxe 196
Informations- und Motivations-
 gespräch 14
Informationsschriften 14
Infusionen 184
Inhalation 57
Inkontinenz 39, 130
Inkontinenzeinlagen 154
Inkontinenzhosen 154
Inkontinenzversorgung 38
Instrumentendesinfektion 209
Internet 18
Intertrigo 38, 129
Intimhygiene 147, 152
Intimsphäre 127
Ischämie 20 f., 23
Isolation 212
Isolierung
- strikte 213

Kamilledampfbad 58
Katheterisieren
- intermittierendes 154
Keime
- reduzieren 214
Kissen-Lagerung 33
3-Kissen-Lagerung 33
Kompressionsverbände 80, 83
Kondomurinale 147, 153
Kontinenztraining 154
Kontraktur 89
Körpergefühl 28
Körpergewicht 270
Kostplan 39
Krankenhaushygiene 196
Krisenarbeit 190
Krisenintervention 190
Krisenmanagement 189 f.
Krisensituationen 190
Kutschersitz 56

LA 14
Lagerungen 53, 78
Lagerungsarten 33
Lagerungsplan 37
Laxanzienabusus 121
LDL 87
Lebenskrisen 187
Leitbild 259
Lieblingsgetränke 39
Lippenbremse 49
Lobärpneumonie 41 f.
Low-dose-Heparinisierung 86
Low-Flow-Matratzen 31
Lungenbelüftung 43

Malnutrition 263
Malnutritionsprophylaxe 263
Mangelernährung 263
Mangelzustände 22
Maßnahmen
– orientierungserhaltende 195
Medikamente
– aggressionsfördernde 248
Medikamentenwirkung 105
Mendelson-Syndrom 136
Milieugestaltung 258
Mini Nutritional Assessment (MNA) 272
Mobilisation 29
Mobilität 29, 46, 77, 93, 162, 164
Monoflow 51
Mundhygiene 105
Mundpflege 111, 114, 143
Mundpflegetablett 111
Mundsoor 103
Mundspeicheldrüsen 117
Muskelpumpe 75

Nahrung
– Darreichung der 142
Nahrungskarenz 104
Nekrose 20
Norton-Skala 24 f.
Nosokomialinfektion 196

Oberkörperhochlagerung 53
Obstipation 120
Ödembildung 20
Ohr 117
Ohrspeicheldrüsen 117
Öle
– ätherische 60 f.
Optische 229
Orientierung 193

Packbett 33
Parästhesien 71
Parotitis 102
Patienten
– desorientierte 113
PEG 39
Persönlichkeitsrechte 194
Pflege
– aktivierende 31
– gefährliche 247
Pflegebericht 107
Pflegeforschung 17, 26
Pflegeforschungsinstitut 17
Pflegehilfsmittel 26
Pflegesysteme 27
Pilze 197
Planung 13
Pneumonie 41, 43
– interstitielle 42
Primary Nursing 28
Problemformulierung 13
Pronationskontrakturen 89
Prophylaxe 12
Prophylaxe zur Vermeidung der Unterernährung 263
Prothesenpflege 110
Psyche 27, 45
Psychohygiene 261

Qualitätsprüfung 19

RC-Cornet® 64
Reduktionskost 40

Reinigung 200
Reizblase 146
Restdruck 75
Rhagaden 102
Risikofaktoren 21, 23
Risikogruppen 44, 74
Rollator 167
Rückeneinreibung
– atemstimulierende 61
Rückfetten 38
Rückstrom
– venöser 75

Sauberkeit 200
Säureschutzmantel 38
Schaumstoffmatratzen 31
Scherkräfte 22, 36, 53
Schichtsystem 193
Schlucken 141
Schluckreflex 139
– stimulieren 139
Schluckstörung 138
Schlucktraining 139
Schmutzwäsche 199
Schuhe 164
Schutzmaßnahmen
– passive 171
30°-Seitenlage 34
Sekret
– absaugen 68
Sekretfluss 57
Sekretstau 43
Selbstpflege 261
Sensibilitätsstörungen 22, 71
Sinneswahrnehmungen 228
Skalen 24
SMI-Trainer 51
Sogwirkung des Herzens 75
Soor 102
Spannungsübungen
– isometrische 78, 99
Speicheldrüsen 117
Speichelförderung 118

Speichelsekretion 118
– anregen 117
Spitzfuß 89
Spitzfußprophylaxe 34
Spontanbewegung 32
Sprühdesinfektion 209
Sputum 41
Stäbchenbakterien 197
Standardisolierung 213
Staphylokokken 196
Stationsmilieu 94
Sterilgut
– lagern 211
Sterilisation 211
Stimulation
– akustische 229
– kinetische 233
– kognitive 236
– anale 127
– soziale 238
– taktile 231
Stomatitis 102
Streckkontrakturen 89
Stuhlausscheidung 123
Stürze 156
Sturzgefährdung 161
Sturzhäufigkeit 156
Sturzneigung 156
Sturzprophylaxe 156
– Expertenstandard 161
Supinationskontrakturen 89
Syndets 38
Systeme
– urinableitende 153

Thrombose 71
T-Lagerung 54
Toilettentraining 154
Triflow 51
Trinkdefizit 182
Trinkgewohnheiten 181

Überdosierung 209
Ultraschallvernebler 59
Umgebungs- und Milieugestaltung 242
Umgebungsbedingungen 168
Umkehrisolierung 214
Umlagerung 29
Unterdosierung 209
Unterernährung 263
Urinausscheidung 147, 150

V-A-T-I Lagerung 54, 55
Venenklappen 75
Venenkompression 79
Venenthrombosen 71
Vergesslichkeit 186
Verhalten
– hygienisches 198
– orientierendes 193
Verweilkatheter 153
Verwirrtheit 185
Vibration
– innere 64
Vibrieren 62

Virchow-Trias 71
Viren 197
V-Lagerung 54
VRP-Gerät 64

Waschen 38
Wasser in Öl (W/O) Emulsionen 38
Wassermatratzen 31
Wechselkissenlagerung 33
Wechseldruckmatratzen 31
Weichlagerung 30 ff.
Wickel 45
Wischdesinfektion 209
Würgreflex 113, 139

Zahnpflege 109
Zellulose 125
Zellulosereiche Ernährung 125
Zimmerpflege 27
Zinkmangel 39
Zungenmotorik 140
Zystitis 145, 145
Zystitisprophylaxe 145

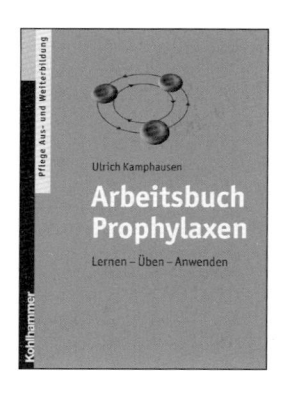

Ulrich Kamphausen

Arbeitsbuch Prophylaxen

Lernen – Üben – Anwenden

2011. 152 Seiten. Kart. € 19,90
ISBN 978-3-17-021425-5

Prophylaxen sind Basis und Grundprinzip in der professionellen Pflege. Sowohl für Auszubildende der Gesundheitsberufe als auch für Pflegepraktiker sind deren fundierte Kenntnisse Garant für eine anspruchsvolle professionelle Pflege. Das Werk „Prophylaxen in der Pflege" vermittelt diese Kenntnisse bereits in der 6. Auflage. In Verbindung dazu erscheint nun das vorliegende Arbeitsbuch. Jedes Kapitel behandelt eine Prophylaxe in Form unterschiedlichster Fragetypen (Kreuzworträtsel, Fallbeispiele etc.) zur Rekapitulation und Vertiefung des Wissens für die Praxis. In der Kombination mit einem Lösungskapitel sind gezielte Wiederholungen z. B. vor Klausuren, vor Examina oder auch im Praxisalltag möglich. Für Pflegepädagogen ist das Arbeitsbuch eine Hilfe bei der Unterrichtsgestaltung und Erstellung von Klausuren.

▶ **www.kohlhammer.de**

W. Kohlhammer GmbH · 70549 Stuttgart
Tel. 0711/7863 - 7280 · Fax 0711/7863 - 8430

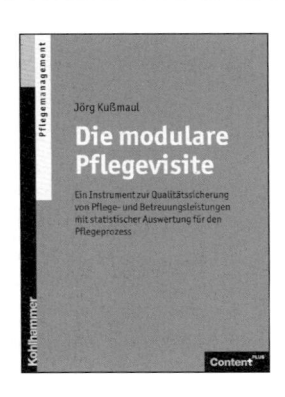

Kußmaul, Jörg

Die modulare Pflegevisite

Ein Instrument zur Qualitätssicherung von Pflege- und Betreuungsleistungen mit statistischer Auswertung für den Pflegeprozess

2011. 102 Seiten, 5 Abb., 25 Tab.
Kart. € 25,90
ISBN 978-3-17-021614-3

Die Pflegequalität in stationären und ambulanten Pflegeeinrichtungen hat durch die nationalen Expertenstandards in der Pflege und die neuen MDK Prüfkriterien einen neuen Stellenwert erhalten. Dieses Buch beschreibt die modulare Pflegevisite als ein völlig neues Instrument zur Qualitätssicherung und -verbesserung in der Pflege. Die einzelnen Module entsprechen den gesetzlichen Anforderungen sowie den neusten pflegewissenschaftlichen Erkenntnissen, z. B. den nationalen Expertenstandards in der Pflege. Die Durchführung ist gezielt und praxisnah möglich. Zur Dateneingabe wird das Instrument elektronisch über ContentPlus zur Verfügung gestellt. Eine statistische Ergebnisauswertung wird automatisch dargestellt.

Dieses Buch enthält einen Zugangscode zu umfangreichem Zusatzmaterial auf unserer Homepage!

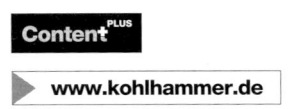

www.kohlhammer.de

W. Kohlhammer GmbH · 70549 Stuttgart
Tel. 0711/7863 - 7280 · Fax 0711/7863 - 8430